国家卫生健康委员会"十四五"规划教材

全国高等职业教育专科教材

供临床医学专业用

皮肤性病学

第 9 版

主 编　胡晓军　程文海

副主编　雷　鸣　刘建华　胡志帮

编 者　(以姓氏笔画为序)

王　莲（商洛市中医院）

冯文娟（赣南卫生健康职业学院）

刘建华（乌兰察布医学高等专科
　　　　学校）

李　丽（湖北中医药高等专科学校）

杨　静（毕节医学高等专科学校）

杨　鑫（长春市妇产医院）

张　敏（曲靖医学高等专科学校）

胡志帮（重庆三峡医药高等专科学校
　　　　附属人民医院）

胡晓军（永州职业技术学院）

胡铁中（安徽中医药高等专科学校）

聂友源（广西科技大学第一临床医学院）

黄　晶（甘肃医学院）

程文海（广东江门中医药职业学院）

雷　鸣（廊坊卫生职业学院）

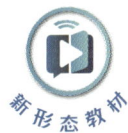

新形态教材

人民卫生出版社

·北京·

图书在版编目（CIP）数据

皮肤性病学 / 胡晓军，程文海主编. -- 9 版.
北京 : 人民卫生出版社，2025. 2. --（高等职业教育
专科临床医学专业教材）. -- ISBN 978-7-117-37417-0

I. R75

中国国家版本馆 CIP 数据核字第 2025DU6424 号

人卫智网	www.ipmph.com	医学教育、学术、考试、健康，购书智慧智能综合服务平台
人卫官网	www.pmph.com	人卫官方资讯发布平台

皮肤性病学
Pifu Xingbingxue
第 9 版

主　　编：胡晓军　程文海
出版发行：人民卫生出版社（中继线 010-59780011）
地　　址：北京市朝阳区潘家园南里 19 号
邮　　编：100021
E - mail：pmph @ pmph.com
购书热线：010-59787592　010-59787584　010-65264830
印　　刷：人卫印务（北京）有限公司
经　　销：新华书店
开　　本：850×1168　1/16　印张：12
字　　数：339 千字
版　　次：1981 年 7 月第 1 版　2025 年 2 月第 9 版
印　　次：2025 年 2 月第 1 次印刷
标准书号：ISBN 978-7-117-37417-0
定　　价：66.00 元
打击盗版举报电话：010-59787491　E-mail：WQ @ pmph.com
质量问题联系电话：010-59787234　E-mail：zhiliang @ pmph.com
数字融合服务电话：4001118166　E-mail：zengzhi @ pmph.com

以习近平新时代中国特色社会主义思想为指导，全面贯彻党的二十大精神，落实《国务院办公厅关于加快医学教育创新发展的指导意见》等文件要求，更好地发挥教材对临床医学专业高素质实用型专门人才培养的支撑作用，进一步提升助理全科医师的培养水平，人民卫生出版社在教育部、国家卫生健康委员会领导和支持下，由全国卫生健康职业教育教学指导委员会指导，依据最新版《高等职业学校临床医学专业教学标准》，经过充分的调研论证，启动了全国高等职业教育专科临床医学专业第九轮规划教材修订工作。经第七届全国高等职业教育专科临床医学专业规划教材建设评审委员会深入论证，确定了教材修订的整体规划，明确了修订基本原则：

1. 落实立德树人根本任务 坚持将马克思主义立场、观点、方法贯穿教材编写始终。坚持"为党育人、为国育才"，全面落实立德树人根本任务，深入挖掘课程教学内容中的思想政治教育元素，加工凝练后有机融入教材编写，发挥教材"培根铸魂、启智增慧"作用，培养具有"敬佑生命、救死扶伤、甘于奉献、大爱无疆"医学职业精神的时代新人。

2. 对接岗位工作需要、符合专业教学标准 教材建设突出职教类型特点，紧紧围绕"三教"改革，以专业教学标准为依据，以助理全科医师岗位胜任力培养为主线，体现临床新技术、新工艺、新规范、新标准，反映卫生健康人才培养模式改革方向，将知识、能力、素质培养有机结合。适应教学模式改革与教学方法创新需要，满足项目、案例、模块化教学等不同学习方式要求，在教材的内容、形式、媒介等多方面创新改进，有效激发学生学习兴趣和创造潜能。按照教学标准，将《中医学》改名为《中医学基础与适宜技术》，新增《基本公共卫生服务实务》。

3. 全面强化质量管理 履行"尺寸教材、国之大者"职责，成立第七届全国高等职业教育专科临床医学专业规划教材建设评审委员会，严格编委选用审核把关，主编人会、编写会、定稿会强化编委培训、突出责任，全流程落实"凡编必审"要求，打造精品教材。

4. 推动新形态教材建设 突出精品意识，聚焦形态创新，进一步切实提升教材适用性，打造兼具经典性、立体化、数字化、融合化的新形态教材。根据课程特点和专业技能教学需要，《临床医学实践技能》本轮采用活页式教材出版。

第九轮教材共 29 种，均为国家卫生健康委员会"十四五"规划教材。

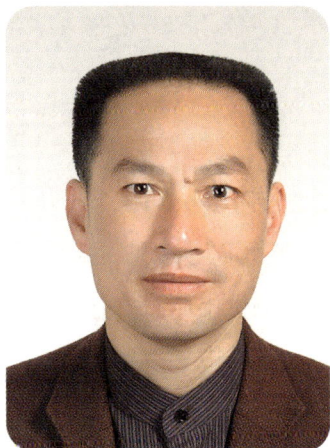

胡晓军

教授

　　永州职业技术学院教学名师,湖南省医学会会员,湖南省医学教育科技学会高职高专教育专业委员会、湖南省医学教育科技学会医学教育质量评估专业委员会委员。从事皮肤病和性病学临床、教学及科研 30 余年,发表论文 40 余篇,主编教材 5 部,主持湖南省卫生厅、教育厅科研项目各 2 项,获湖南省教育厅高等教育教学成果奖二、三等奖各 1 项。

　　医生要有精湛的医术,更要有高尚的医德。医术、医德都要在不断学习、临床实践工作中练就、提升。

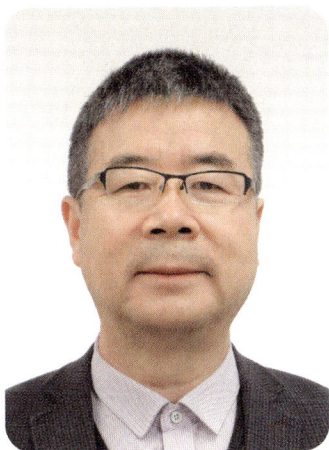

程文海

三级教授

广东江门中医药职业学院院长。从事皮肤病、性病、美容临床、教学及科研工作30余年。主持省级课题2项、市级课题6项,获广东省教育教学成果奖一等奖1项,江门市科学技术奖二等奖1项、三等奖2项。广东省优秀社会科学普及专家,江门市优秀教育工作者,江门市第五批优秀中青年专家暨拔尖人才。发表论文32篇,主编教材3部,参编专著2部。

人民健康是民族昌盛和国家强盛的重要标志,在新发展理念指引下,希望学生们注重理论与实践相结合,力求将复杂的医学知识简化和系统化,为今后的临床打下坚实的基础,为病人的健康福祉作出积极的贡献。

　　随着科学技术的不断进步,皮肤性病学的新理论、新方法、新技术不断涌现,皮肤病和性病的基础理论、诊断技术、防治水平有了很大提高。为了适应我国医药卫生事业特别是临床医学的改革和发展,为农村、社区等广大基层医院培养高素质技术技能型皮肤性病学人才,我们对本教材进行了修订。本教材修订贯彻围绕基本知识、基本理论、基本技能的原则,突出思想性、科学性、先进性、启发性、适用性。基础知识以应用为目的,以必需、够用为度,注重基本技能的培养,充分体现医学教育的改革成果和临床要求,缩小理论与实践之间的距离,将传授知识、培养技能、提升创新能力融为一体,使医学生在获得皮肤病和性病基本理论知识的同时,提高临床分析问题和解决问题的能力。

　　本教材在上版工作基础上更新了诊疗进展,加入一些已得到公认、能够在基层便于应用的新技术、新方法,删减了一些基层岗位接触不到的内容;强化课程思政理念,增加相关数字内容。每章前增加了思维导图,有的节前增加了病例导学,以帮助医学生更好地理解。为了拓展学生的知识和能力,有的章节增加了知识拓展,集知识性、趣味性于一体。补充了心理防治,把心理因素寓于预防、治疗中。本次修订力求做到定义准确、概念清楚、结构严谨、语言精练、重点突出、逻辑性强,突出医学基础知识与临床的联系。

　　本教材由在高等院校长期从事皮肤性病学临床、教学及科研的教师共同编写,并得到各编者所在单位的大力支持,在此一并表示感谢。本教材主要供高等职业教育专科临床医学专业学生使用,也可供口腔医学、预防医学、中医学等专业学生使用,并可作为临床医务工作者的参考书。

　　由于编者水平有限,书中难免有不足之处,敬请读者批评、指正。

胡晓军　程文海
2025 年 2 月

第一章 ｜ 皮肤的结构与功能

ER 1-1
教学课件

ER 1-2
思维导图

学习目标

1. 掌握:皮肤的解剖结构;表皮的细胞组成及各层角质形成细胞结构特点。
2. 熟悉:真皮、皮下组织、皮肤附属器组织结构;皮肤的功能。
3. 了解:桥粒、半桥粒、基底膜带及皮肤神经、脉管和肌肉的结构与功能。
4. 能正确保养皮肤、维持皮肤的结构和功能。
5. 养成良好卫生、生活习惯,保持良好心理状态。

第一节　皮肤的结构

皮肤(skin)被覆于体表,在口、鼻、眼、尿道口、阴道口和肛门等处与体内管腔表面的黏膜互相移行。皮肤由表皮、真皮和皮下组织构成,其间有丰富的血管、淋巴管、神经、肌肉和皮肤附属器(图1-1)。皮肤是人体最大的器官,重量约占体重的16%,成人皮肤面积约1.5m²,新生儿约0.21m²。皮肤厚度随个体、年龄、部位不同而异,不包括皮下组织,为0.5~4mm。掌跖皮肤最厚,为3~4mm,眼睑皮肤最薄,约0.5mm。表皮厚0.04~1.6mm,真皮厚0.3~3mm。

皮肤表面凹凸不平,微细的凹陷称为皮沟(skin groove),由真皮纤维束牵引所致。微细的隆起称为皮嵴(skin ridge)。较深的皮沟将皮肤表面划分为三角形、菱形或多角形的小区域,称为皮野(skin field)。皮沟、

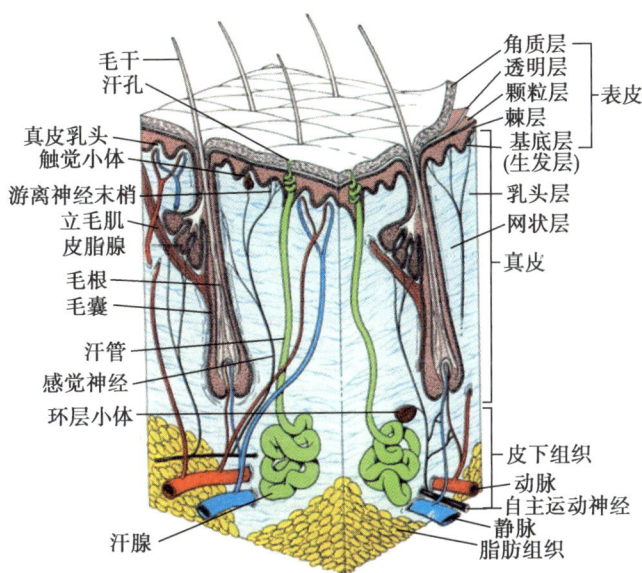
图 1-1　皮肤结构模式图

皮嵴排列构成特殊形状的图形,称为皮纹(dermatoglyphics),指(趾)屈侧的皮纹称为指(趾)纹,其形状各不相同,由遗传因素决定,终身不变。皮肤的颜色因种族、年龄、性别及部位不同而异。

一、表皮

表皮(epidermis)来源于外胚层,属于复层扁平上皮,主要由角质形成细胞、黑色素细胞、朗格汉斯细胞和梅克尔细胞等构成。

(一)角质形成细胞

角质形成细胞(keratinocyte)是表皮的主要细胞,占表皮细胞的80%以上,在分化过程中产生

角蛋白。角蛋白是角质形成细胞主要的结构蛋白之一,参与表皮分化、角化等生理病理过程。根据角质形成细胞分化阶段和特点,表皮可分为 5 层,由深至浅分别是基底层、棘层、颗粒层、透明层、角质层(图 1-2)。生理状态下,基底层细胞分裂周期为 13~19d;基底层细胞移行至颗粒层上部约需 14d,从颗粒层再移至角质层表面并脱落约需 14d,共约 28d,称为表皮通过时间或表皮更替时间。基底层细胞分裂周期加上表皮通过时间称为表皮更新时间,为 41~47d。

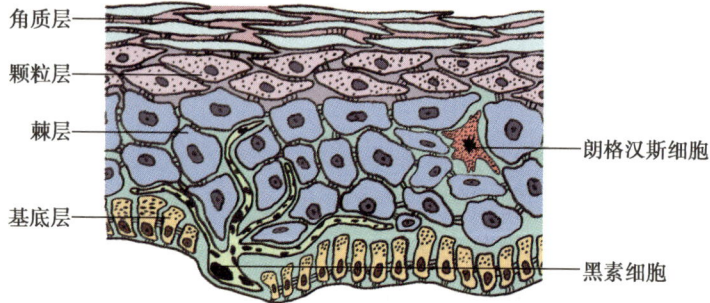

图 1-2 表皮结构模式图

1. 基底层(stratum basale) 位于表皮最深层,由一层立方形或圆柱状细胞构成,细胞长轴与真皮-表皮交界线垂直。胞质嗜碱性,胞核椭圆形,核仁明显,核分裂象较常见。生理状态下,约 30% 基底层细胞处于核分裂期,产生新生的角质形成细胞,故基底层又称生发层。

基底层与真皮的交界面呈波浪状,表皮向真皮伸入的部分称表皮脚,真皮凸向表皮的乳头状隆起称真皮乳头,两者相互镶嵌,交界处用过碘酸希夫染色(periodic acid Schiff stain,PAS stain),可见一条 0.5~1μm 的紫红色均质带,称为基底膜带(basement membrane zone,BMZ),将表皮与真皮紧密连接起来。基底膜带具有渗透和屏障作用,可阻止分子量大于 40 000 的物质通过。表皮无血管,营养物质通过基底膜带进入表皮,表皮细胞的代谢产物又通过基底膜带进入真皮。角质形成细胞间主要以桥粒连接,相邻细胞的细胞膜内侧发生卵圆形致密增厚的附着板,张力细丝呈袢状附着于附着板,游离端向胞质内折返(图 1-3)。在角质形成细胞的分化过程中,桥粒可以分离,也可以重新形成,使表皮细胞移至角质层并有规律地脱落。基底层细胞与基底膜带之间主要以半桥粒连接(图 1-4)。

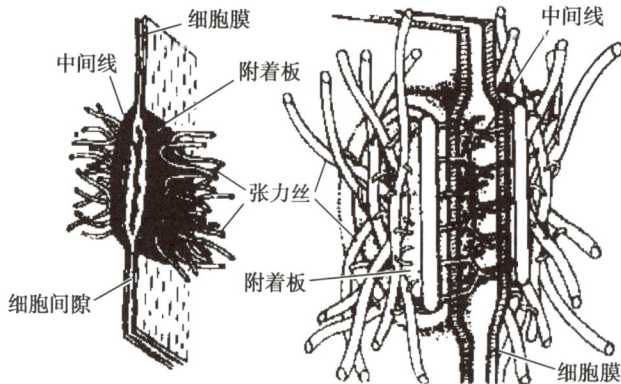

图 1-3 桥粒结构模式图

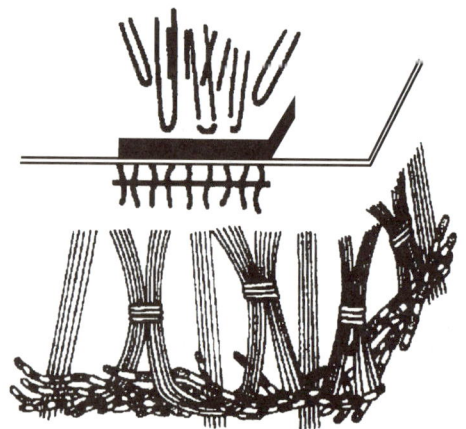

图 1-4 半桥粒结构模式图

2. 棘层(stratum spinosum) 位于基底层上方,由 4~8 层多角形、有棘突的细胞构成,胞核较大、圆形,相邻细胞的突起互相连接,形成桥粒。由内向外,细胞逐渐变扁平。电镜下,胞质中可见许多 100~300nm 的椭圆形包膜颗粒,称角质小体或奥兰(odland)小体,其内含有双极性磷脂,可在角质形成细胞外形成一层薄膜,有屏障保护作用。

3. 颗粒层（stratum granulosum） 位于棘层上方，在角质层薄的部位由 1~3 层梭形或扁平细胞构成，在掌跖等部位细胞可达 10 层。胞质中有较多大小不一、形状不规则、苏木素-伊红（hematoxylin-eosin，HE）染色强嗜碱性的透明角质颗粒（keratohyaline granules）。颗粒层上部，包膜颗粒增多，并向细胞膜移动，渐与细胞膜融合，可释放酸性黏多糖和疏水磷脂，形成多层膜状结构，充满细胞间隙，在颗粒层与角质层的角质形成细胞之间形成一个防水屏障，使水不易进出。

4. 透明层（stratum lucidum） 位于颗粒层上方，仅见于掌跖等表皮较厚的部位，由 2~3 层较扁平细胞构成，细胞长轴与皮面平行。细胞境界不清、紧密相连，胞质中的疏水蛋白结合磷脂与张力细丝融合在一起，形成防止水和电解质通过的屏障。

5. 角质层（stratum corneum） 位于表皮的最浅层，由 5~20 层已经死亡的扁平细胞构成，在掌跖部位可达 40~50 层，细胞长轴与皮面平行。细胞排列紧密、正常结构消失，胞质中充满由张力细丝与均质状物质结合而形成的角蛋白。角质层上部细胞间桥粒消失或形成残体，故容易脱落。

（二）黑色素细胞

黑色素细胞（melanocyte）起源于外胚层的神经嵴，位于基底层和毛囊，分散在基底细胞之间，约占基底细胞的 10%，数量与部位、年龄有关，与肤色、人种、性别无关。几乎所有组织均有黑色素细胞，以表皮、毛囊、黏膜、视网膜色素上皮等处为多，皮肤暴露处、乳晕、腋窝、生殖器及会阴黑色素细胞也较多。黑色素细胞的功能是产生黑色素。每个黑色素细胞通过其树枝状突起向邻近 10~36 个角质形成细胞提供黑色素颗粒，形成 1 个表皮黑色素单元。黑色素颗粒能遮挡和反射紫外线，保护真皮及深部组织。

皮肤的颜色不由黑色素细胞数量决定，角质形成细胞内黑色素小体的数量、大小和分布的不同决定了肤色的差别，黑色素小体是合成黑色素的场所。日光照射可促进黑色素生成。

（三）朗格汉斯细胞

朗格汉斯细胞（Langerhans cell）是起源于骨髓单核巨噬细胞的免疫活性细胞，主要分布于基底层以上的表皮和毛囊上皮中，占表皮细胞的 3%~5%，亦见于真皮、口腔、扁桃体、咽部、食管、阴道、直肠黏膜、淋巴结及胸腺等处。HE 染色及多巴染色阴性，氯化金染色及 ATP 酶染色阳性。光镜下，细胞呈多角形，胞质透明，胞核较小、呈分叶状。电镜下，胞核呈扭曲状，胞质清亮，无张力细丝、黑色素小体和桥粒。细胞内有特征性的朗格汉斯颗粒。

朗格汉斯细胞有多种表面标记，包括 IgG、IgE 的 F_c 受体、C_3b 受体、主要组织相容性复合体（major histocompatibility complex，MHC）Ⅱ类抗原［人类白细胞抗原（human leucocyte antigen，HLA）-DR、DP、DQ］及 CD4、CD45、S-100 等抗原。朗格汉斯细胞的主要功能是细胞识别和抗原递呈，能介导 T 细胞依赖的免疫反应，在同种异体皮肤移植免疫和免疫监视等方面起着重要作用。

（四）梅克尔细胞

梅克尔细胞（Merkel cell）多分布于基底层细胞之间，细胞有短指状突起，胞质中含许多直径 80~100nm 的神经内分泌颗粒，胞核呈圆形，常有深凹陷或呈分叶状。在指尖、鼻尖等感觉敏锐部位，梅克尔细胞密度较大。梅克尔细胞基底部与脱去髓鞘呈扁盘状的神经轴索末端接触，构成梅克尔细胞-轴突复合体，可能具有非神经末梢介导的感觉作用。

二、真皮

真皮（dermis）由中胚层分化而来，属于不规则的致密结缔组织，是整个皮肤的支架结构，由纤维、基质和细胞构成，以纤维成分为主。纤维有胶原纤维、网状纤维、弹力纤维。真皮可分为两层，靠近表皮下方较薄的部分称乳头层，乳头层的下方是较厚的网状层，两层间无明显界限。乳头层向上与表皮呈犬牙交错相接，内有丰富的毛细血管和毛细淋巴管，并有游离神经末梢和囊状神经小体。网状层内有致密丰富的纤维和较大的血管、淋巴管、神经和皮肤附属器等结构。

1. 胶原纤维（collagen fibers） 是真皮结缔组织的主要成分,在乳头层胶原纤维较细,排列疏松,无一定走行方向。网状层的胶原纤维粗大成束,走行方向几乎与皮面平行,交织成网。胶原纤维韧性大,抗拉力强,但缺乏弹性。

2. 网状纤维（reticular fibers） 并非独立的纤维成分,仅是一种幼稚的、未成熟的纤细胶原纤维,HE 染色难以显示,银染呈黑色,又称嗜银纤维,主要分布于乳头层、皮肤附属器、血管和神经周围。

3. 弹力纤维（elastic fibers） 较胶原纤维细,直径 1~3nm,HE 染色不易辨认,醛品红染色呈紫色。电镜下,弹力纤维呈波浪状,相互交织成网,缠绕在胶原纤维之间。正常真皮内弹力纤维的量较少,占 2%~4%。弹力纤维由无定形的弹力蛋白和微原纤维构成,具有较强的弹性。

4. 基质（ground substance） 是一种无定形的均质状物质,充填于纤维、纤维束间隙和细胞之间,主要成分为蛋白多糖。蛋白多糖使基质形成许多微孔隙的分子筛立体构型。小于孔隙的物质如水、电解质、营养物质和代谢产物可自由通过,进行物质交换;大于孔隙的物质(如细菌等)则不能通过,被限于局部,有利于吞噬细胞的吞噬。

5. 细胞（cell） 主要有成纤维细胞、肥大细胞、巨噬细胞、朗格汉斯细胞、噬色素细胞,还有少量的淋巴细胞,其中成纤维细胞和肥大细胞是真皮结缔组织中主要的常驻细胞。

三、皮下组织

皮下组织（subcutaneous tissue）位于真皮下方,由脂肪小叶和小叶间隔组成,又称皮下脂肪层。脂肪小叶由脂肪细胞组成,小叶间隔由疏松结缔组织组成。皮下组织厚薄因身体部位、性别及营养状况不同而异,其内分布血管、淋巴管、神经、汗腺等。

四、皮肤附属器

皮肤附属器（cutaneous appendages）包括毛发、皮脂腺、汗腺和甲,由外胚层分化而来(图 1-5)。

1. 毛发（hair） 由角化表皮细胞构成,由内向外可分为髓质、皮质和毛小皮。毛发位于皮肤以外的部分称毛干（hair shaft）,在皮肤以内的部分称毛根（hair root）,毛根末端膨大部分称毛球（hair bulb）。毛球下端的凹入部分称毛乳头（papilla）,内含结缔组织、神经末梢和毛细血管,为毛发提供营养。毛球下层靠近乳头处称毛基质（hair matrix）,是毛发和毛

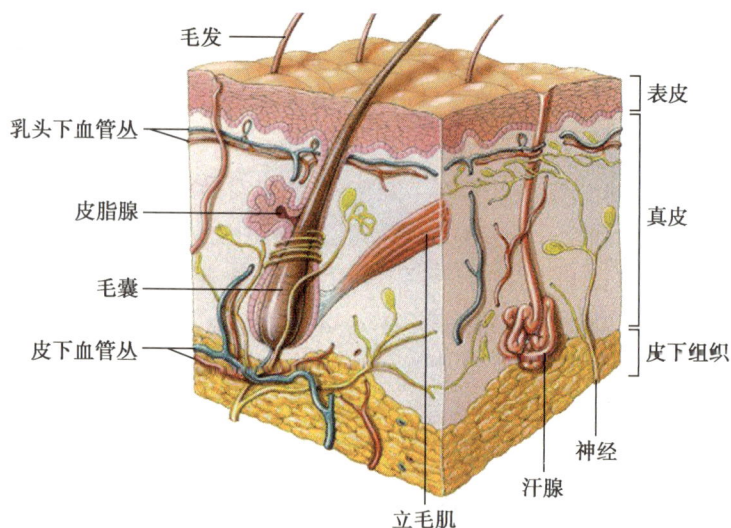

图 1-5 皮肤附属器模式图

囊的生长区,其间有黑色素细胞。毛发按长短粗细分为长毛、短毛和毳毛。长毛如头发、胡须、阴毛及腋毛等;短毛如眉毛、睫毛、鼻毛及外耳道毛等;毳毛细软,色淡,分布于面、颈、躯干及四肢等处。有长短不一毛发的皮肤称为有毛皮肤,掌跖、指(趾)屈侧及末节伸侧、唇红、乳头、龟头、包皮内侧、小阴唇、大阴唇内侧、阴蒂等处无毛,称为无毛皮肤。

包裹毛根的上皮和结缔组织称毛囊（hair follicles）,从内到外由内毛根鞘、外毛根鞘和结缔组织鞘组成。毛囊口至皮脂腺开口处称毛囊漏斗部,皮脂腺开口至立毛肌附着处为毛囊峡部(图 1-6)。

毛发的生长周期可分为生长期（anagen）、退行期（catagen）和休止期（telogen）。由于毛发的生长周期不同,毛发的长短不同。头发的生长期为 3~4 年,退行期 3~4 周,休止期 3~4 个月,头发每

日生长 0.27~0.4mm，经 3~4 年可长至 50~60cm。人的头发约 10 万根，生长是不同步的，其中 80% 处于生长期。正常人每日可脱发 20~100 根，同时又有等量的新发生长。眉毛和毳毛的生长期仅约 2 个月，而休止期长达 8~9 个月，故较短。毛发性状与遗传、健康状况、激素水平、药物和气候等因素有关。

2. **皮脂腺**（sebaceous gland） 位于真皮上部，由腺体和导管构成，属于泡状腺。腺体呈泡状，无腺腔；导管由复层扁平上皮构成，开口于毛囊上部，位于立毛肌和毛囊的夹角之间，立毛肌收缩时可促进皮脂排出。皮脂腺分泌皮脂，皮脂有润滑作用。除掌跖和指（趾）屈侧外，其他处皮肤均有皮脂腺分布，头、面及胸背上部等处皮脂腺较多，称为皮脂溢出部位。皮脂腺的生长、分泌主要受雄激素调控。

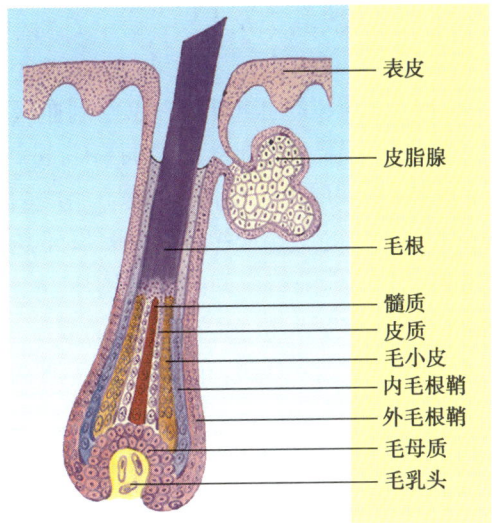

图 1-6 毛发和毛囊结构模式图

3. **汗腺**（sweat gland） 根据结构和功能不同，可分为外泌汗腺和顶泌汗腺。

（1）**外泌汗腺**（eccrine sweat gland）：又称为小汗腺，为单管状腺体，可分为分泌部和导管部，分泌部位于真皮深层和皮下组织，导管直接开口于皮肤表面，有分泌汗液和调节体温的作用。除唇红、乳头、包皮内侧、龟头、小阴唇及阴蒂等处外，其他处皮肤均有外泌汗腺，以掌跖、腋窝、额部较多，背部较少。外泌汗腺受交感神经系统支配，神经递质为乙酰胆碱。

（2）**顶泌汗腺**（apocrine sweat gland）：又称大汗腺，属大管状腺体，由分泌部和导管组成。分泌部位于皮下脂肪层中，导管通常开口于毛囊上部、皮脂腺开口的上方，少数直接开口于皮肤表面。顶泌汗腺主要分布于腋窝、乳晕、脐周、肛周及外阴等处。顶泌汗腺的分泌主要受性激素影响，青春期分泌旺盛；也受交感神经系统支配，神经递质为去甲肾上腺素。

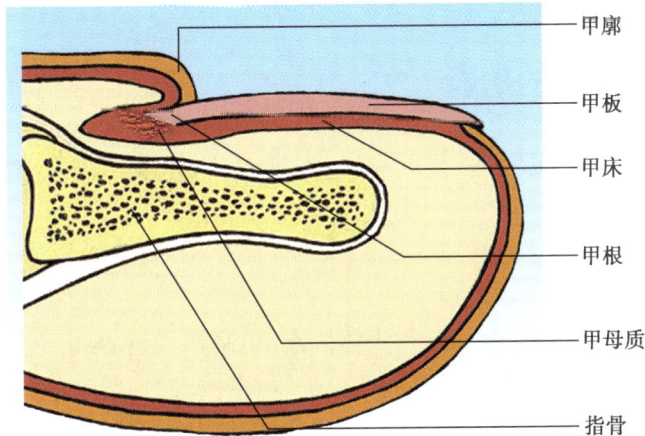

图 1-7 甲结构模式图

4. **甲**（nail） 是覆盖在指（趾）末端伸侧面的坚硬角质，由多层紧密的角化细胞构成，外露部分称甲板（nail plate），伸入近端皮肤中的部分称为甲根（nail root）。甲板呈外凸的长方形，厚 0.5~0.75mm。近甲根处甲板有一新月状淡色区称甲半月（nail lunula）。覆盖甲板周围的皮肤称甲廓（nail fold），甲板下的皮肤称为甲床（nail bed），甲根下上皮细胞称为甲母质（nail matrix），是甲的生长区（图 1-7）。指甲生长速度约为每 3 个月 1cm，趾甲生长速度为指甲的 1/3。疾病、营养状况、环境和生活习惯的改变可影响甲的性状和生长速度。

五、皮肤的血管、淋巴管、肌肉和神经

1. **血管** 主要有 3 个血管丛。①皮下血管丛：位于皮下组织深部，其动、静脉较粗，是皮肤内最大的血管丛，供给皮下组织的营养。②真皮下血管丛（深丛）：位于真皮深部，供给汗腺、汗管、毛乳头和皮脂腺的营养。③乳头下血管丛（浅丛）：位于乳头层下部，由此分出毛细血管袢的上行小动脉支，供给真皮乳头的血流，然后折成毛细血管袢的下行静脉支，汇合成小静脉，形成乳头下静脉丛，

主要供给真皮乳头及表皮营养。浅、深层血管丛之间有纵行的垂直交通支。在指(趾)、耳郭、鼻尖和唇等处真皮内有较多的动、静脉吻合,称为血管球(glomus)。当外界温度明显变化时,在神经支配下,球体可以扩张或收缩,以控制血流,调节体温。

2. 淋巴管 毛细淋巴管的盲端起源于真皮乳头的结缔组织间隙,在乳头下层及真皮深部分别汇聚成浅、深层淋巴管网,经皮下组织引流入淋巴结,较大的深部淋巴管有瓣膜。淋巴管管壁很薄,仅由1层内皮细胞及稀疏的网状纤维构成,内皮细胞之间通透性较大,且毛细淋巴管内压力低于毛细血管及其周围组织间隙的渗透压,故皮肤中的组织液、游走细胞、细菌、病理产物等均易进入淋巴管而到达淋巴结,被吞噬消灭或引起免疫反应。此外,肿瘤细胞则可通过淋巴管转移到皮肤。

3. 肌肉 除面部表情肌和颈阔肌为横纹肌外,主要为平滑肌,包括立毛肌、阴囊的肌膜、乳晕和血管壁的平滑肌。立毛肌下端附着在毛囊下部,上端附着于真皮乳头,受交感神经支配。当精神紧张及寒冷时,立毛肌收缩可引起毛发直立,形成"鸡皮疙瘩"。

4. 神经 皮肤中有丰富的神经分布,可分为感觉神经和运动神经,与中枢神经系统联系,感受各种刺激、支配靶器官活动及完成各种神经反射。神经纤维多分布在真皮和皮下组织中。感觉神经可分为神经小体和游离神经末梢。神经小体分囊状小体和非囊状小体如梅克尔细胞-轴突复合体。囊状小体由结缔组织被囊包裹神经末梢构成,包括帕奇尼(Pacinian)小体、迈斯纳(Meissner)小体、鲁菲尼(Ruffini)小体及克劳泽(Krause)小体等,主要分布于无毛皮肤(图1-8)。游离神经末梢呈树枝状,主要分布于表皮下和毛囊周围。运动神经来自交感神经节后纤维,面神经支配面部横纹肌,交感神经的肾上腺素能神经纤维支配立毛肌、血管、血管球和汗腺的肌上皮细胞,胆碱能纤维支配外泌汗腺的分泌细胞。

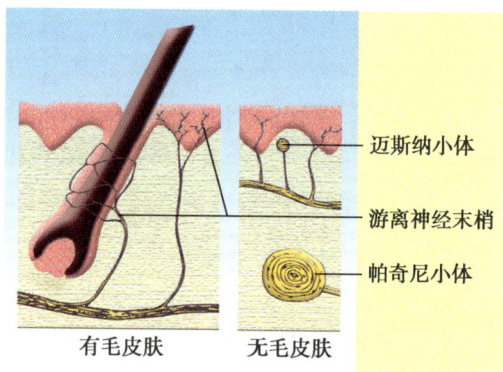

图 1-8 皮肤感觉神经模式图

迈斯纳小体
游离神经末梢
帕奇尼小体

有毛皮肤　　无毛皮肤

第二节　皮肤的功能

皮肤是人体的重要器官,对维持体内环境稳定十分重要。皮肤有屏障、感觉、调节体温、分泌和排泄、吸收、代谢、免疫等功能。

一、屏障功能

皮肤可以保护体内各器官和组织免受外界因素损伤,也可以防止体内水、电解质及营养物质丢失。①对物理性损伤的防护:角质层致密而柔韧,对机械性损伤如摩擦、挤压、牵拉、冲撞等有较好的防护;真皮中的胶原纤维、弹力纤维和网状纤维交织成网,使皮肤具有一定的伸展性和弹性;皮下脂肪层具有缓冲作用,使皮肤具有一定抗挤压、牵拉及对抗冲撞的能力;汗液与皮脂混合,形成弱酸性乳状脂膜,有润泽、防止皮肤干裂的作用。角质层含水量少,较干燥,电阻较大,导电性低,有一定阻抗能力。皮肤对光线有吸收、反射和遮蔽作用,主要通过吸收实现对光线损伤的防护;黑色素细胞在紫外线照射后产生更多黑色素,使皮肤对紫外线的屏障作用增强。②对化学性损伤的防护:角质层细胞及皮肤表面的乳状脂膜对弱酸、弱碱有一定的抵抗作用。③对微生物的防御:完整的皮肤能机械性地防止微生物的侵入;角质层含水量少以及皮肤表面酸性环境不利于某些微生物生长繁殖;乳状脂膜能抑制某些细菌、真菌的生长及繁殖。④防止体液丢失:角质层有半透膜性质,体内的营养物质、电解质不能透过、丢失,角质层及其表面的脂膜可使水分丢失大大减少。

二、感觉功能

皮肤的感觉可分为两类:一类是单一感觉,皮肤中感觉神经末梢和特殊感受器感受体内外的单一性刺激,产生不同性质的感觉,如触觉、痛觉、压觉、冷觉和温觉;另一类是复合感觉,皮肤中不同类型的感觉神经末梢或感受器共同感受的刺激传入神经中枢后,由大脑综合分析形成感觉,如干燥、潮湿、粗糙、光滑、坚硬、柔软等。此外,皮肤还有形体觉、两点辨别觉、定位觉等。

瘙痒是皮肤、黏膜的一种引起搔抓欲望的不愉快感觉。瘙痒的发生机制尚不完全清楚,至今尚未发现专门的痒觉感受器。瘙痒可由许多因素引起。中枢神经系统的功能状态对痒觉有一定的影响,如精神舒缓或转移注意力可使痒觉减轻,而焦虑、烦躁或过度关注时,痒觉可加剧。

三、调节体温功能

皮肤在调节体温中起着十分重要的作用,既是外周感受器,又是效应器。当环境温度发生变化时,皮肤温度感受器向下丘脑发送信息,通过交感神经引起皮肤血管的收缩、扩张,调控皮肤的血流量、热量以调节体温,使体温维持在一个稳定的水平。体表散热的形式主要有热辐射、汗液蒸发、空气对流和热传导,环境温度过高时主要通过汗液蒸发方式散热。皮下组织有隔热作用,可减少体热的散失。

四、分泌和排泄功能

皮肤的分泌和排泄功能主要通过汗腺和皮脂腺完成。

正常情况下,外泌汗腺分泌的汗液是无色透明的液体,呈酸性(pH 4.5~5.5),水分约占99%,固体成分约占1%,大部分为氯化钠,少量为氯化钾、乳酸、尿素等。外泌汗腺的分泌受温度、精神、饮食等因素的影响。温度低于31℃时,只有少数外泌汗腺处于分泌状态,无出汗的感觉,显微镜下可见汗珠,称为不显性出汗。当温度高于31℃时,活动性外泌汗腺增多,可见出汗,称为显性出汗。精神紧张、情绪激动等大脑皮质兴奋时可引起掌跖、面部及躯干等处出汗,称为精神性出汗。食辛辣的食物可使口周、鼻、面、颈、背等处出汗,称味觉性出汗。顶泌汗腺分泌的汗液是一种乳样无味液体,主要成分是水,还有脂肪酸、中性脂肪、胆固醇和类脂质等,这些物质经细菌分解后产生臭味。青春期顶泌汗腺分泌旺盛,情绪激动、环境温度时,其分泌也增加。

皮脂腺分泌和排泄的产物称皮脂,是多种脂类的混合物,主要包括甘油三酯、蜡脂、角鲨烯和胆固醇脂等。皮脂腺的分泌受多种激素(如雄激素、孕激素、雌激素、糖皮质激素、垂体激素等)的调控。雄激素和长期大量使用糖皮质激素可使皮脂腺增生肥大,分泌活动增强,大量雌激素可抑制皮脂腺的分泌活动。

五、吸收功能

皮肤具有吸收功能,主要通过角质层细胞及毛囊、皮脂腺、汗腺等皮肤附属器吸收。皮肤的吸收功能受多种因素影响。①皮肤的部位与结构:角质层的厚薄、通透性、完整性不同,吸收能力不一样。角质层越薄,吸收能力越强。不同部位的皮肤吸收能力强弱依次是阴囊、前额、大腿内侧、上臂屈侧、前臂、掌跖。角质层受损伤,吸收能力增强。②角质层的水合程度:水合程度越高,吸收能力越强。局部用药封包后,阻止局部汗液和水分的蒸发,药物吸收可提高100倍。③被吸收物质的理化性质:完整的皮肤只吸收少量水分和微量气体,水溶性物质不易被吸收,而脂溶性激素、维生素、油脂类物质等吸收良好,主要吸收途径是毛囊和皮脂腺。脂类物质吸收强弱依次为羊毛脂、凡士林、植物油、液状石蜡。汞、铅、砷、铜等重金属及其盐类物质也可被吸收。④药物剂型:粉剂和水溶液中的药物很难吸收,霜剂中的药物可少量吸收,软膏和硬膏可促进吸收,有机溶媒如二甲亚砜、丙二醇、氮酮可增加吸收。⑤外界环境因素:温度升高,皮肤血管扩张、血流量增加,物质弥散加快,皮肤吸收能力增强;湿度增加,角质层水合度增大,皮肤吸收能力增强。

六、代谢功能

皮肤参与整个机体的代谢活动,当机体代谢发生障碍时,可影响皮肤的代谢,导致某些皮肤病发生。皮肤的代谢发生障碍也可影响整个机体的代谢。①糖代谢:皮肤中糖类物质主要是糖原、葡萄糖和黏多糖。葡萄糖主要是供能,血糖升高时,皮肤中葡萄糖含量也增多,易发生细菌和真菌感染。血糖降低时,皮肤中葡萄糖可进入血液,以维持血糖含量。真皮中黏多糖含量丰富,主要包括透明质酸、硫酸软骨素,多与蛋白质形成蛋白多糖。②蛋白质代谢:皮肤的蛋白质可分为纤维性蛋白质和非纤维性蛋白质。纤维性蛋白质主要包括角蛋白、胶原蛋白和弹力蛋白等,非纤维性蛋白质包括细胞内的核蛋白及调节细胞代谢的各种酶,常与黏多糖类物质结合形成黏蛋白。③脂类代谢:皮肤的脂类包括脂肪和类脂质,脂肪主要存在皮下组织,主要功能是氧化供能,类脂质构成生物膜的主要成分。皮肤内的 7-脱氧胆固醇经紫外线照射后可合成维生素 D_3,对防治软骨病有很重要的作用。④水和电解质代谢:皮肤含水量较高,是身体储藏水分的重要器官,婴幼儿皮肤的含水量较成人更高。机体脱水时,皮肤可提供其水分的 5%~7% 以补充血容量。皮肤的水分主要贮存在真皮内,正常情况下,每日皮肤散发的水分约 500ml。皮肤中含有各种电解质,主要贮存在皮下组织,对维持细胞间的晶体渗透压和细胞内外的酸碱平衡起着重要作用。K^+可激活某些酶,Ca^{2+}可维持细胞膜通透性及细胞间的黏着,Zn^{2+}缺乏可引起肠病性肢端皮炎。

七、免疫功能

皮肤是重要的免疫器官。皮肤免疫包括获得性免疫(特异性免疫)和天然性免疫(非特异性免疫)。皮肤免疫系统包括角质形成细胞、组织巨噬细胞、朗格汉斯细胞、树突状细胞、表皮内淋巴细胞、肥大细胞、内皮细胞和 T 细胞等细胞成分,以及抗体、补体、防御素、细胞因子和神经多肽等体液成分组成的免疫系统。皮肤免疫系统能够为机体提供更为活跃、主动的保护作用。角质形成细胞能表达 MHC-Ⅱ分子,可以产生多种细胞因子如白细胞介素(IL)-1、3、6、8 及肿瘤坏死因子(TNF)-α等,参与皮肤免疫反应。朗格汉斯细胞可以吞噬、处理及提呈经表皮进入的抗原性物质,刺激机体的细胞免疫反应。皮肤毛细血管周围的肥大细胞,表面有 IgE 受体,受到刺激后,可释放出组胺、5-羟色胺等活性物质,参与机体Ⅰ型变态反应。

思考题

1. 简述表皮的组织结构。
2. 简述黑色素细胞的分布和功能。
3. 皮肤的屏障功能有哪些?
4. 影响皮肤吸收功能的因素有哪些?

ER 1-3

练习题

(程文海)

第二章 | 皮肤病和性病的临床表现与诊断

教学课件

思维导图

学习目标

1. 掌握:皮肤病和性病常见症状;各种皮损特点;视诊、触诊方法。
2. 熟悉:玻片压诊、皮肤划痕试验、斑贴试验及病史采集方法。
3. 了解:真菌、梅毒螺旋体、淋病奈瑟球菌实验室检查。
4. 能正确、熟练地采集病史、视诊和触诊。
5. 具有耐心细致的工作态度和科学的逻辑思维能力。

病例导学

病人,男性,69 岁,右小腿前皮肤起红斑伴右小腿肿胀、疼痛、发热 1d。既往有足癣病史。体查:T 38.9℃,右小腿胫前可见大片水肿性红斑(图 2-1),境界清楚,局部皮温升高,压痛(+),右足第 1 趾间可见皮肤松软,变白、起皱、有腐皮(图 2-2)。

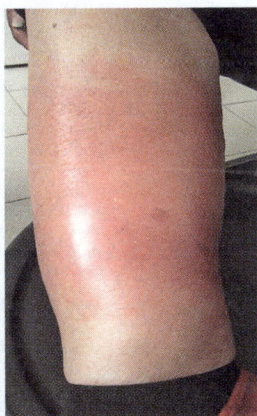
图 2-1 病人右小腿胫前皮损

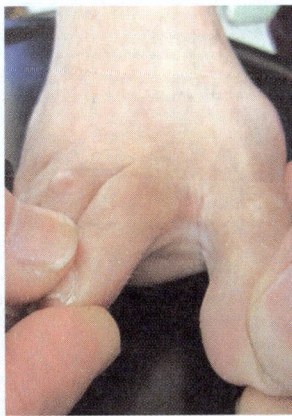
图 2-2 病人右足第 1 趾间皮损

问题:

1. 原发皮损和继发皮损有哪些?
2. 除做血常规检查外,还应选择哪项实验室检查?

第一节 皮肤病和性病的临床表现

皮肤病和性病的临床表现包括症状和体征,是诊断皮肤病和性病的主要依据。

一、症状

症状（symptom）指病人主观感受到的不适，分为局部症状和全身症状。

局部症状主要有瘙痒、疼痛、烧灼感、麻木感及蚁行感等。全身症状有畏寒、发热、头痛、乏力、食欲减退及关节痛等。症状与皮肤病和性病的种类、性质、严重程度以及病人的个体差异有关。

瘙痒是皮肤病和性病最常见的症状，可轻可重，可阵发性、间断性或持续性，可局限性或泛发性，常见于瘙痒症、痒疹、慢性单纯性苔藓、荨麻疹、疥疮、湿疹等疾病，一些系统性疾病（如恶性肿瘤、糖尿病、肝肾功能不全等）也可伴发瘙痒。

疼痛常见于带状疱疹、疖、丹毒、结节性红斑、生殖器疱疹等疾病，疼痛的性质可为刀割样、针刺样、烧灼样。麻木感及感觉异常见于神经受损疾病，如麻风。

二、体征

体征（sign）是指用视觉或触觉等方法检查出来的皮肤、黏膜损害，即皮肤损害，简称皮损，亦称皮疹，是诊断皮肤病和性病的重要依据。根据发生时间和机制，皮损可分原发和继发两大类，但有时两者不能截然分开。

（一）原发皮损

原发皮损是皮肤病和性病的病理变化直接产生的皮损。

1. **斑疹**（macule） 为局限性的皮肤黏膜颜色的改变，既不隆起，也不凹陷，直径一般小于 1cm，大于 1cm 时称斑片（patch）。根据发生机制和特征，斑疹可分为红斑、出血斑、色素沉着斑、色素减退或脱失斑。

（1）**红斑**：主要由毛细血管扩张、充血引起，压之褪色，分为炎症性和非炎症性两种（图 2-3）。炎症性红斑略肿胀，局部温度稍高，如丹毒。非炎症性红斑局部皮温不高，也不肿胀，可呈不规则片状，如鲜红斑痣。

（2）**出血斑**：由红细胞从血管内出来进入血管外组织所致，压之不褪色。皮损开始为鲜红色，渐变为紫红色及黄褐色（图 2-4），1~2 周消退，直径小于 2mm 的出血斑称为瘀点，大于 2mm 的出血斑称为瘀斑。

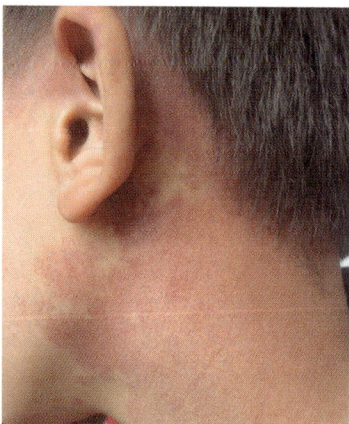

图 2-3　红斑

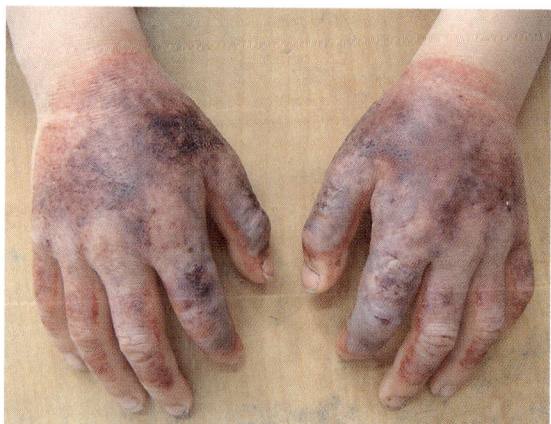

图 2-4　出血斑

（3）**色素沉着斑**：由表皮或真皮内色素增多所致，呈褐色、黑色等（图 2-5），如黄褐斑、黑变病。

（4）**色素减退或脱失斑**：主要由皮肤内黑色素减少或脱失所致（图 2-6、图 2-7），如白色糠疹、白癜风。

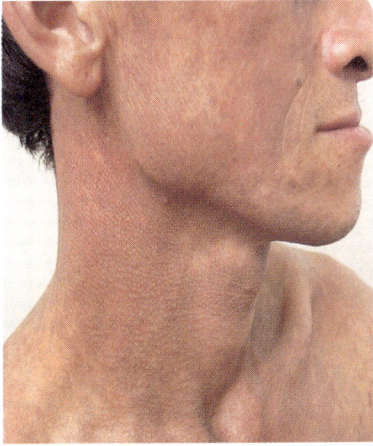
图 2-5 色素沉着斑

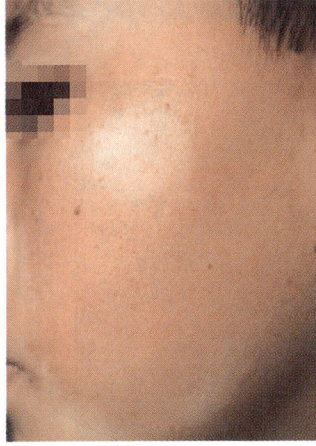
图 2-6 色素减退斑

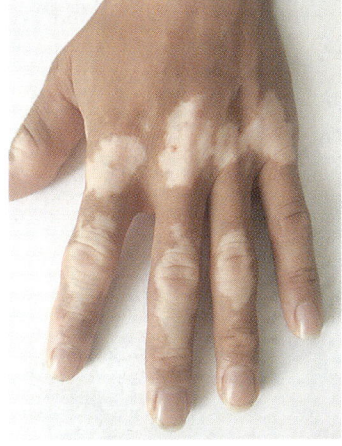
图 2-7 色素脱失斑

2. 丘疹（papule） 为局限性、实质性、隆起性、直径小于1cm的皮损,病变位于表皮或真皮浅层,可呈圆形、椭圆形、乳头状,表面可尖、平或圆,可附有鳞屑,呈不同颜色(图 2-8)。介于斑疹与丘疹之间、扁平而稍隆起的皮损称斑丘疹（maculopapule）;丘疹顶端有水疱者称丘疱疹（papulovesicle）;丘疹顶端有脓疱者称丘脓疱疹（papulopustule）。

3. 斑块（plaque） 为直径大于1cm的隆起性、实质性、浅表性扁平皮损,病变位于表皮或真皮浅层,多为丘疹扩大或融合而成(图 2-9)。

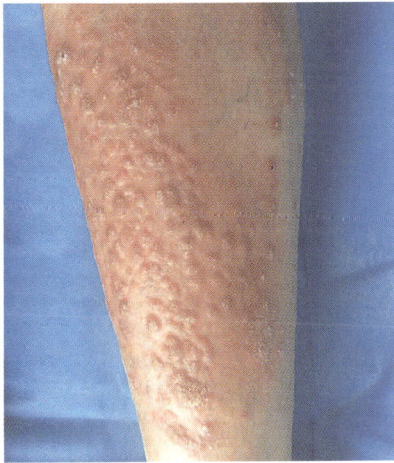
图 2-8 丘疹

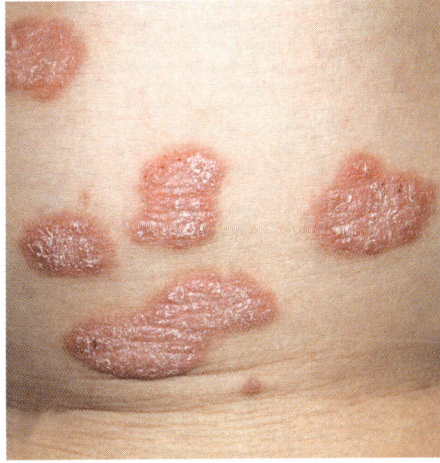
图 2-9 斑块

4. 水疱（vesicle） 为高出皮面、内含液体的局限性、腔隙性皮损,直径一般小于1cm(图 2-10),大于1cm者称大疱（bulla）,可位于角质层下、表皮中下部或表皮下。疱内含血液,呈红色,称血疱。

5. 脓疱（pustule） 为高出皮面、内含脓液的局限性、腔隙性皮损(图 2-11),大多由化脓性细菌感染所致,如脓疱疮,少数由非感染因素引起,如脓疱性银屑病。

6. 风团（wheal） 为暂时性、局限性、隆起性、水肿性皮损,由真皮浅层血管扩张、血浆渗出所致。皮损大小不一,形态不规则,可为红色或白色,周围有红晕(图

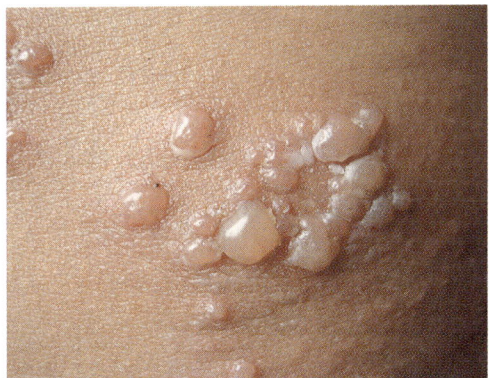
图 2-10 水疱

2-12）。皮损发生快,消退也快,消退后不留痕迹。

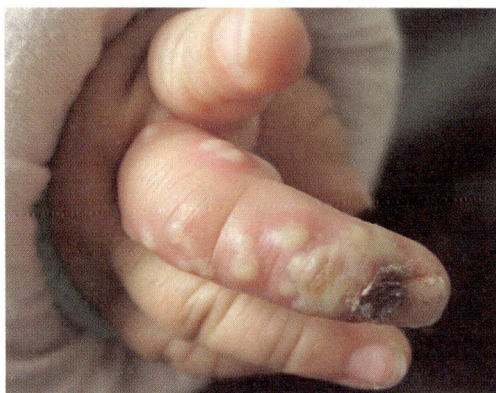
图 2-11　脓疱

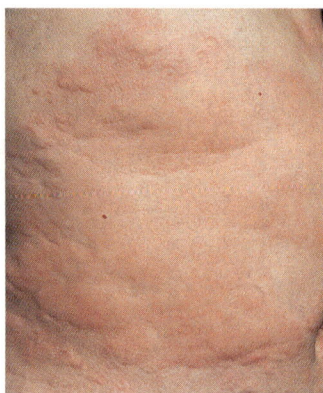
图 2-12　风团

7. 结节（nodule）　为局限性、实质性、深在性皮损,呈圆形或椭圆形,可隆起于皮面,也可不隆起,触之有一定硬度或浸润感(图 2-13)。深达真皮或皮下组织,可由炎性浸润如结节性红斑、代谢产物沉积如结节性黄色瘤或组织增生如皮肤纤维瘤等引起。直径大于 2cm 的结节称为肿块（mass）。

8. 囊肿（cyst）　为内含液体、黏稠物质的深在性囊性皮损,位于真皮或更深,圆形或椭圆形,触之有弹性感,可隆起于皮面,也可不隆起(图 2-14)。

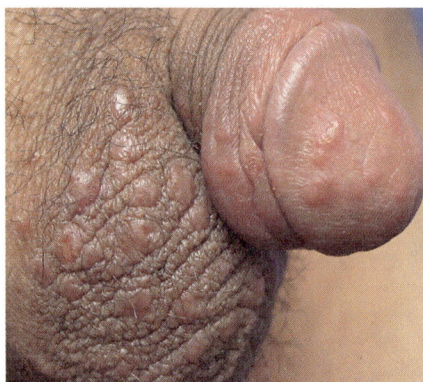
图 2-13　结节

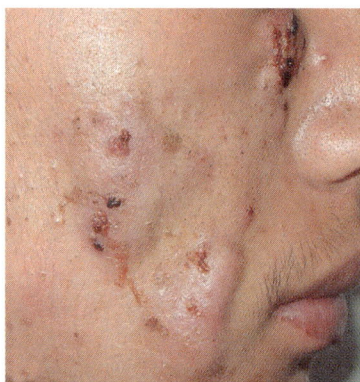
图 2-14　囊肿

原发皮损模式图

（二）继发皮损

继发皮损是原发皮损经搔抓、感染、治疗不当等引起的皮损。

1. 鳞屑（scale）　为累积增厚、即将脱落的角质层细胞,大小、厚薄、形态不一,可呈糠秕状如花斑糠疹、大片状如剥脱性皮炎,有的干燥呈灰白色如单纯糠疹,有的油腻呈黄褐色如脂溢性皮炎(图 2-15)。生理状况下,鳞屑脱落小而少,不易被察觉;病理状态下,由于表皮更替时间缩短如银屑病或角化过程异常障碍如寻常型鱼鳞病,鳞屑明显增多。

2. 浸渍（maceration）　为长期浸水或受潮湿角质层

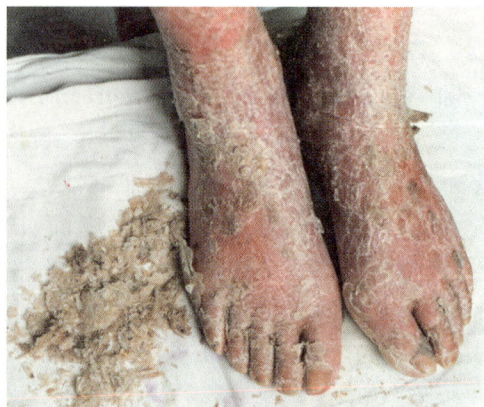
图 2-15　鳞屑

吸收水较多所致的表皮松软、变白、起皱,常发生在指(趾)缝等皱褶部位,摩擦后易发生表皮脱落,形成糜烂(图2-16)。

3. **糜烂**(erosion) 为局限性的表皮或黏膜上皮缺损,露出红色湿润面,常由水疱或脓疱破裂、浸渍处表皮脱落所致(图2-17)。因损害表浅,尚有部分基底细胞未受损害,愈后一般不留瘢痕。

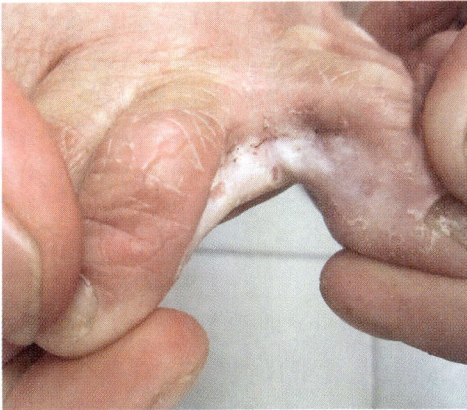

图2-16 浸渍

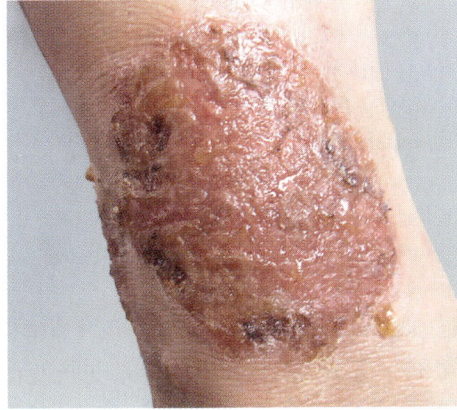

图2-17 糜烂

4. **溃疡**(ulcer) 为局限性的皮肤或黏膜上皮以下组织缺损,位于真皮或更深,形态、大小各异。溃疡表面常有浆液、脓液、血液或坏死组织,愈合后可有瘢痕(图2-18)。

5. **抓痕**(excoriation) 为线条状或点状的表皮或真皮浅层的缺损,常由搔抓或摩擦所致,表面可有鳞屑、血痂等(图2-19)。

6. **裂隙**(fissure) 为线状的皮肤裂口,也称皲裂,可达真皮,常因局部皮肤干燥或慢性炎症等引起的皮肤弹性减弱或消失后牵拉而成,好发于掌跖、指(趾)、口角等处(图2-20)。

7. **痂**(crust) 为皮损表面的浆液、脓液、血液、药物以及脱落组织等混合而凝成的附着物,可呈淡黄色、黄绿色、棕色或黑褐色(图2-21)。

8. **苔藓样变**(lichenification) 为局限性的皮肤增厚、粗糙,皮沟加深,皮嵴突起,边缘清楚,也称苔藓化(图2-22),常因经常搔抓、摩擦、真皮慢性炎症等所致。

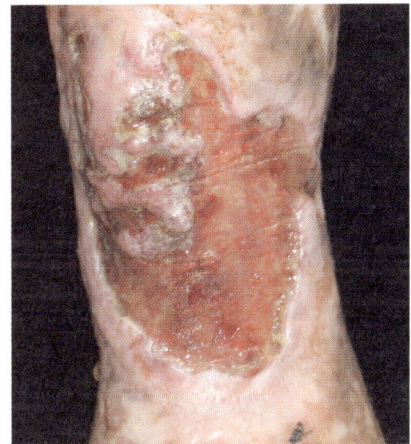

图2-18 溃疡

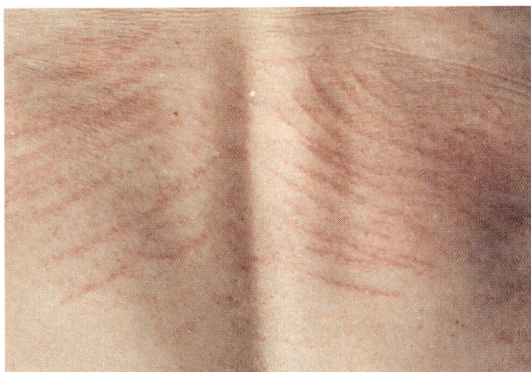

图2-19 抓痕

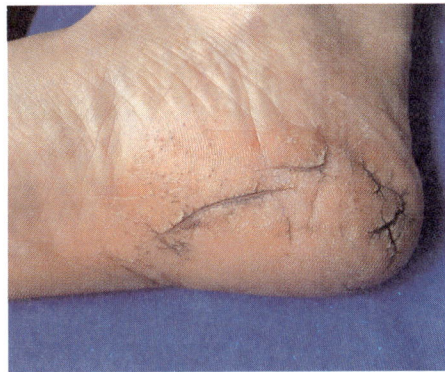

图2-20 裂隙

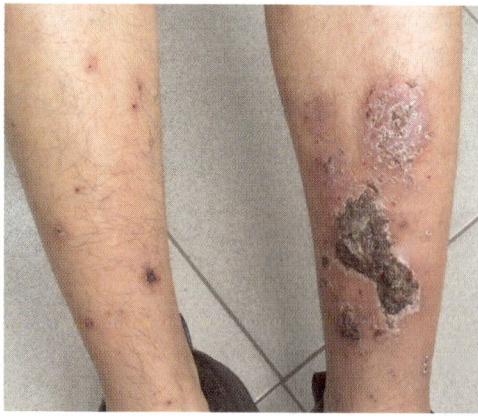
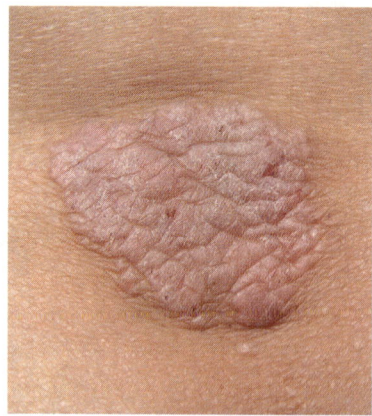

图 2-21 痂　　　　　　　　　　　图 2-22 苔藓样变

9. 萎缩（atrophy）　为表皮、真皮、皮下组织减少引起的皮肤变薄、凹陷,可以是皮肤的退行性变引起(图 2-23)。表皮萎缩表现为局部皮肤变薄,半透明,羊皮纸样,表面可有细皱纹,正常皮纹多消失;真皮萎缩表现为局部皮肤凹陷、变薄,皮纹可正常;皮下组织萎缩表现为局部明显凹陷,皮纹正常。

10. 瘢痕（scar）　为真皮或真皮以下组织的损伤,经新生结缔组织修复而成的表面光滑、无皮纹、无毛发等皮肤附属器、缺乏弹性的皮损(图 2-24)。增生明显而隆起者,称增生性瘢痕;局部凹陷,称萎缩性瘢痕。

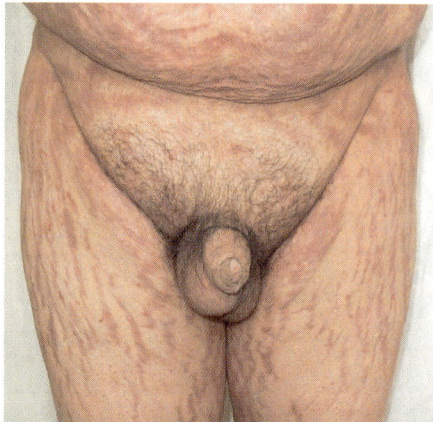
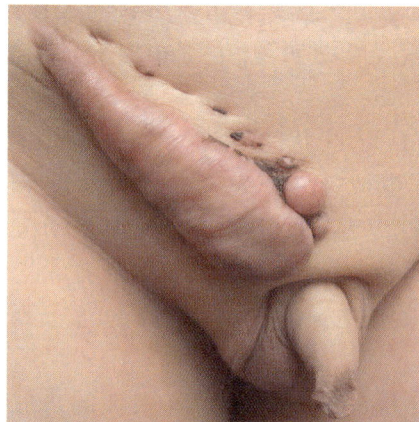

继发皮损
模式图

图 2-23 萎缩　　　　　　　　　　图 2-24 瘢痕

第二节　皮肤病和性病的诊断

正确的诊断是治疗皮肤病和性病的关键,皮肤病和性病的诊断必须根据病史、体格检查、辅助检查等进行综合分析。

一、病史

详细全面的病史采集是准确诊断和有效治疗的基础,病史包括以下内容。

1. 一般资料　包括病人的姓名、性别、年龄、籍贯、种族、职业及婚姻等。

2. 主诉　病人就诊的主要原因,包括发病部位、主要症状及发病时间等信息。

3. 现病史　病人发病至就诊的详细过程,包括可能的病因、初发皮损的部位、形态、大小、数目、发生次序、进展速度和变化情况等，全身和局部症状，病情与季节、气候、饮食、职业等因素的关系，诊治经过、疗效等。

4. 既往史　曾患过何种疾病及其治疗经过，尤其是与现有皮肤病和性病有关的疾病，注意有无过敏史。

5. 个人史　病人的生活情况、饮食习惯、婚姻及生育情况、性活动史，女性病人的月经史、妊娠史等。

6. 家族史　家族中有无类似疾病、传染性疾病、遗传性疾病等。

二、体格检查

体格检查既要重视局部检查，又要注意全身检查。局部检查主要包括视诊、触诊。皮肤黏膜检查应在充足的自然光线下进行，人工光线或强烈的日光可影响皮肤的观察效果。室内温度应适宜，过冷或过热可影响皮损的性状。应充分暴露皮损，皮损广泛时应检查全身皮肤。

1. 视诊　即肉眼观察临床表现的诊断方法，必要时借助放大镜、皮肤镜等辅助工具来观察。

（1）**皮损的部位与分布**：皮损是暴露部位还是遮盖部位，是伸侧、屈侧、间擦部位还是多汗、多皮脂或与黏膜交界部位，是全身性还是局限性，是对称性、双侧性还是单侧性，是否沿神经、血管分布等。排列孤立还是群集带状、线状或环状。

（2）**皮损的性质**：应明确属何种皮损，是原发皮损还是继发皮损；是单一皮损还是多种皮损，若为多种皮损又以何种为主，并注意新旧皮损的发展过程。

（3）**皮损的形状**：为圆形、椭圆形、环形、弧形、地图形、多角形或不规则形等。

（4）**皮损的颜色**：是正常皮色或红、蓝、紫、黑、白色等，可以是单一颜色，也可为多种颜色，尤应注意其色调，例如淡红、银白、灰白及灰黑色等。

（5）**皮损的大小及数目**：常用厘米或毫米表示皮损直径，或用实物对比描述，如针头、绿豆、黄豆、鸡蛋大小等。皮损数目少者应以具体数字表示，多者可用较多或甚多等来说明，最好还是用数字标明。

（6）**皮损的表面与基底**：表面是否光滑、粗糙、湿润、干燥、隆起或凹陷、菜花状或脐窝状，有无鳞屑或痂等；基底部的宽窄，是否有蒂等。

（7）**皮损的边缘与界限**：清楚、比较清楚或模糊，整齐或不整齐等。

（8）**其他**：如溃疡的深浅，是否呈潜蚀状；水疱是张力性还是松弛性，疱壁厚薄以及是否易破；疱液是澄清、混浊还是血性等。

2. 触诊　主要了解皮损的深浅、质地、弹性、波动感，有无浸润增厚、萎缩变薄、松弛、凹陷，是否有粘连，有无触痛及感觉异常，皮肤的温度、湿度、淋巴结有无肿大、触痛或粘连，有无棘层细胞松解征。棘层细胞松解征，称尼科利斯基征（Nikolsky sign），又称棘细胞松解征，表现为用手指推压水疱，可使疱壁移动；稍用力在外观正常皮肤上推擦，即出现表皮剥离；牵拉破损水疱壁时，水疱周围外观正常的皮肤一起剥离。

3. 其他检查

（1）**玻片压诊试验**（diascopic examination）：用洁净、透明的玻片按压皮损15s以上，若是充血性红斑则红色消退，当玻片松开后红色复现；若是出血性红斑则红色不褪。寻常狼疮皮损压诊时呈现特有的苹果酱色。

（2）**皮肤划痕试验**（dermatographic test）：用钝器以适当压力划压皮肤，划后3~15s，在划过处出现红色线条；划后15~45s，在红色线条两侧出现红晕；划后1~3min划过处出现线条状风团，则为皮肤划痕试验阳性（图2-25）。

（3）**斑贴试验**（patch test）：是测定变态反应的一种诊断方法，主要用于接触性皮炎。根据受试物的性质配制成适当浓度的浸液、溶液、软膏或用原物作试剂,置于4层1cm×1cm的纱布上,贴于前臂屈侧或背部脊柱两侧,其上用一稍大的玻璃纸覆盖,再用橡皮膏固定边缘。现多用铝制小室斑试器,将受试物置于小室内,贴于前臂屈侧或背部脊柱两侧。若同时作多个不同试验物时,每两个之间的距离应大于4cm,试验时必须设对照。

图 2-25　皮肤划痕试验

一般48h后取下试验物,用湿的软纸或棉签清除残留物,间隔30min观察结果,必要时于72h、96h后观察。受试部位无反应为阴性(-),仅有淡红斑为可疑阳性(±),可见水肿性红斑、少数丘疹为阳性(+);水肿性红斑、丘疹或水疱为强阳性(++);显著水肿性红斑、丘疹、水疱或大疱为超强阳性(+++)。

阳性反应表示病人对受试物过敏,但应排除原发性刺激或其他因素所致的假阳性反应。原发性刺激反应指将受试物除去后,皮肤反应会减弱、消失,而超敏反应除去受试物后24~48h,皮肤反应可增强。阴性反应表示病人对试验物无敏感性,假阴性反应可能与试剂浓度低、斑贴试验物质与皮肤接触时间太短等因素有关。

皮炎急性期不宜做斑贴试验,应在皮炎完全消退后进行。不能用高浓度的原发刺激物进行斑贴试验,试验期间若发生剧痒、疼痛等强烈反应,可随时去除斑贴试验物质,终止试验。受试前2周及受试期间禁用糖皮质激素,受试前3d及受试期间停用抗组胺药,以免出现假阴性结果。斑贴试验期间不洗澡、不饮酒、不做剧烈运动、不搔抓斑贴试验部位。可疑反应可重复试验。

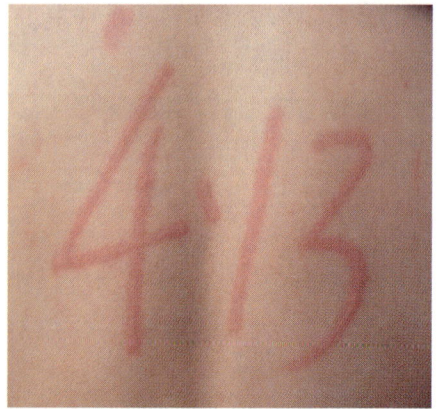

ER 2-5

皮损的辩证
分析

第三节　皮肤病和性病的实验室检查

一、真菌检查

真菌检查对皮肤真菌病的诊断具有重要意义,常用的有直接镜检和真菌培养两种方法。

1. 标本的采集　浅部真菌病的标本有毛发、鳞屑、甲、痂等,应选择未经治疗、边缘的新皮损,取标本前常用75%乙醇处理皮损。深部真菌病采取脓液、痰、尿、粪、口腔或阴道分泌物、血液、脑脊液、各种穿刺液和病变组织等,采取标本时注意无菌操作。

2. 直接镜检　将标本置于载玻片上,通常滴上1~2滴10%~20%氢氧化钾溶液以溶解角质,盖上盖玻片,放置数分钟或在火焰上微加温以加速角质溶解,然后轻轻压紧盖玻片,使标本透明,驱除空气泡,吸去周围溢液,以免沾污盖玻片而妨碍镜检。有些标本如检查隐球菌的脑脊液需滴1滴印度墨汁,使之混匀后加盖玻片,以备镜检。某些深部真菌病需用革兰氏、瑞特或吉姆萨等染色。若一次检查为阴性应重复检查,必要时做真菌培养。

3. 培养　可提高检出率、鉴定菌种。在无菌条件下将标本接种于试管葡萄糖蛋白胨琼脂培养基上,一般接种两管,一管置于25℃下,另一管置于在37℃下,培养1~4周进行观察。

二、梅毒螺旋体检查

1. 梅毒螺旋体直接检查　用无菌生理盐水浸湿的棉拭子擦去硬下疳、扁平湿疣等皮损表面的污物,或用不锈钢刮刀/刮勺轻刮皮损表面至出现渗液,以不出血为度。取病灶渗出液、淋巴结穿刺液或组织研磨液,用暗视野显微镜观察,梅毒螺旋体细长,两端尖细,长5~20μm,6~12个螺旋,运动活泼（图 2-26）。也可经镀银染色、吉姆萨染色或墨汁负染色后用显微镜观察，或者用直接免疫荧光检查。梅毒螺旋体镀银染色呈棕黑色，吉姆萨染色呈桃红色，直接免疫荧光染色呈绿色荧光。镜检阳性结合病史、临床表现可确诊。

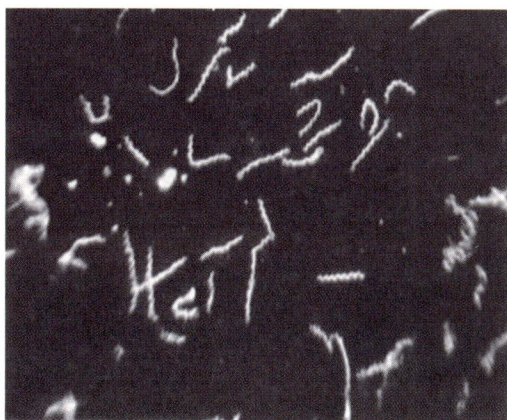

图 2-26　梅毒螺旋体（暗视野显微镜检查）

2. 梅毒螺旋体血清学检查　包括非梅毒螺旋体抗原血清试验和梅毒螺旋体抗原血清试验。

（1）**非梅毒螺旋体抗原血清试验**：用非梅毒螺旋体抗原检测血清中抗梅毒螺旋体类脂质抗原-抗体，敏感性高而特异性低。结果为阳性，临床表现符合梅毒，可初步诊断梅毒，为梅毒的筛选试验。定量试验可用于观察疗效、复发及再感染情况。非梅毒螺旋体抗原血清试验主要有快速血浆反应素环状卡片试验（rapid plasma reagin circle card test，RPR）、性病研究实验室试验（venereal disease research laboratory test，VDRL）、不加热血清反应素试验（unheated serum reagin test，USR）、甲苯胺红不加热血清试验（toluidine red unheated serum test，TRUST）。

（2）**梅毒螺旋体抗原血清试验**：用梅毒螺旋体抗原检测血清中抗梅毒螺旋体类脂质抗原-抗体，敏感性和特异性都较高。结果为阳性时，可确诊梅毒，为梅毒证实试验。因梅毒螺旋体抗原血清试验持久阳性，不能用于观察疗效、复发及再感染情况。本试验主要有梅毒螺旋体颗粒凝集试验（treponema pallidum particle agglutination test，TPPA）、梅毒螺旋体血凝试验（treponema pallidum hemaglutination assay，TPHA）、荧光螺旋体抗体吸附试验（fluorescent treponemal antibody-absorption test，FTA-ABS）。

三、淋球奈瑟球菌检查

1. 直接涂片检查　取脓性分泌物，或取男性尿道口以内 2~4cm、女性宫颈内 1~2cm 处分泌物涂片，干燥、固定后革兰氏染色，油镜下可见革兰氏阴性细胞内双球菌。直接涂片阳性者可初步诊断，女性病人常需取宫颈分泌物培养。

2. 培养　标本立即接种于血琼脂或巧克力琼脂平板上，置于含 5%~10% 的 CO_2 培养箱，37℃ 条件下孵育 24~48h，挑取菌落作革兰氏染色镜检，氧化酶试验及糖发酵试验等进一步证实。

思考题

1. 简述皮肤病和性病的常见症状。
2. 原发皮损和继发皮损有哪些？
3. 如何区别丘疹与结节？
4. 视诊时应注意皮损哪些方面？

ER 2-6

（程文海）　练习题

第三章 | 皮肤病和性病的预防与治疗

教学课件

思维导图

ER 3-1 ER 3-2

学习目标

1. 掌握:内用药物的作用、适应证、不良反应;外用药物的作用、剂型和治疗原则。
2. 熟悉:皮肤病和性病的预防;物理治疗的原理、适应证、不良反应。
3. 了解:物理治疗的操作方法;外科治疗的适应证。
4. 能正确使用内、外用药;开展皮肤病和性病的预防及宣教。
5. 养成良好的生活习惯;具有救死扶伤、精益求精的思想。

皮肤是机体的重要组成部分,许多皮肤病和性病有全身反应,有的皮肤病和性病是全身疾病的局部表现或与全身情况有密切关系。皮肤病和性病的整体和局部治疗很重要,同时也应积极做好皮肤病和性病的预防。

第一节 皮肤病和性病的预防

预防皮肤病和性病一定要养成良好的生活习惯,保持心理健康,加强皮肤保健,防止各种致病因素的作用。

1. 保障充足睡眠 良好的睡眠习惯和充足的睡眠时间对维持皮肤的更新和功能非常重要,同时睡眠时大脑皮质处于抑制状态,有利于消除疲劳、恢复活力。生物钟因人而异,成人应保持每日6~8h 睡眠,失眠往往会导致皮肤颜色黯淡。

2. 保持合理饮食 蛋白质、脂肪、糖、维生素和微量元素都是维持皮肤正常结构和功能代谢、保持皮肤健康所必需的物质,因此饮食结构必须合理。应注意饮食多样化、合理化,避免偏食,以保证机体能获得皮肤健康所需的各种营养素。戒除对皮肤有害的饮食癖好,多食蔬菜、水果、瘦肉、鱼、豆类等食物,少吃油脂及精制食物,避免吸烟和酗酒。

3. 坚持锻炼身体 经常、适当的体育锻炼如跑步、登山、游泳等,可增加皮肤对氧、负离子的吸收,加速废物排泄,增加血流携氧量;增强皮肤对外界环境的适应能力及抵抗力,保持皮肤健康。

4. 保持健康心理 精神状态与皮肤性状关系密切。情绪稳定、心情舒畅可使皮肤血管扩张、血流量增加、代谢旺盛,皮肤红润、容光焕发。抑郁、忧愁、焦虑或紧张均可引起和加快皮肤衰老,使肤色黯淡、灰黄、缺乏生气。精神创伤、过度紧张、忧郁、悲观等,可使皮肤疾病发作或加重、影响治疗效果。

5. 保持皮肤清洁 皮肤表面有污垢、皮肤排泄物、病原生物等,若不及时清洗,会影响皮肤的结构和功能,甚至有致病作用,因此,清洁皮肤非常重要。清洗时应选择自来水、河水、湖水等对皮肤无刺激性的软水,水温适宜;清洁剂的选用要适合皮肤类型,对皮肤的刺激性要少。洗澡次数及时间应根据季节、环境的不同而异。

6. 合理使用护肤品 护肤品有清洁、保护、营养皮肤等作用,使用得当,可清洁皮肤、补充皮肤营养、增加皮肤抵抗力、防止致病因素的作用、延缓皮肤老化,使皮肤变得更加健美。应根据皮肤的类型、护肤品的性能和剂型、皮肤的吸收特点等选择护肤品。

7.防止致病因素的作用 各种皮肤病和性病的病因不同,应采取针对性预防措施。感染性皮肤病特别是性病应大力普及预防知识,形成社会性预防,控制传染源,切断传播途径;对变态反应性疾病尽可能避免接触变应原,避免再次接触、摄入;发病与饮食可能有密切关系的,应避免吃鱼、虾、蟹、蛋、羊肉等易过敏及辛辣刺激性食物;避免日光过度照射,避免接触强酸、强碱等有害因素。

第二节　皮肤病和性病的治疗

病例导学

病人,男,9岁,左耳垂周围红、肿、糜烂、渗液、结痂,瘙痒10余天。3年前,左耳垂初起红、肿,然后出现丘疱疹、糜烂,有渗液、结痂,向周围扩延,瘙痒明显。治愈后反复发作。体查:左耳垂周围红、肿、糜烂、渗液、淡黄色痂,境界不清(图3-1)。

问题:

1. 外用药治疗首选什么剂型?
2. 如何进行湿敷?
3. 湿敷的注意事项有哪些?

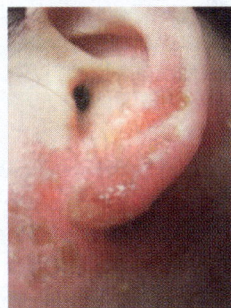

图 3-1　病人的左耳

皮肤病和性病的治疗方法主要有药物治疗、物理治疗、外科治疗。药物治疗是皮肤病和性病的主要治疗方法,包括内用药物治疗、外用药物治疗。

一、内用药物治疗

口服、肌内注射、静脉注射等内用药物治疗是许多皮肤病和性病的治疗方法,抗组胺药物、糖皮质激素、抗细菌药物、抗病毒药物、抗真菌药物、维 A 酸类药物、免疫抑制剂等是常用的内用药。

(一)抗组胺药物

抗组胺药物(antihistamines)是皮肤科最常用的药物。组胺有使毛细血管扩张、血管通透性增高、平滑肌收缩、腺体分泌增加及血压下降等作用。抗组胺药通过竞争效应细胞上的组胺受体,发挥抗组胺作用。根据竞争受体的不同,抗组胺药可分为 H_1 受体拮抗剂和 H_2 受体拮抗剂。

1.H_1 受体拮抗剂 与组胺有相同的乙基胺结构,能与组胺争夺 H_1 受体,产生抗组胺作用,减轻或消除组胺引起的毛细血管扩张、血管通透性增高、平滑肌收缩、腺体分泌增加及血压下降等,此外还有不同程度的抗胆碱及抗 5-羟色胺作用。

第一代 H_1 受体拮抗剂易通过血脑屏障,导致嗜睡、乏力、困倦、头晕、注意力不集中等,部分药物的抗胆碱作用可导致黏膜干燥、排尿困难、瞳孔散大等不良反应。高空作业、精细工作者、驾驶员、肝肾功能不全者、癫痫病人禁用或慎用,青光眼和前列腺肥大者也应慎用或禁用。常用药物见表3-1。

第二代 H_1 受体拮抗剂不易通过血脑屏障,不产生或有轻度嗜睡作用,困倦作用有个体差异,抗胆碱作用较小,口服吸收快,30min 起效,1~2h 达高峰,作用时间较长,24h 内由肾脏完全排泄。常用药物见表3-2。

2.H_2 受体拮抗剂 与 H_2 受体有较强亲和力,可抑制胃液分泌,也有一定程度的抑制血管扩张

表 3-1　常用的第一代 H₁ 受体拮抗剂

药物	成人剂量及用法	常见不良反应及注意事项
氯苯那敏 （chlorpheniramine）	4~16mg/ 次，3 次/d，口服 或 5~10mg/ 次，1~2 次/d，肌内注射	嗜睡、痰液黏稠、胸闷、咽喉痛、心悸、失眠、烦躁
苯海拉明 （diphenhydramine）	25~50mg/ 次，3 次/d，口服 或 20mg/ 次，1~2 次/d，肌内注射	头晕、嗜睡、口干，青光眼者慎用
赛庚啶 （cyproheptadine）	2~4mg/次，3 次/d，口服	嗜睡、头痛、失眠、口干、光敏性、低血压、心动过速、尿潴留、体重增加，青光眼者禁用
多塞平 （doxepin）	25mg/次，2~3 次/d，口服	嗜睡、口干、视物模糊、体重增加，青光眼、孕妇、儿童慎用
异丙嗪 （promethazine）	12.5~25mg/ 次，3 次/d，口服 或 25~50mg/ 次，1~2 次/d，肌内注射	嗜睡、低血压、注意力不集中，青光眼及肝、肾功能不全者慎用
酮替芬 （ketotifen）	1mg/次，2 次/d，口服	嗜睡、疲倦、口干、恶心、头晕、体重增加

表 3-2　常用的第二代 H₁ 受体拮抗剂

药物	成人剂量及用法	注意事项
氯雷他定 （loratadine）	10mg/次，1 次/d，口服	2 岁以下婴幼儿安全性未确定，孕妇、哺乳期妇女、肝肾功能损害者慎用
西替利嗪 （cetirizine）	10mg/次，1 次/d，口服	婴幼儿、孕妇、哺乳期妇女慎用
非索非那定 （fexofenadine）	60mg/次，2 次/d，口服	婴幼儿、孕妇、哺乳期妇女慎用
阿伐斯汀 （acrivastine）	8mg/次，1~3 次/d，口服	12 岁以下儿童、孕妇、哺乳期妇女、肾功能损害、重度高血压病人禁用，老年病人慎用
咪唑斯汀 （mizolastine）	10mg/次，1 次/d，口服	严重肝病、心脏病病人禁用，婴幼儿、孕妇、哺乳期妇女禁用，忌与大环内酯类抗生素、唑类抗真菌药物合用
奥洛他定 （olopatadine）	5mg，2 次/d，口服	肝功能低下者、妊娠或哺乳期妇女及老年病人慎用

和抗雄激素作用，主要药物有西咪替丁（cimetidine）、雷尼替丁（ranitidine）和法莫替丁（famotidine）。西咪替丁 200mg，2 次/d，口服；雷尼替丁 150mg，2 次/d，口服；法莫替丁 20mg，2 次/d，口服。H₂ 受体拮抗剂和 H₁ 受体拮抗剂合用治疗慢性荨麻疹效果较好，西咪替丁还有增强细胞免疫功能及抗雄性激素作用，可用于治疗带状疱疹和痤疮。不良反应有腹泻、腹胀、口苦、血清转氨酶升高、头痛、眩晕等。长期使用可引起男性乳房发育、阳痿及精子减少等。孕妇及哺乳期妇女慎用。

（二）糖皮质激素

糖皮质激素（glucocorticoid）具有抗炎、免疫抑制、抗细胞毒、抗休克、抗增生等作用。

1. 适应证及使用方法　短程治疗用于药疹、接触性皮炎、急性荨麻疹等，症状明显改善后，可较快减量或停药，一般不超过 3 周。中程治疗用于病期较长的疾病，如过敏性紫癜、非寻常型银屑病、多形红斑等，症状控制后常需 2~3 个月递减，逐渐过渡至停药。长程治疗用于慢性疾病、免疫功能异常性疾病，如免疫性大疱性皮肤病、结缔组织病、淋巴瘤等，应早期、足量、持续用药，待病情控制后缓慢减量，每 5~7d 减量一次，每次减量为原剂量的 10%，病情稳定后，需用维持量，如泼尼松 5~10mg/d，维持 6~12 个月以上。冲击疗法用于危重抢救病例，如过敏性休克、喉头水肿、系统性红斑狼疮有严重肾损害或脑损害等,用甲泼尼龙 0.5~1g 加入 5% 葡萄糖液 500ml 中,静脉滴注,3~10h 滴完,持续用药 3~5d 后,可改用口服泼尼松 40~80mg/d,维持一段时间。局部注射用于治疗瘢痕疙瘩、神经性皮炎、慢性增生性皮肤病等,用泼尼松龙悬浊液与 0.5%~1% 的利多卡因混合后,注射于皮损内或距皮损边缘 1cm 处,每周 1 次,4~6 周为 1 个疗程。

2. 不良反应　长期大剂量使用糖皮质激素可出现多种不良反应,严重的有诱发或加重病原微生物感染,消化道损害如消化道糜烂、溃疡、出血及穿孔,糖尿病,高血压,骨质疏松,缺血性骨坏死,肾上腺功能减退,水电解质紊乱,精神障碍等;较轻的有满月脸、向心性肥胖、皮下出血、痤疮、多毛和萎缩纹等,因此要严格掌握糖皮质激素的适应证,注意不良反应的发生,及时处理。

3. 常用糖皮质激素　见表 3-3。

表 3-3　常用的糖皮质激素

效能	药物名称	抗炎效价	等效剂量	成人剂量及用法
低效	氢化可的松 (hydrocortisone)	1	20	10~20mg/次,1~4 次/d,口服;100~400mg/次,1 次/d,静脉滴注
中效	泼尼松 (prednisone)	4	5	5~20mg/次,2~4 次/d,口服
	泼尼松龙 (prednisolone)	4~5	5	5~20mg/次,2~4 次/d,口服;10~25mg/次,1 次/d,静脉滴注
	甲泼尼龙 (methylprednisolone)	7	4	4~16mg/次,2~4 次/d,口服;40~80mg/次,1 次/d,静脉滴注
	曲安西龙 (triamcinolone)	5	4	4~8mg/次,2~4 次/d,口服
高效	地塞米松 (dexamethasone)	30	0.75	0.75~1.5mg/次,2~4 次/d,口服;2~20mg/次,1 次/d,静脉滴注
	倍他米松 (betamethasonc)	40	0.5	0.5~1mg/次,2~4 次/d,口服;6~12mg/次,1 次/d,肌内注射

(三)抗细菌药

1. 青霉素类　对球菌作用较强,对单兰氏阳性杆菌、螺旋体(梅毒螺旋体)、放线菌也有疗效,主要用于治疗丹毒、脓疱疮、疖、痈、蜂窝织炎、梅毒、淋病、类丹毒、败血症等。半合成青霉素,如苯唑西林、氯唑西林、氨苄西林、阿莫西林、哌拉西林等,主要用于耐药性金黄色葡萄球菌感染。使用前应询问有无过敏史并进行常规皮试。

2. 头孢菌素类　为半合成广谱抗生素,能杀菌,作用机制似青霉素,主要用于耐药性金黄色葡萄球菌及一些革兰氏阴性杆菌引起的严重感染,主要不良反应有肝、肾损害、变态反应等,主要药物有头孢拉定、头孢哌酮、头孢呋辛、头孢噻肟、头孢曲松、头孢克肟等。对青霉素过敏者应注意与本类药物的交叉过敏。

3. 氨基糖苷类　为广谱抗生素,主要用于革兰氏阴性杆菌和耐酸杆菌引起的感染,不良反应主要为肾毒性、耳毒性及阻断神经肌肉接头。主要药物有链霉素、庆大霉素、大观霉素、阿米卡星等。

4. 四环素类　为广谱抗生素,除对革兰氏阳性菌和革兰氏阴性菌都有效外,对衣原体、支原体、螺旋体也有良好效果,主要不良反应有胃肠道反应、二重感染、对骨和牙生长的影响、肝脏毒性等。主要药物有四环素、多西环素、米诺环素等。

5. 大环内酯类　抗菌谱与青霉素类相似,主要对革兰氏阳性菌及某些革兰氏阴性球菌有效,对衣原体、支原体和螺旋体亦有效,毒性较低,可用于对青霉素过敏者。主要药物有红霉素、交沙霉素、螺旋霉素、罗红霉素、克拉霉素、阿奇霉素等。

6. 喹诺酮类 抗菌谱广、抗菌活力强，主要用于治疗细菌性皮肤病、支原体或衣原体感染。主要药物有诺氟沙星、氧氟沙星、培氟沙星、环丙沙星、依诺沙星等。

7. 磺胺类 具有抗菌谱广、口服吸收较迅速、不易变质的优点。按作用性质和半衰期长短分为：①短效磺胺，4~6h给药1次；②中效磺胺，每日给药1~2次；③长效磺胺，每日或每周给药1~2次，首次剂量宜加倍。对革兰氏阳性和阴性菌、衣原体、奴卡菌有效，常用于革兰氏阳性和阴性球菌所致的皮肤病和性病。主要药物有复方新诺明。部分病人可引起变态反应。

8. 抗结核药 异烟肼、利福平、乙胺丁醇等，除对结核分枝杆菌有效外，也用于治疗某些非结核分枝杆菌，一般需要联合用药。去甲万古霉素、克林霉素、磷霉素、多黏菌素等可根据病情酌情选用。

（四）抗病毒药物

1. 核苷类抗病毒药 主要有阿昔洛韦（acyclovir）及同类药物。阿昔洛韦在病毒感染的细胞内，利用病毒胸腺嘧啶核苷激酶的催化生成单磷酸阿昔洛韦，然后在细胞激酶的作用下转化为三磷酸阿昔洛韦，对病毒DNA多聚酶具有强大的抑制作用，干扰病毒DNA的合成，主要用于单纯疱疹、带状疱疹、生殖器疱疹等，不良反应有注射处静脉炎、暂时性血清肌酐升高，肾功能不全者慎用。伐昔洛韦（valaciclovir）口服吸收快，在体内迅速转化成阿昔洛韦，血浓度较口服阿昔洛韦高3~5倍，提高了生物利用度，抗病毒谱广，较阿昔洛韦安全，服用方便，过敏者及孕妇禁用。泛昔洛韦（famciclovir）口服吸收快，在体内转化为喷昔洛韦，喷昔洛韦作用机制与阿昔洛韦相似，组织中浓度高。更昔洛韦（ganciclovir）为阿昔洛韦衍生物，抗巨细胞病毒作用较阿昔洛韦强，可用于免疫缺陷并发巨细胞病毒感染的病人。

2. 膦甲酸（foscarnet） 直接抑制病毒特异的DNA多聚酶和反转录酶，可用于耐阿昔洛韦的单纯疱疹病毒（herpes simplex virus，HSV）、水痘-带状疱疹病毒（varicella-zoster virus，VZV）及巨细胞病毒感染。成人剂量60mg/kg，每8h一次，静脉滴注，根据肌酐清除率调整剂量。不良反应可能出现中枢神经系统症状、乏力、呕吐、白血病减少等。

3. 阿糖腺苷（vidarabine） 通过抑制病毒DNA多聚酶抑制DNA病毒的合成，可用于疱疹病毒、巨细胞病毒感染及传染性单核细胞增多症等。成人剂量10~15mg/(kg·d)，每日1次静脉滴注，疗程10d。不良反应有恶心、呕吐、腹痛、腹泻等胃肠道反应，停药后逐渐消失。

4. 利巴韦林（ribavirin） 是一种广谱抗病毒药物，通过干扰病毒核酸合成而阻止病毒复制，对多种DNA病毒或RNA病毒有效，对疱疹病毒、流行性感冒病毒、腺病毒均有抑制作用。不良反应有口渴、白细胞减少等，妊娠早期禁用。

（五）抗真菌药物

1. 灰黄霉素（griseofulvin） 是一种窄谱抗真菌药物，结构与鸟嘌呤相似，能竞争性抑制鸟嘌呤进入DNA分子中，干扰真菌DNA合成，抑制真菌生长，并与微管蛋白结合，阻止真菌细胞分裂，对皮肤癣菌有抑制作用。口服吸收后，经汗腺进入角质层，并与毛囊及甲的角蛋白结合，保持较高浓度，阻止皮肤癣菌继续侵入，待病变组织脱落后，由新生正常组织代替，达到治疗目的。主要用于头癣、泛发性体癣，对花斑糠疹及深部真菌病无效。超微粒制剂吸收较快，与高脂肪饮食同服，可增加吸收率。可有胃肠不适、头晕、光敏性药疹、白细胞减少及肝损害等不良反应。

2. 多烯类药物（polyene） 能与真菌胞膜上的麦角固醇结合，使膜上形成微孔，改变膜的通透性，引起细胞内物质外渗，导致真菌死亡。

（1）**两性霉素B（amphotericin B）**：为广谱抗真菌药物，对多种深部真菌有较强抑制作用，对皮肤癣菌抑制作用较弱，不用于浅部真菌病治疗。口服吸收不良且不稳定，仅能静脉滴注。成人剂量为0.1~0.7mg/(kg·d)，最大剂量不超过1mg/(kg·d)，从小剂量开始，根据全身反应缓慢加量。滴注液的浓度应小于0.1mg/ml，缓慢滴注，6~8h滴完。常有寒战、发热、恶心、呕吐、肾损害、低血钾和静脉炎等不良反应,需与地塞米松等联合应用。两性霉素 B 脂质体是一种双层脂质体内含有两性霉素 B,能降低与胆固醇结合,增强与麦角胆固醇的结合,可减少两性霉素 B 的不良反应。

(2)**制霉菌素**(nystatin):对念珠菌和隐球菌有抑制作用,毒性强,不能用于注射。口服难吸收,大部分从粪便排泄,主要用于消化道念珠菌感染。成人 200 万~400 万 U/d,儿童 5 万~10 万 U/(kg·d),分 3~4 次口服。有轻微胃肠道反应。

3. **氟胞嘧啶**(flucytosine,5-FC) 是人工合成的抗真菌药物,能选择性进入真菌细胞内,在胞嘧啶脱氨酶作用下转化为氟尿嘧啶,干扰真菌核酸合成。口服吸收较好,可通过血脑屏障,用于隐球菌病、念珠菌病、着色真菌病。与两性霉素 B 联合应用可减少耐药性的发生,并有协同作用。成人剂量为 50~150mg/(kg·d),分 3 次服用,疗程为数周至数月。有恶心、食欲差、白细胞减少、血小板减少等不良反应。肾功能不良者慎用,孕妇禁用。

4. **唑类药物**(azole) 是人工合成的广谱抗真菌药,通过抑制细胞色素 P450 依赖酶,干扰真菌细胞的麦角固醇合成,导致麦角固醇缺乏,使真菌细胞生长受到抑制,对酵母菌、丝状真菌、双相真菌等均有较好的抑制作用。克霉唑(clotrimazole)、咪康唑(miconazole)、益康唑(econazole)、联苯苄唑(bifonazole)等主要外用治疗浅部真菌病。

(1)**酮康唑**(ketoconazole):主要用于系统性念珠菌感染、慢性皮肤黏膜念珠菌病、泛发性体癣、花斑糠疹等的治疗。药物吸收需要胃酸,应空腹服药,不宜同服减少胃酸的药物。有恶心、眩晕等不良反应,有较严重的肝脏毒性。长期大剂量服用可引起血中雄激素水平下降,男性乳房发育或阳痿,也可出现心悸、过敏性休克、血小板减少、嗜酸性粒细胞增多、中性粒细胞减少及皮损等。可致畸,孕妇禁用。

(2)**伊曲康唑**(itraconazole):是三唑类广谱高效抗真菌药,有高度亲脂、亲角质的特性,口服或静脉给药,在皮肤和甲中药物浓度迅速超过血浆浓度,且皮肤浓度可持续数周,甲浓度持续 6~9 个月。用于孢子丝菌病、隐球菌病、念珠菌病、着色真菌病和浅部真菌病等。常见恶心、头痛、胃肠道不适和转氨酶升高等不良反应。

(3)**氟康唑**(fluconazole):是一种可溶于水的三唑类抗真菌药,不经肝脏代谢,90% 以上由肾脏排泄,可通过血脑屏障,作用迅速,适用于肾脏及中枢神经系统等深部真菌感染,治疗念珠菌病、隐球菌病等。可有胃肠反应、皮损、肝功能异常、低钾、白细胞减少等不良反应。

5. **丙烯胺类药物**(allylamine) 内用的有特比萘芬(terbinafine),属第二代丙烯胺类抗真菌药,能抑制真菌细胞上麦角固醇合成所需的鱼鲨烯环氧化酶,达到杀灭和抑制真菌的双重作用。口服吸收好,作用快,有较好的亲脂和亲角质性,对甲真菌病和角化过度型手癣疗效较好,对酵母菌效果较差。主要不良反应有胃肠反应及皮损等。

6. **碘化钾**(potassium iodide) 是治疗孢子丝菌病的首选药物,亦可用于皮肤血管炎、脂膜炎及非感染性肉芽肿等的治疗。不良反应有眼睑肿胀、流泪、打喷嚏、咽喉炎等似感冒症状。有碘过敏史、孕妇、结核病病人禁用。

(六)维 A 酸类药物

维 A 酸类药物(retinoids)是一组与天然维生素 A 结构类似的化合物,能调节上皮细胞和其他细胞的生长和分化,对某些恶性细胞生长有抑制作用,可调节免疫和炎症过程,主要不良反应有致畸、高甘油三酯血症、高血钙、骨骼早期闭合、皮肤黏膜干燥、肝功能异常等。根据其分子结构的不同,有三代维 A 酸供临床应用。

1. **第一代维 A 酸** 是维 A 酸的天然代谢产物,主要有全反式维 A 酸(all-trans retinoic acid)、异维 A 酸(isotretinoin)、维胺酯(viaminate)。

2. **第二代维 A 酸** 是单芳香族维 A 酸,主要有阿维 A 酯(etretinate)、阿维 A 酸(acitretin)及维 A 酸乙酰胺的芳香衍生物。阿维 A 酯主要用于重症银屑病、各型鱼鳞病、掌跖角化病等,可与糖皮质激素、光化学疗法联用治疗皮肤肿瘤。阿维A酸是阿维A酯的替代产品,用量较少,半衰期较短,安全性显著提高。第二代维A酸比第一代维A酸不良反应轻。

3. 第三代维A酸 为多芳香族维A酸,代表药物是芳香维A酸乙酯(arotinoid ethylester),用于银屑病、鱼鳞病、毛囊角化病等。阿达帕林和他扎罗汀为外用制剂,可用于治疗痤疮和银屑病。

(七)免疫抑制剂

免疫抑制剂(immunosuppressant)对机体的免疫系统有非特异的抑制作用,既可抑制免疫应答,又可抑制肿瘤细胞的分裂,还有非特异性抗炎作用等。一般用于结缔组织病、免疫性大疱性皮肤病及皮肤肿瘤等的治疗。与糖皮质激素联合应用,可提高疗效,减少激素用量。不良反应较大,有胃肠道反应、诱发感染、骨髓抑制、肝脏损害、致畸等。常用的有环磷酰胺、硫唑嘌呤、甲氨蝶呤、环孢素、他克莫司等。

1. 环磷酰胺(cyclophosphamide,CTX) 是烷化剂类免疫抑制剂,可抑制细胞生长、成熟和分化,对B淋巴细胞抑制作用更强,因此对体液免疫抑制明显。主要用于系统性红斑狼疮、天疱疮、皮肌炎、变应性血管炎、原发性皮肤T细胞淋巴瘤等。

2. 硫唑嘌呤(azathioprine,AZP) 在体内代谢形成6-巯基嘌呤,对T淋巴细胞有较强抑制作用,可用于天疱疮、大疱性类天疱疮、红斑狼疮、皮肌炎等。

3. 甲氨蝶呤(methotrexate,MTX) 是叶酸代谢拮抗剂,能与二氢叶酸还原酶相结合,阻止二氢叶酸还原成四氢叶酸,干扰嘌呤和嘧啶核苷酸的生物合成,使DNA合成受阻,从而抑制淋巴细胞或上皮细胞的增生,主要用于治疗红斑狼疮、天疱疮、重症银屑病。

4. 环孢素(cyclosporin,CSA) 是一种选择性作用于T淋巴细胞的免疫抑制剂,主要用于器官移植,也用于自身免疫性疾病等的治疗,如严重的银屑病、天疱疮、大疱性类天疱疮、特应性皮炎等。

5. 他克莫司(tacrolimus) 属大环内酯类抗生素,其免疫抑制作用的机制类似环孢素,作用是环孢素的10~100倍,并有调节免疫功能和良好的抗炎作用,用于严重而顽固的银屑病、特应性皮炎、红斑狼疮等。

(八)免疫调节剂

免疫调节剂(immunomodulator)能增强机体非特异性和特异性免疫反应,使不平衡的免疫反应趋于正常,主要用于病毒性皮肤病、自身免疫性疾病和皮肤肿瘤的治疗。

1. 卡介菌(Bacillus Calmette-Guerin,BCG) 是牛结核菌的减毒活菌苗。卡介菌多糖核菌是去掉菌体蛋白后提取的菌体多糖,可增强机体抗感染和抗肿瘤的能力。成人每次1ml肌内注射,隔日1次,15~18次为1个疗程。

2. 左旋咪唑(levamisole) 能增强机体的细胞免疫功能,调节抗体的产生。成人剂量为100~200mg/d,分2~3次口服,每2周连服3d为1个疗程,可重复2~3个疗程。有恶心、瘙痒、皮损、粒细胞减少和血小板减少等不良反应。

3. 转移因子(transfer factor) 是抗原刺激免疫活性细胞释放出来的一种多肽,无抗原性,可激活未致敏的淋巴细胞,并能增强巨噬细胞的功能,用于带状疱疹、念珠病菌、特应性皮炎等辅助治疗。成人剂量1~2U,皮下注射,每周1~2次,1个月后改为每2周1次,疗程3个月至2年。

4. 胸腺素(thymosin) 是一种具有免疫活性的多肽,胸腺因子D是从胸腺提取的多肽,对机体免疫功能有调节作用,成人剂量2~10mg/次,每日或隔日1次肌内注射或皮下注射,疗程根据疾病和病情而定,不良反应可有注射处红肿、硬结或瘙痒等。

5. 静脉注射用人免疫球蛋白(human immunoglobulin for intravenous injection) 大剂量静脉注射用人免疫球蛋白可通过影响多种免疫细胞和分子、抑制严重的炎症反应,用来治疗大疱性皮肤病、皮肌炎等自身免疫性疾病及重症药疹。成人剂量为400mg/(kg·d),连用3~5d,必要时2~4周重复1次。不良反应较小,少数病人有一过性头痛、背痛、恶心、低热等。

（九）维生素类药物

维生素 A 可维持上皮组织正常功能,调节人体表皮角化过程,缺乏时可引起皮肤干燥、毛周角化、眼干燥症等。维生素 A 用于治疗鱼鳞病、毛周角化病、维生素 A 缺乏病等,长期服用应注意肝脏损害。维生素 C 可降低毛细血管通透性,此外还是体内氧化还原系统的重要成分,主要用于过敏性皮肤病、慢性炎症性皮肤病、色素障碍性皮肤病等的辅助治疗。维生素 E 有抗氧化、维持毛细血管完整性、改善周围循环等作用,缺乏时细胞膜通透性、细胞代谢、形态功能均可发生改变,大剂量可抑制胶原酶活性,主要用于血管性皮肤病、色素障碍性皮肤病、卟啉病等的辅助治疗。烟酸在体内转化为烟酰胺,参与辅酶 Ⅱ 组成,并有扩张血管的作用,主要用于治疗烟酸缺乏症,也可用于光线性皮肤病、冻疮、大疱性类天疱疮的辅助治疗。维生素 K、维生素 B_6、维生素 B_{12} 等也较常用。

（十）其他类药物

1. **羟氯喹**(hydroxy chloroquine) 能降低皮肤对紫外线的敏感性,稳定溶酶体膜,抑制中性粒细胞的趋化性和吞噬功能,主要用于红斑狼疮、多形性日光疹、扁平苔藓等的治疗。主要不良反应为胃肠道反应、白细胞减少、药疹、角膜色素沉着、视网膜黄斑区损害、肝肾损害等。

2. **氨苯砜**(diaminodiphenylsulfone,DDS) 有抑制麻风杆菌,抑制白细胞趋化及稳定溶酶体膜的作用,可用于治疗麻风、类天疱疮、皮肤血管炎、结节性红斑等。口服 50~150mg/d,服 6d 休息 1d,经常检测白细胞计数及血红蛋白,服药过程中应注意由于变性血红蛋白引起的发绀,长期服用需加服铁剂和维生素 B_{12}。有致畸作用,孕妇禁用。

3. **沙利度胺**(thalidomide) 用于治疗麻风反应、多形性日光疹、盘状红斑狼疮、结节性痒疹等。成人口服 100~400mg/d,有效后改为维持量,50~100mg/d。可致畸,引起周围神经炎,孕妇禁用。

4. **甲硝唑**(metronidazole)、**替硝唑**(tinidazole) 除治疗滴虫病外,还可治疗阿米巴病、毛囊蠕形螨和厌氧菌感染,对酒渣鼻有一定疗效。用量为 200mg,2 次/d,疗程 10~15d。有恶心、口干、中性粒细胞减少等不良反应。

5. **钙剂** 可增加毛细血管的致密度,降低通透性,有消炎、抗过敏作用,常用于急性湿疹、过敏性紫癜、荨麻疹、药疹等。10% 葡萄糖酸钙或 5% 溴化钙溶液,10ml/d,静脉缓慢注射,注射过快有引起心律不齐或停搏等危险。

6. **硫代硫酸钠**(sodium thiosulfate) 有抗过敏和解毒作用。成人剂量为 5% 硫代硫酸钠 10~20ml 静脉缓慢注射,1 次/d。注射过快可致血压下降。

7. **雷公藤总苷** 为中药雷公藤提取物,有抗炎、抗过敏、和免疫抑制作用,重要用于红斑狼疮、皮肌炎、变应性血管炎、关节病性银屑病、天疱疮等。用量为 1~1.5mg/(kg·d),分 2~3 次口服,1 个月为 1 个疗程。常有消化道症状、肝脏损害、白细胞减少、精子活动降低、月经量减少或闭经等不良反应。

二、外用药物治疗

皮肤是人体的外在器官,外用药物直接用于皮损,是皮肤病和性病治疗的重要方法。外用药物治疗时,局部药物浓度高、系统吸收少,具有疗效高、不良反应少的特点。

（一）外用药物的种类及作用

常用外用药物按作用分为以下类型:

1. **清洁剂**(clearing agents) 有清除渗出物、鳞屑、痂和残留药物等作用,常用生理盐水、3% 硼酸溶液、1∶8 000 高锰酸钾溶液、1∶1 000 呋喃西林溶液、植物油和液体石蜡等。

2. **保护剂**(protective agents) 有减少摩擦、防止刺激等保护皮肤的作用,常用滑石粉、20%~50% 氧化锌粉、10%~20% 炉甘石、淀粉、植物油等。

3. **止痒剂**(antipruritic agents) 可通过麻醉、清凉等作用减轻瘙痒,常用 5% 苯唑卡因、1% 麝香草酚、1% 苯酚、5%~10% 樟脑、1% 薄荷脑等。各种焦油制剂,如煤焦油、糠馏油等,也有止痒作用。

4. 抗细菌剂(antiseptics) 有杀灭或抑制细菌的作用,常用 3% 硼酸溶液、0.1% 依沙吖啶、5%~10% 过氧化苯甲酰、1∶2 000 苯扎溴铵、1% 克林霉素、0.1% 小檗碱、1% 四环素、0.5%~3% 红霉素、2% 莫匹罗星等。

5. 抗真菌剂(antifungal agents) 有杀灭和抑制真菌的作用,常用唑类,如 2%~3% 克霉唑、1% 益康唑、2% 咪康唑、2% 酮康唑、1% 联苯苄唑;丙烯胺类,如 1% 特比萘芬;此外,10% 十一烯酸、5%~10% 水杨酸、6%~12% 苯甲酸、10%~30% 冰醋酸、2.5% 二硫化硒、5%~10% 硫黄等也有抗真菌作用。

6. 抗病毒剂(antiviral agents) 有抗病毒作用,3%~5% 阿昔洛韦、5%~10% 碘苷用于治疗单纯疱疹及带状疱疹;10%~40% 足叶草酯主要治疗尖锐湿疣及跖疣,足叶草酯毒素是足叶草酯的主要活性成分,药理作用更可靠,使用更安全。0.5% 足叶草酯毒素,2 次/d,用 3d 停 4d 为 1 个疗程,可重复 4 个疗程。

7. 杀虫剂(insecticides) 有杀灭疥螨、虱、蠕形螨等寄生虫的作用,常用 5%~10% 硫黄、1%γ-666、2% 甲硝唑、25% 苯甲酸苄酯、50% 百部酊等。

8. 角质促成剂(keratoplastics) 能促进表皮角质层正常化,常伴有收缩血管、减轻炎性渗出和浸润的作用,适用于有角化不全的疾病如银屑病,常用 2%~5% 煤焦油或糠馏油、5%~10% 黑豆馏油、3% 水杨酸、3%~5% 硫黄、0.1%~0.5% 蒽林、卡泊三醇软膏等。

9. 角质剥脱剂(keratolytics) 又称角质松解剂,使过度角化的角质层细胞松解脱落,常用 5%~10% 水杨酸、10% 间苯二酚、10% 硫黄、20%~40% 尿素、5%~10% 乳酸、10%~30% 醋酸、0.1% 维 A 酸等。

10. 收敛剂(astringents) 能凝固蛋白质、减少渗出、促进炎症消退、抑制皮脂和汗腺分泌,常用 0.2%~0.5% 硝酸银、2% 明矾液、5% 甲醛等。

11. 腐蚀剂(caustics) 能破坏和去除增生的肉芽组织或赘生物,常用 30%~50% 三氯醋酸、纯苯酚、硝酸银棒、5%~20% 乳酸等。

12. 遮光剂(sunscreen agents) 能吸收或阻止紫外线穿透皮肤,有遮光和防晒作用,用于多形性日光疹、红斑狼疮、光毒性药疹、日光性荨麻疹,常用 5% 二氧化钛、10% 氧化锌、5%~10% 对氨基苯甲酸、5% 奎宁等。

13. 脱色剂(depigment agents) 可减轻色素沉着,常用 3%~10% 过氧化氢溶液、3% 氢醌(hydroquinone)、20% 壬二酸(azelaic acid)等。

14. 糖皮质激素制剂(glucocorticoid agent) 有抗炎、减少渗出、止痒及抗增生等作用,按其作用的强弱可分为低、中、强、超强效四类。低效的有 1% 醋酸氢化可的松、0.25% 醋酸甲泼尼龙、0.1% 丁酸氢化可的松等,中效的有 0.05% 醋酸地塞米松、0.5% 醋酸泼尼松龙、0.025%~0.1% 曲安奈德、0.01% 氟轻松等,强效的有 0.025% 二丙酸倍氯美松、0.05% 二丙酸倍他米松、0.1% 二丙酸地塞米松、0.05% 戊酸倍他米松、0.025% 氟轻松,超强效的有 0.02%~0.05% 丙酸氯倍他索、0.05% 卤米他松、0.1% 戊酸倍他米松、0.1% 哈西奈德等。长期外用糖皮质激素可引起局部皮肤萎缩、毛细血管扩张、紫癜、多毛、毛囊炎、色素异常、痤疮等,还可增加病原微生物感染机会,因此面部及婴儿不宜长期使用。长期大面积外用糖皮质激素,可吸收引起全身性不良反应,需注意。

(二)外用药的剂型

不同剂型的外用药作用特点不同,为使药物能充分发挥作用,外用药需配制成不同的剂型。选择正确的剂型,才能达到治疗目的。

1. 溶液(solution) 是药物溶解于水的剂型,具有清洁、收敛等作用,主要用于湿敷,若溶液中含有抗菌药物,则有抗菌、消炎作用。常用的有 3% 硼酸溶液、1∶8 000 高锰酸钾溶液、0.2%~0.5% 醋酸铝溶液、0.1% 硫酸铜溶液等。

2. 粉剂（powder） 是一种或几种干燥粉末状药物均匀混合而成的剂型,有干燥、保护和散热等作用,主要用于急性或亚急性皮炎无糜烂、渗液的皮损。常用的有氧化锌粉、滑石粉、炉甘石粉等。

3. 洗剂（lotion） 也称振荡剂,是 30%~50% 的不溶性粉剂与水的混合物,两者互不相溶,有止痒、散热、干燥、保护等作用。常用的有炉甘石洗剂、复方硫黄洗剂。

4. 酊剂和醑剂（tincture and spiritus） 是药物的乙醇溶液或浸液,酊剂是非挥发性药物的乙醇溶液,醑剂是挥发性药物的乙醇溶液,有消炎、杀菌、止痒等作用。酊剂和醑剂外用于皮肤后,乙醇迅速挥发,将其所溶解的药物均匀发布于皮肤表面,发挥作用。常用的有 2.5% 碘酊、复方樟脑醑等。

5. 乳剂（emulsion） 是油和水经乳化后加入水溶性或脂溶性药物而成的剂型,有两种类型。一种为油包水型（W/O）,油是连续相,水是分散相,称为脂,有轻度油腻感,主要用于干燥皮肤或在寒冷季节使用。另一种为水包油型（O/W）,水是连续相,油是分散相,称为霜,不油腻,易洗去,用于油性皮肤。乳剂有保护、润泽作用,渗透性较好,主要用于亚急性、慢性皮炎。

6. 油剂（oil） 是植物油溶解药物或与药物混合而成的剂型,有清洁、保护、润滑等作用,主要用于亚急性皮炎和湿疹,常用 25%~40% 氧化锌油、10% 樟脑油。

7. 软膏（ointment） 是凡士林、单软膏(植物油加蜂蜡)或动物脂肪和药物混合而成的剂型,有润滑皮肤、防止干裂、软化痂皮、保护创面等作用。软膏渗透性强,作用深达,常用于慢性湿疹、慢性单纯性苔藓、银屑病等。由于软膏可阻止水分蒸发,不利于散热,故不用于急性皮炎、湿疹的渗出期等。

8. 糊剂（paste） 为含有 20%~50% 粉剂的软膏,作用与软膏相似,药物渗透性比软膏弱,刺激性低,由于含粉剂较多,有一定的吸水和收敛作用。多用于有轻度渗出的亚急性皮炎、湿疹等,毛发部位不宜用。

9. 硬膏（plaster） 是脂肪酸盐、橡胶、树脂等黏着性基质与药物混合涂布于裱褙材料(布、纸、有孔塑料薄膜)上而成的剂型,贴于皮肤表面后,作用持久,有阻止水分蒸发、增加皮肤的水合作用,有利于软化皮肤,增加药物的透皮吸收。常用于慢性、局限性皮炎无渗液者,毛发部位不宜用。

10. 凝胶（gel） 是有机高分子化合物和有机溶剂如丙二醇、聚乙二醇与药物混合而成的剂型,外涂在皮肤上形成一层薄膜,无刺激性,有保护、润滑皮肤的作用。急、慢性皮炎均可使用,常用的有过氧化苯甲酰凝胶、阿达帕林凝胶。

11. 涂膜剂（film） 是成膜材料(羧甲基纤维素钠、羧丙基纤维素钠等)、药物溶于挥发性溶剂(丙酮、乙醚、乙醇等)中制成的剂型,外用后溶剂迅速挥发,在皮肤表面形成一均匀薄膜,有保护、减少摩擦、防止感染的作用,常用于慢性皮炎,也可用于职业病防护。

12. 气雾剂（aerosol） 由成膜材料(聚乙烯醇、缩丁醛)、液化气体与药物混合制成的剂型,喷涂后药物均匀分布于皮肤表面,常用于急、慢性皮炎或感染性皮肤病。

（三）外用药物的治疗原则

1. 正确选择药物 根据病因、病理变化、皮损及症状等选择药物。如细菌性皮肤病选用抗细菌剂,真菌性皮肤病选用抗真菌剂,病毒性皮肤病选用抗病毒剂,疥疮、虱病选用杀虫剂,变态反应性皮肤病选用糖皮质激素、抗组胺药,瘙痒性皮肤病和性病选用止痒剂,角化不全者选用角质促成剂,角化过度者选用角质剥脱剂,有渗出者选用收敛剂。

2. 正确选择剂型 根据皮损特点选择剂型。①急性皮炎仅有红斑、丘疹、丘疱疹而无糜烂渗出者选用粉剂、洗剂,有糜烂、渗出较多时选用溶液湿敷,有糜烂、渗出不多时则用糊剂。②亚急性皮炎渗出不多者选用油剂、糊剂,无糜烂时选用乳剂、糊剂。③慢性皮炎选用软膏、硬膏、乳剂、酊剂、涂膜剂。④单纯瘙痒无皮损者选用酊剂、乳剂。

3. 使用注意事项 ①根据皮损性质选择用药方法:明显渗出性皮损选用冷湿敷法,常用开放性冷湿敷。肥厚性皮损,可局部涂药后用塑料薄膜封包,每日换药一次,促进药物吸收,提高疗效,也可选用硬膏直接贴敷,2~3d 更换一次。表浅性皮损,可单纯涂药。②药物浓度要适当,应由低到高逐渐增加浓度。③根据病人年龄、性别和部位用药,刺激性强或浓度高的药物不宜用于小儿、妇女以及面部、腔口周围皮肤和黏膜。④向病人或家属交代清楚使用方法,以取得较好的疗效。⑤必须询问病人有无药物过敏史,用药过程中,若有刺激、过敏或中毒现象,应立即停药并适当处理。⑥对于皮肤敏感者,宜选用温和而刺激性小的药物,先小面积使用,如无不良反应,可扩大面积使用;皮损面积较大者,应选用浓度较低的药物,或将皮损分片治疗。

湿敷的方法:用 2%~4% 硼酸、1∶5 000 呋喃西林、0.1% 依沙吖啶等溶液,以纱布 6~8 层或小毛巾两层,放入药液中浸透,提起拧至不滴水为度,摊开后紧贴于皮损上,每日贴敷 2~3 次,每次 30min 或更长,每隔 10min 更换敷料一次,湿敷面积一般不宜超过体表 1/3,以免药物过量吸收中毒,天气较冷时注意保暖,大面积皮损或婴幼儿做湿敷,应适当减低药物浓度。

三、物理治疗

物理治疗有冷冻治疗、激光治疗、光疗、电疗、放射治疗、微波治疗、水疗等方法。

(一)冷冻治疗

冷冻治疗(cryotherapy)利用低温使细胞内形成冰晶、细胞膜变性、细胞脱水、局部血液循环障碍导致组织坏死达到治疗目的。常用的冷冻剂液氮,是无色、无臭、无味的液体,温度低,沸点为 -196℃,有安全、易购、价廉、使用简单等优点,也可用二氧化碳雪(-70℃)等。冷冻常用接触法和喷雾法。冷冻时局部发白,数分钟后解冻,局部肿胀、疼痛,1~2d 内可发生水疱或大疱,1~2 周内干燥、结痂,2~3 周痂脱落,留有暂时性色素沉着或色素减退斑,一般可逐渐消退。冷冻适用于各种疣、雀斑、结节性痒疹、草莓状血管瘤、脂溢性角化病、化脓性肉芽肿、表浅良性肿瘤等。严重的寒冷性荨麻疹、冷球蛋白血症、冷纤维蛋白血症、雷诺征及年老、体弱和对冷冻不能耐受者禁用。

(二)激光与光子治疗

激光(laser)是激光器产生的单一波长的特殊光束,相干性强、单色性好、方向性好、功率高,常利用激光的热效应、压力效应、电磁场效应和光化学效应使组织发生凝固性坏死、炭化和汽化,引起照射处皮肤破坏、血管阻塞,也可破坏不同色泽的细胞或色素颗粒,从而达到治疗皮肤病的目的。依激光器所使用的介质和产生的波长不同可分为二氧化碳激光器、掺钕钇铝石榴石激光器、亚离子激光器、钕玻璃激光器、准分子激光器、氦氖激光器等。光子是在激光基础上发展起来的一种强脉冲光,与激光不同的是光子是一个波段。强脉冲光(intense pulsed light,IPL)是非相干的滤过光源发出的宽谱可见光,波长范围通常在 400~1 200nm。

1. 二氧化碳激光(carbon dioxide laser) 使用较普遍,也称激光刀(波长 10 600nm,功率 3~300W)。适用于寻常疣、尖锐湿疣、化脓性肉芽肿、血管角皮瘤、疣状痣、皮脂腺痣、单纯血管瘤、睑黄瘤、毛发上皮瘤、汗管瘤、脂溢性角化、基底细胞上皮瘤、鳞状细胞癌等。局部常规消毒麻醉后,用湿的敷料保护周围正常皮肤,一般采用原光束聚焦烧灼,面积较大者可分区治疗。治疗后 1~2 周局部结痂,2~3 周后脱落,可留有色素沉着。

2. 掺钕钇铝石榴石激光(Neodymium doped yttrium aluminum garnet laser,Nd∶YAG 激光) 为很常用的一种激光,波长多为 1 064nm 及 532nm 两种,前者主要治疗病变较深的疾病如太田痣、文身,后者主要用于病变较浅的疾病如雀斑、咖啡斑、贝克痣等,亦可治疗鲜红斑痣等血管性疾病。

3. 308nm 准分子激光(308nm excimer laser) 与 311nm NB-UVB 波长相近,但光学特性明显不同。这种激光具有激光的一般特点,单色性好、相干性好、方向性强及亮度高,采用光斑治疗,具有高度选择性,特别是小面积和不规则形状的白斑,可增加病变部位治疗剂量,避免损伤周围正常皮肤。目前主要用于治疗白癜风。

4. 氦氖激光(He-Ne Lasers) 用于斑秃、带状疱疹、玫瑰糠疹等理疗。患处局部照射,可促进炎症吸收和创伤修复,每次 5~10min,每周 2~3 次。

5. 强脉冲光 是一种高强度、非相干、多光谱的光源,主要是利用光热分解作用,在不破坏正常皮肤的前提下满足作用光对靶目标(氧合血红蛋白、黑色颗粒)的作用时间,并且具有足够能量密度使靶目标破坏,从而达到治疗效果。强脉冲光依治疗病变不同常配备有多种波长的治疗头,常用有 420~1 200nm、520~1 200nm、620~1 200nm,还有 560~1 200nm、695~1 200nm、755~1 200nm 等。主要用于治疗面部毛细血管扩张、酒渣鼻、痤疮、雀斑、脂溢性角化病等。

(三) 光疗

1. 红外线治疗(infrared therapy) 红外线能量较低,组织吸收后主要产生热效应,有扩张血管、改善局部血液循环和营养、促进炎症消退、加速组织修复等作用。适用于皮肤感染、慢性皮肤溃疡、冻疮、多形红斑等。

2. 紫外线治疗(ultraviolet therapy) 紫外线分为短波紫外线(UVC,波长 200~290nm)、中波紫外线(UVB,波长 290~320nm)、长波紫外线(UVA,波长 320~400nm)。常用中波紫外线和长波紫外线,具有加速血液循环、促进合成维生素 D、抑制细胞过度生长、镇痛、止痒、促进色素生成、促进上皮生长、免疫抑制等作用,适用于治疗玫瑰糠疹、银屑病、斑秃、慢性溃疡、痤疮、毛囊炎、疖等。光敏感者、红斑狼疮、活动性肺结核、甲状腺功能亢进、心肝肾功能不全者禁用。采用局部照射,红斑量治疗每周 2~3 次,剂量每次增加 30%~40%,一次照射面积小于 400~500cm^2,10 次为一疗程,照射时需戴防护眼镜。

窄谱 UVB(narrow-band UVB,NB-UVB):波长在 311nm 左右,范围较窄,防止了紫外线的许多不良反应,治疗作用相对较强。窄谱 UVB 是治疗银屑病、白癜风、特应性皮炎及早期皮肤 T 细胞淋巴瘤等的好方法之一,与 PUVA 相比,疗效相当,但不用光敏剂,不良反应很少。

UVA1 疗法:波长在 340~400nm,主要用于治疗特应性皮炎,对硬皮病、皮肤 T 细胞淋巴瘤亦有效。

3. 光化学治疗(photochemotherapy,PUVA) 是内服或外用光敏剂后照射长波紫外线(UVA)的疗法。光敏剂在 UVA 照射下与 DNA 中的胸腺嘧啶形成光化学物,抑制 DNA 复制,从而抑制细胞增生和炎症。常用的光敏剂为补骨脂素,用于治疗银屑病、原发性皮肤 T 细胞淋巴瘤、白癜风、斑秃、泛发性扁平苔藓、掌跖脓疱病等。甲氧沙林口服每次 0.5~0.6mg/kg,2h 后,或外用 0.1%~0.5% 酊剂 30min 至 1h 后,照射 UVA,先由 0.3~0.5 倍的最小光毒量开始,一般为 0.5~1J/cm^2,后逐渐加大剂量,每周 3 次,大部分皮损消退后逐渐减少次数,部分需维持治疗。不良反应有白内障、光毒性反应、皮肤光老化、光敏性皮损等,长期使用可引起皮肤肿瘤。对白内障、肝病、卟啉病、着色性干皮病、红斑狼疮、恶性黑色素瘤、孕妇及儿童禁用。服药后 12h 内应戴墨镜保护眼睛,避免日晒,禁用光敏性药物、食物如酸橙、香菜、芥末、胡萝卜、芹菜、无花果等。

4. 光动力治疗(photodynamic therapy,PDT) 原理是光敏剂在病变组织中聚集,在特定波长光或激光的照射下被激发,产生单态氧或其他自由基,使病变组织坏死,而正常组织损伤少。应用较多的光敏剂是 5-氨基酮戊酸,一种卟啉前体,一般外用 3~4h 后照射。常用光源有氦氖激光、氩离子染料激光(630nm)、非连续性激光(505nm、580nm、630nm)、脉冲激光等,适用于皮肤肿瘤、病毒疣、痤疮的治疗。不良反应有局部灼热、红斑、疼痛等。

(四) 电疗

电疗(electrotherapy)包括电解法、电烙法、电干燥法和电凝固法等。

1. 电解法 利用直流电在阴极附近组织中产生氢氧化钠而达到破坏和去除病变组织的目的,可治疗毛细血管扩张症、蜘蛛痣、局限性多毛症及一些小的皮肤赘生物等,局部常规消毒和局麻后,将阴极刺入损害部位或毛囊口,通过 6V、0.5~2mA 电流,10~30s,直至皮损表面发白为止。

2. 电烙法 用电热破坏或去除病变组织,可治疗各种疣、较小的皮肤良性肿瘤等。治疗时局部常规消毒和局部麻醉,选择适当大小的电烙头接通电流,烧灼皮损,术后保持创面清洁、干燥,愈后可有萎缩性瘢痕。

3. 电干燥法 一般用较高电压、较少电流强度的高频电源,可对较大、较深的病变组织进行烧灼破坏,适用于表浅性皮损,如寻常疣、化脓性肉芽肿等。

4. 电凝固法 一般用比电干燥法电压低、电流强度大的高频电,可使较大、较深的病变组织发生凝固性坏死,适用于稍大的皮肤良性肿瘤或增生物。

（五）放射治疗

放射治疗(radiotherapeutics)是用放射线照射治疗皮肤病和性病的方法,常用浅层 X 线、电子束、核素治疗。X 线能抑制或破坏分化不良或增生的细胞,减少汗腺、皮脂腺的分泌和闭塞微血管,并有止痒、镇痛作用,可治疗海绵状血管瘤、瘢痕疙瘩、局限性多毛症和臭汗症、顽固性跖疣、基底细胞上皮瘤、鳞状细胞癌、原发性皮肤 T 细胞淋巴瘤、乳房外湿疹样癌和恶性淋巴瘤等,照射剂量可根据病种、病情、发病部位及皮损面积大小而定,治疗时避免剂量过大,注意不良反应的发生。浅层电子束结合局部手术等综合措施治疗瘢痕疙瘩有效。核素治疗常用 ^{32} 磷和 ^{90} 锶做局部敷贴治疗,适用增殖性皮肤病、瘢痕疙瘩、皮肤恶性肿瘤等。

四、外科治疗

外科治疗(surgical therapy)是应用手术治疗皮肤病和性病的方法,包括体表切除术、体表切割术、皮肤移植术、皮肤磨削术、毛发移植术等。

1. 体表切除术 用于皮肤肿瘤、囊肿的切除及组织病理检查取材,亦可通过手术疗法治疗腋臭、脓肿切开引流、拔甲等。

2. 体表切割术 局部切割可破坏局部增生的毛细血管及结缔组织,适用于酒渣鼻,尤其是毛细血管扩张明显和鼻赘期。

3. 皮肤移植术 包括表皮移植、皮瓣移植和游离皮片移植术。表皮移植是利用表皮分离机进行负压吸引,使基底层与真皮间形成水疱而分离,再将供皮区疱壁移至受皮区,适用于白癜风、无色素痣等的治疗。皮瓣移植是将相邻部位的皮肤和皮下脂肪组织同时转移到缺失部位,有血液供应,易于成活,适用于创伤修复、较大皮肤肿瘤切除后修复。游离皮片移植包括表层皮片(厚度约0.2mm,含少许真皮乳头)、中厚皮片(含表皮和部分真皮)和全层皮片(真皮全层)移植,适用于烧伤后皮肤修复、浅表性皮肤溃疡、皮肤瘢痕切除后修复等。

4. 皮肤磨削术 利用电动磨削器或微晶体磨削皮肤,达到消除皮肤凹凸性病变的目的。适用于痤疮及其他皮肤病遗留的小瘢痕、雀斑、爆炸粉尘沉着等的治疗。瘢痕体质者及附近有感染病灶禁用。

5. 毛发移植术 包括钻孔法、自体移植法、头皮缩减术、条状头皮片、带蒂皮瓣和组织扩张术与头皮缩减术的联用等,适用于修复雄激素性秃发等。

> **思考题**
>
> 1. H_1 受体拮抗剂的常见不良反应和注意事项有哪些?
> 2. 糖皮质激素的药理作用和不良反应有哪些?
> 3. 根据皮损特点如何选择外用药剂型?
> 4. 冷冻治疗的原理及适应证是什么?
> 5. 皮肤病和性病的预防措施有哪些?

ER 3-3

（胡晓军）   练习题

第四章 | 皮肤美容

ER 4-1
教学课件

ER 4-2
思维导图

学习目标

1. 掌握：皮肤的类型；激光、强脉冲光、射频技术的适应证。
2. 熟悉：皮肤健美的要素；化学剥脱技术、注射美容技术的适应证。
3. 了解：无创皮肤检测；化学剥脱剂类型；光电物理技术、注射美容技术原理。
4. 能判断皮肤的类型、进行简单的美容术操作及美容宣教。
5. 树立良好的审美观。

皮肤覆盖于人体表面，是人体的天然外衣，是审美的重要器官。健美的皮肤不仅能完成复杂的生理功能，还能直接体现人体美。随着物质生活的改善，人们的精神生活水平也逐步提高，健美观念深入人心，皮肤的保健与美容越来越受到重视。

第一节　皮肤健美的要素

皮肤是机体的外在器官，机体内部各系统、器官的正常功能对皮肤有重要的影响，因此健美的皮肤是反映整体健康的一面"镜子"。判断皮肤健美的要素有皮肤的色泽、纹理、湿润度、弹性及功能，皮肤性状主要与遗传、性别、年龄、内分泌变化、营养及健康状况等有关。

一、肤色

皮肤颜色主要由皮肤内色素的含量与分布、皮肤血液内氧合血红蛋白与还原血红蛋白的含量、皮肤的厚度及光线在皮肤表面的散射三大因素决定。黑色素和β-胡萝卜素含量是决定皮肤颜色的主要因素。我国人群，健美的皮肤应该是在黄色基调上白里透红，但不同种族的肤色受遗传影响，可表现为白色、黄色或黑色。

二、润泽

润泽是指皮肤的滋润、光泽程度。皮肤的含水量、代谢及分泌排泄功能正常时，皮肤湿润、有光泽。皮脂分泌过多时可使皮肤油腻；含水量、皮脂分泌过少时则皮肤干燥、粗糙、黯淡无光。

三、纹理

皮肤的纹理由真皮纤维束的排列和牵拉形成，健美皮肤的纹理细小、表浅，光滑细腻，毛孔小。皮肤老化或皮肤病可使皮肤纹理增多、变粗或加深，出现皱纹。

四、弹性

皮肤的弹性主要由皮肤含水量、皮下脂肪厚度及真皮胶原纤维和弹力纤维的质量及功能决定。

皮肤的含水量和脂肪厚度适中时,皮肤柔韧而富有弹性。皮肤老化,皮肤含水量减少、皮下脂肪萎缩、真皮胶原纤维和弹力纤维变性断裂,皮肤松弛、弹性减弱。

五、皮肤功能

皮肤的保健和美容有赖于皮肤功能的正常,皮肤功能的改变影响皮肤的健美。

第二节　皮肤的类型

不同种族、不同个体的皮肤差异很大,皮肤分类方法很多,根据皮肤含水量、皮脂分泌状况、皮肤 pH 及对外界刺激的反应不同,可分为 5 种类型。

一、中性皮肤

中性皮肤角质层含水量 20% 左右,pH 为 4.5~6.5,皮脂分泌量适中,皮肤光滑细嫩,不干燥,有弹性,毛孔细小且不油腻,对外界刺激(气候、温度变化等)适应性较强。这类皮肤多见于青春期前的人群,受年龄增长、皮肤疾病及环境因素的影响,中性皮肤可能会转变为干性皮肤、油性皮肤。

二、干性皮肤

干性皮肤角质层的含水量低于 10%,pH>6.5,皮脂分泌量少,皮肤干燥,缺少油脂,皮纹细,毛孔不明显,洗脸后有紧绷感,对外界刺激耐受性差,易出现皮肤皲裂、脱屑和皱纹。干性皮肤与先天性因素、经常风吹日晒、使用碱性洗涤剂过多等有关,老年人的皮肤多属此类。

三、油性皮肤

油性皮肤角质层含水量低于 20%,pH<4.5,皮脂分泌旺盛,皮肤油腻发亮,毛孔粗大,肤色往往较深,弹性好,不易起皱,对外界刺激耐受性较好。油性皮肤多与雄激素分泌旺盛、偏食高脂食物及香浓调味品有关,易患痤疮、脂溢性皮炎等皮肤病。

四、混合性皮肤

混合性皮肤是干性、中性或油性混合存在的一种皮肤,面中央部位即前额、鼻部、鼻唇沟及下颌部呈油性,双面颊、双颞部等表现为中性或干性,躯干部皮肤、毛发性状一般与头面部一致。

五、敏感性皮肤

敏感性皮肤又称过敏性皮肤,多见于过敏体质者,遇外界刺激反应性强,对风吹日晒、冷热、化妆品等均不能耐受,易出现红斑、丘疹、水疱及瘙痒、灼热、刺痛等临床表现。

此外,皮肤的光生物学类型即日光反应性皮肤分型,又称皮肤光型,是根据皮肤对日光照射的反应特点和反应程度来分型。目前最常用的是 Fitzpatrick 皮肤日光反应性分型系统(表 4-1),在国内多为Ⅲ型、Ⅳ型。该分型已被广泛用于评估紫外线治疗和激光治疗的能量设置,以及预测皮肤癌风险和指导防晒建议。

表 4-1　Fitzpatrick 日光反应性皮肤类型

皮肤类型	日晒红斑	日晒黑化	未曝光区肤色
Ⅰ	极易发生	从不发生	白色
Ⅱ	容易发生	很少发生,轻度	白色

皮肤类型	日晒红斑	日晒黑化	未曝光区肤色
Ⅲ	有时发生	有时发生,中度	白色
Ⅳ	很少发生	容易发生,中度	白色
Ⅴ	罕见发生	容易发生,重度	棕色
Ⅵ	从不发生	极易发生,黑色	黑色

第三节　皮肤美容技术

一、无创皮肤检测

使用非创伤性检测技术对皮肤生理参数及综合功能进行检测,得到客观的量化结果。无创皮肤检测主要包括面部皮肤图像分析、皮肤镜、皮肤 CT 及皮肤生理功能检测。

1. **面部皮肤图像分析**　通过标准白光、365nm 紫外光以及交叉极化光摄取颜面部皮肤超高像素影像资料,然后进行皮肤外表状况、表皮黑色素斑、皮肤深层的血红素与黑色素分析,从而获得关于皮肤斑点、皱纹、纹理、毛孔、紫外线色斑、棕色区、红色区及紫质相关资料,如 VISIA 皮肤检测仪。主要用于面部皮炎、面部色素性疾病严重程度分析及疗效评估。

2. **皮肤镜**　又称表皮透光显微镜,是一种在临床上广泛应用的非侵袭性诊断工具,通过光学放大、浸润和偏振技术显示裸眼无法观察到的皮损表面和皮表下结构特征,成为连接临床和组织病理的桥梁。皮肤镜是用来观察皮肤色素性疾患的利器,也用于非色素性肿瘤、炎症性皮肤病、感染性及免疫性皮肤病、毛发及甲病、面部损容性皮肤病的辅助诊断以及治疗效果及不良反应的随访观察。

3. **皮肤 CT**　即透光皮肤反式共聚焦显微镜(reflexion confocal microscope,RCM),可提供比皮肤镜更深的探查范围,能对皮肤各层进行横向扫描,获得细胞排列方式、细胞形态以及异常结构等信息,协助诊断和鉴别诊断。

4. **皮肤生理功能检测**　利用各种不同的皮肤生理指标测量仪检测及反映皮肤生理功能状况,包括角质层含水量、皮脂含量、经皮失水、皮肤表面 pH、皮肤弹性、皮肤微循环等,应用于皮肤分型、皮肤屏障功能评估及化妆品功效评价。

二、光电物理技术

光电物理技术是指利用相应的光热作用、光动力作用、光调作用、射频或超声波的热作用或机械作用等物理手段,通过对组织实施一定剂量和参数的激光、光子、射频、超声波等,达到治疗和美容的技术。

1. **激光**　属于电磁波,能够产生激光的物质在特殊条件下发生粒子数反转,并通过谐振腔的作用反射出来的光,具有单色性、相干性、平行性和高能量的特性。激光的波长越长,穿透越深,如532nm 波长激光可穿透到真皮乳头层,1 064nm 激光可到达真皮深层。不同的靶基所吸收的波长不同,如血管的主要靶基是氧合血红蛋白,其吸收峰值为 418nm、542nm 和 577nm。

激光具有选择性光热作用,组织中特定的色基选择性吸收激光后,温度升高,并向周围邻近组织发生热传导,当选择性激光的照射时间短于或等于热弛豫时间(一次脉冲发射后靶目标温度降低50% 所需要的时间)时,可造成靶目标的选择性损伤,而对正常组织损伤小。

激光主要适用于色素性皮肤病如太田痣、蒙古斑、伊藤痣、文刺、雀斑、脂溢性角化病、老年性黑子、颧部褐青色痣、雀斑样痣、咖啡斑、白癜风等;血管性皮肤病如先天性皮肤血管性疾病等、获得性血管改变以及其他伴有血管改变的皮肤病；脱毛、皮肤光老化、瘢痕、汗管瘤、表皮痣等。

2. 强脉冲光 是一种由高能疝气闪光灯在数万伏高压作用下释放的多色谱脉冲光源，波长范围多在400~1 200mm，几乎涵盖目前大部分常规美容激光的波长。强脉冲光治疗谱广，已经成为一种重要的无创、非剥脱性美容手段。

强脉冲光也基于选择性光热作用原理。色素性皮肤病、血管内血红蛋白以及水均可吸收毫秒级脉宽的强脉冲光，并转化为热能，刺激表皮细胞加速分化，黑色素小体也随角质形成细胞上移并脱落，使血管内皮细胞发生热凝固而使血管封闭，并促进成纤维细胞合成及分泌胶原纤维，从而达到祛除色素、封闭血管、嫩肤等效果。

强脉冲光可用于皮肤光老化、雀斑、日光性黑子、浅表型脂溢性角化、浅表毛细血管扩张、幼儿血管瘤、早期红色瘢痕、多毛症等，还可以联合光敏剂。

3. 射频 又称射频电流，是介于声频与红外线频谱之间的一种高频交流变化电磁波的简称，频率在300kHz~300GHz。射频主要通过感应电作用、电解作用以及热效应等对组织产生生物学效应达到效果。当热能作用于真皮组织，可使胶原收缩并刺激新胶原形成，促进真皮的重建和增厚。当热能作用于脂肪层时，有助于增强对脂肪组织的破坏，达到减脂塑形的目的。射频主要用于紧肤除皱、瘢痕修复、痤疮治疗、减脂塑形等方面。

三、化学剥脱术

化学剥脱术是通过化学剥脱剂造成皮肤不同层次的可控性损伤，利用创伤修复原理促进皮肤重建，起到治疗和美容作用的技术。根据剥脱深度，化学剥脱术可分为极浅表剥脱、浅表剥脱、中层剥脱和深层剥脱。极浅表剥脱层次为角质层，浅表剥脱深度为表皮基底层以上，中层剥脱深度达真皮乳头层，深层剥脱深度达真皮网状层。

化学剥脱剂包括α-羟基酸、水杨酸、三氯醋酸以及复合酸等。①α-羟基酸：又称果酸，包括甘醇酸、苦杏仁酸、柠檬酸、乳酸和苹果酸等。②水杨酸：具有良好的脂溶性，常用浓度为20%、30%，主要用于极浅表和浅表剥脱。③三氯醋酸：是目前酸度最强的化学剥脱剂，少量应用于皮肤时可与蛋白质结合，表现为白霜。④复合酸：单一制剂中组合两种及以上不同作用机制的酸，通过不同成分间的补充、协同作用，可增加单次剥脱的疗效。

化学剥脱术适用于轻中度痤疮、凹陷性痤疮瘢痕、稳定期黄褐斑、炎症后色素沉着、轻中度光老化、眶周色素沉着、睑黄瘤、毛周角化病、日光性黑子、玫瑰痤疮、脂溢性皮炎等。

四、注射美容技术

注射美容技术是指把注射材料直接注射于人体特定部位，以矫正人体容貌和形体缺陷及畸形，起到增进容貌美、形体美或同时改善生理功能、促进心理健康的技术。常用的包括肉毒毒素注射、电子注射、软组织填充（常用透明质酸、胶原蛋白）及自体颗粒脂肪填充。

1. 肉毒毒素注射美容 是将肉毒毒素注射至人体特定的肌肉内，达到舒缓皮肤皱纹或缩小肌肉体积，改善容貌的美容技术。

肉毒毒素是由肉毒杆菌产生的细胞外毒素，共7型，A型肉毒毒素毒力最强，医学美容中最常用。A型肉毒毒素阻断神经终末突触释放乙酰胆碱，阻断神经冲动向肌肉传导，肌肉松弛麻痹，活动性皱纹减少，达到除皱目的。肉毒毒素的这种作用是暂时的、可逆的，一般可维持3~6个月。随着其在神经末梢内逐渐降解、失活，乙酰胆碱释放缺失导致新轴突发芽再生，原来的神经肌肉接头重新恢复活性，肉毒毒素的作用就消失。

肉毒毒素注射美容主要用于注射除皱，尤其是动态纹如皱眉纹、抬头纹、鱼尾纹、眶下纹、皱鼻纹、口周纹、木偶纹、下颏纹、颈横纹及颈部条索注射；咬肌注射瘦脸，腓肠肌注射瘦腿；改善露龈笑及颈阔肌注射减轻面部皮肤下垂、改善下颌部轮廓。

2. 注射填充美容 是将局部组织填充剂或"活细胞注射再生剂（自体脂肪组织）"等,注射填充特定部位以改善局部组织缺损、凹陷或双侧不对称及补充组织容量减少等不理想外观,从而达到美容整形、改善肤质及年轻化的美容技术。

软组织填充剂包括透明质酸、胶原蛋白、羟基磷灰石、左旋聚乳酸、聚己内酯、自体颗粒脂肪等,其中交联透明质酸填充剂具有良好的生物相容性、非免疫原性及生物可降解性等优势,广泛应用于医疗美容领域。透明质酸是一种酸性黏多糖,具有强大的吸水能力,将其注入真皮或皮下组织中,会使皮下组织容积增大,同时透明质酸吸收周围组织的水分,使原本松弛、凹陷的皮肤体积增大而恢复饱满的形态。

注射填充美容适用于中、重度皱纹,如静态时的额纹、眉间纹、鱼尾纹、泪沟、法令纹、口角纹;填充和塑形,如隆鼻、丰唇、丰颏、丰颧、丰下颏等。

3. 电子注射 属于美塑疗法,通过空心微针将营养物质及药物精准注入皮肤特定层次,有效补充透明质酸、多种维生素等营养物质,刺激胶原蛋白生成,使皮肤变得水润光泽,有效延缓皮肤衰老,改善肤质,还能通过注入药物来治疗疾病。

电子注射利用循环负压吸起皮肤,同时多个空心微针刺入皮肤特定层次,注入营养物质或药物,随后负压消失,注射器和皮肤自动分离。常用的营养物质和药物有透明质酸、维生素类、微量元素、氨基酸、肽类、氨甲环酸、肉毒毒素等。

电子注射适用于皮肤干燥、细纹、肤色暗沉、油脂分泌过多、毛孔粗大、色素沉着、黄褐斑、脱发、膨胀纹等。皮肤美容术还有皮肤磨削术、文刺术等。

> **思考题**
>
> 1. 皮肤健美的要素有哪些?
> 2. 如何区别各类型皮肤?
> 3. 激光美容的适应证有哪些?
> 4. 肉毒毒素注射美容的适应证有哪些?

ER 4-3
练习题

（雷 鸣）

第五章 | 病毒性皮肤病

ER 5-1
教学课件

ER 5-2
思维导图

学习目标

1. 掌握：常见病毒性皮肤病的临床表现、诊断、治疗。
2. 熟悉：常见病毒性皮肤病的病因、传染途径、鉴别诊断及预防。
3. 了解：常见病毒性皮肤病的发病机制。
4. 能对常见毒性皮肤病进行诊断、治疗和预防。
5. 具有爱护病人、为病人着想的思想。

病毒性皮肤病是由病毒感染引起的，以皮肤、黏膜病变为主的一类疾病。引起病毒性皮肤病的病毒主要是脱氧核糖核酸（DNA）病毒，少数为核糖核酸（RNA）病毒。根据皮损特点，病毒性皮肤病可分为 3 种类型。新生物型：皮损以疣状增生为主，如各种疣。疱疹型：皮损以水疱为主，如单纯疱疹、带状疱疹、水痘。红斑发疹型：皮损以红斑、斑丘疹为主，如风疹、麻疹等。

第一节 单纯疱疹

病例导学

病人，男，27 岁，左侧鼻孔下灼热 5d，加重伴簇集水疱 2d。5d 前左侧鼻孔下出现烧灼感，2d 前出现红斑、水疱。病人近期有熬夜史，既往有类似病史，发作于同一区域，病程约 1 周，可自行好转。否认近期用药史，患处无接触史、外伤史。体查：左侧鼻孔下部可见钱币大小红斑，其上有绿豆大小簇集性小水疱、脓疱，疱壁紧张，部分有融合（图 5-1）。

问题：
1. 本病最可能的诊断是什么？
2. 本病如何治疗？

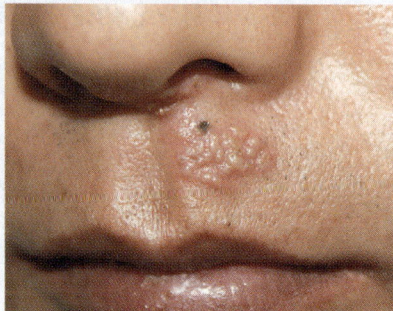

图 5-1 病人面部（局部）

单纯疱疹（herpes simplex）是由单纯疱疹病毒（HSV）感染所致的疱疹型病毒性皮肤病，好发于面部和生殖器部位皮肤黏膜交界处，以簇集性小水疱为特征，有自限性，但易复发。

一、病因与发病机制

病原体为 DNA 病毒中的单纯疱疹病毒，根据抗原性不同，可分 HSV-Ⅰ 型和 HSV-Ⅱ 型。HSV-Ⅰ

型主要感染生殖器以外的皮肤黏膜，HSV-Ⅱ型主要感染生殖器部位的皮肤黏膜。人是单纯疱疹病毒的唯一宿主，HSV 存在于感染者的疱液、唾液以及口鼻和生殖器的分泌物中。HSV-Ⅰ型主要通过接吻或其他生活密切接触传播，HSV-Ⅱ型主要通过性行为传播。病毒侵入皮肤黏膜后，可先在局部繁殖，形成初次感染，多数为隐性或亚临床感染，少数出现临床表现。然后病毒沿神经末梢移行至支配皮损区域的神经节内长期潜伏，当各种诱因如发热、受凉、劳累、消化不良等引起机体抵抗力下降时，潜伏的病毒即被激活，沿着神经轴索移行到神经末梢分布的上皮而发病，产生疱疹。

二、临床表现

原发感染潜伏期为 2~12d，平均 6d，部分复发病人可无原发感染症状。因为临床上对于首发症状无法判断是原发还是复发感染，故宜分为初发型和复发型。

1. 初发型单纯疱疹

（1）疱疹性口龈炎：较为常见，多见于 1~5 岁儿童，在舌、牙龈、颊黏膜、腭等处出现群集性水疱，很快破溃后形成浅溃疡。疼痛明显，多数伴有发热、咽痛、局部淋巴结肿痛。病程约 2 周。

（2）新生儿单纯疱疹：较少见，70% 病人由 HSV-Ⅱ型引起，多经产道传染，一般出生后 5~7d 发病。表现为头皮为主的皮肤、口腔黏膜、眼结膜出现水疱、糜烂，严重者可伴有发热、呼吸困难、黄疸、肝脾大、意识障碍等。本型病情凶险，预后较差，死亡率高。幸存者常有大脑功能障碍等后遗症。

（3）接种性单纯疱疹：接触单纯疱疹病人引起，潜伏 5~6d 后，于接触部位发生群集水疱。发生于手指，表现为位置较深的疼痛性水疱，称疱疹性瘭疽。

（4）疱疹性湿疹：又称 Kaposi 水痘样疹，常发生于患湿疹或特应性皮炎的婴幼儿，好发于躯干上部、颈部和头部，表现为原皮损处红肿并出现簇集水疱或脓疱，水疱中央有脐凹，周围有红晕。水疱成批出现，严重者可在 1 周内泛发全身。可伴有发热、淋巴结肿大等全身症状。

2. 复发型单纯疱疹

原发感染后，在同一部位反复发作。多见于成年人，好发于皮肤黏膜交界处，如口唇、唇缘、鼻孔、包皮、龟头、尿道、外生殖器等。初为局部皮肤灼热、刺痛、瘙痒，继之出现红斑、群集性粟粒大小水疱，疱液清，壁薄，易破溃形成糜烂，有较多渗出液，结淡黄色痂，愈合后可留暂时性色素沉着（图 5-2、图 5-3）。病程 1~2 周。

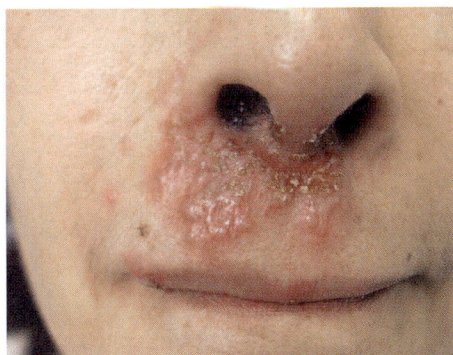

图 5-2　单纯疱疹（鼻孔周）　　图 5-3　单纯疱疹（口角）

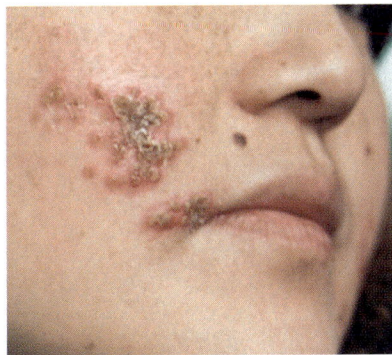

HSV-Ⅱ型所致生殖器疱疹，多出现在外生殖器部位，为性传播疾病。

三、实验室检查

病毒培养鉴定是诊断 HSV 感染的金标准。皮损处刮片做细胞学检查（Tzanck 涂片），可见多核巨细胞和核内嗜酸性包涵体，准确率 60%~90%。免疫荧光检测疱液中病毒抗原和 PCR 检测

HSV-DNA,有助于明确诊断。血清 HSV-IgM 型抗体检测有辅助诊断价值。

四、诊断与鉴别诊断

根据簇集性小水疱,好发于皮肤黏膜交界处及易复发等特点,一般可作出诊断。本病应与带状疱疹、脓疱疮、手足口病等疾病鉴别。

五、治疗

本病有自限性,治疗原则是缩短病程、防止播散和继发感染、减少复发。

1. 内用药物治疗　可口服核苷类药物,如阿昔洛韦、伐昔洛韦、泛昔洛韦,疗程 7~10d。复发型最好在出现前驱症状或皮损出现 24h 内开始治疗。原发感染症状严重或皮损泛发者,可静脉注射阿昔洛韦,连续 5~7d。频繁复发型(1 年复发 6 次以上)可采用持续抑制疗法,一般需连续口服 6~12 个月。阿昔洛韦耐药者,静脉注射膦甲酸,连用 2~3 周或直至皮损治愈。新生儿单纯疱疹:早期应用较大剂量阿昔洛韦,可以有效降低患儿死亡率,有助于改善预后。继发细菌感染时应加用抗生素。

2. 外用药物治疗　以收敛、干燥、防止继发感染为主,可选用 3% 阿昔洛韦软膏、1% 喷昔洛韦乳膏、炉甘石洗剂。糜烂面可用 3% 硼酸液、0.1% 依沙吖啶溶液冷湿敷。继发细菌感染时可用 0.5% 新霉素霜、2% 莫匹罗星软膏等。疱疹口龈炎可用 1:5 000 呋喃西林溶液或 0.1% 苯扎溴铵溶液含漱。

第二节　水痘和带状疱疹

病例导学

病人,男,45 岁,右侧胸背部皮疹伴疼痛 3d。3d 前不明原因右侧胸背部出现少许红斑、水疱,伴轻微痛,未处理,随后水疱增多,疼痛灼热样并加剧,夜间为重,无明显其他不适。既往有风湿性关节炎史,曾用泼尼松、来氟米特等药物治疗,目前服用帕夫林、西乐葆片。皮肤科检查:右侧胸部、肩颈部、背部可见片状红斑、簇集性水疱、丘疱疹,疱液清亮,疱壁紧张,呈带状分布(图 5-4)。

问题:
1. 本病最可能的诊断是什么?
2. 本病如何治疗?

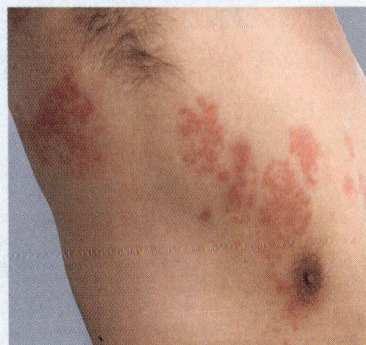

图 5-4　病人右侧腋下皮肤

水痘和带状疱疹是由水痘-带状疱疹病毒(VZV)引起的疱疹型病毒性皮肤病,原发感染表现为水痘(varicella),潜伏在神经细胞中的病毒再度活化则引起带状疱疹(herpes zoster)。

一、病因与发病机制

病原体是水痘-带状疱疹病毒,属 DNA 病毒,具有嗜神经与嗜皮肤特性。人是唯一宿主,病毒可存在于病人呼吸道分泌物、疱液和血液中,主要通过飞沫或接触疱液直接传播,可造成流行。初次感染多在儿童期,病毒进入机体后产生病毒血症,抵抗力强时不出现皮损,呈隐性感染,少数出现皮损,引起水痘。以后病毒可长期潜伏在脊髓后根神经节或脑神经感觉神经节内,在机体免疫力降低时,如感冒、发热、过度劳累、恶性肿瘤、大量且长期使用糖皮质激素或免疫抑制剂,病毒被激活,沿感觉神经轴索离心性移动,到达神经支配区域的皮肤,进行复制,产生水疱,出现带状疱疹。同时,受累的神经节发生炎症、坏死,产生神经痛。带状疱疹愈后可获得较持久的免疫,一般不会再发。

二、临床表现

1. 水痘　多见于 2~10 岁儿童,春秋季节好发。潜伏期 2 周左右,少数可有低热、头痛、乏力、食欲差等前驱症状。皮损多见于躯干、头部、四肢,呈向心性分布,一般先从躯干开始,初为红斑,很快变为红色丘疹或丘疱疹,1~2d 内变成粟粒至绿豆大小水疱,周围有红晕,初期疱液清澈,以后混浊,疱壁薄而易破,内容物吸收后结痂,继发细菌感染时可有脓疱,常有瘙痒。皮损一般在 3~5d 内分批出现,因此同一部位可见丘疹、水疱、痂等皮损(图5-5)。少数病人皮损可累及口腔、眼结膜、咽部、外阴等处,病程约 2 周,愈后一般不留痕迹。可有大疱型水痘、出血性水痘。

新生儿水痘,少见,常由孕妇病人传染给新生儿,临床表现一般较轻。成人水痘,较少见,病情较儿童病人重,病程较儿童病人长,前驱期长,多伴高热等全身症状,水疱泛发,瘙痒明显,可伴内脏损害。

水痘可并发水痘性肺炎、水痘性脑炎、急性脑病及内脏脂肪变性等。

2. 带状疱疹　好发于成年人,春秋季节多见。任何神经均可受累,好发于肋间神经、颈神经、腰骶神经、三叉神经支配区域,发疹前可有全身不适、乏力、食欲差等前驱症状,患处皮肤灼热、疼痛、感觉敏感等,持续 1~4d,也可无任何不适而发疹。皮损常首先为红斑,随之在红斑基础上出现粟粒至绿豆大小丘疹,并迅速变为水疱,呈簇状,疱壁紧张发亮,疱液澄清,周围有红晕,一般在发病 1 周内,群集的水疱沿神经由近端向远端陆续出现,排列呈带状,单侧性,一般不超过体表正中线,各簇水疱之间的皮肤正常。数日后疱液变混浊,疱破后形成糜烂、结痂,痂脱后遗留暂时性红斑或色素沉着斑(图5-6~图5-8)。神经痛为本病特征之一,可在发病前或伴随皮损出现,疼痛程度及时间与部位、年龄有关,发生于三叉神经第一支者疼痛最剧,老年病人常觉剧痛难忍,部分老年病人在皮损消退后遗留顽固性神经痛,持续数月或更长的时间(2~3 年)。通常皮损消退 4 周后神经痛持续存在,称为带状疱疹后遗神经痛。儿童病人疼痛较轻或偶有瘙痒等。

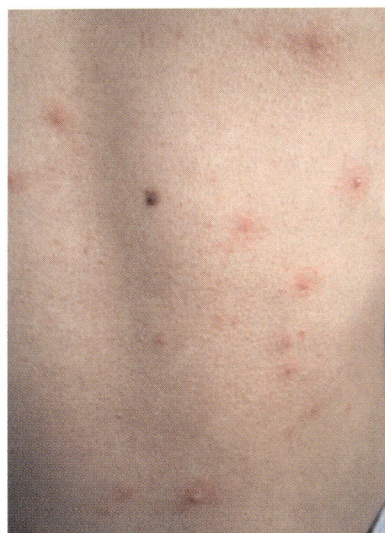

图 5-5　水痘(儿童)

关爱水痘
病人

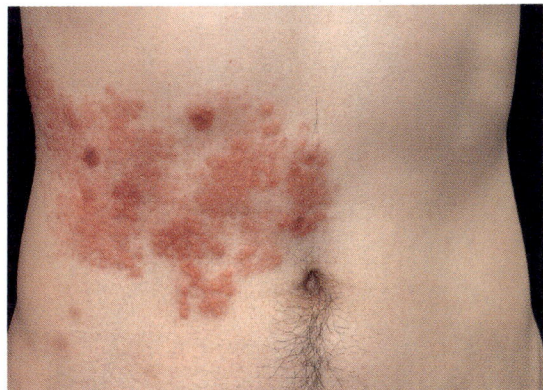

图 5-6　带状疱疹(躯干)

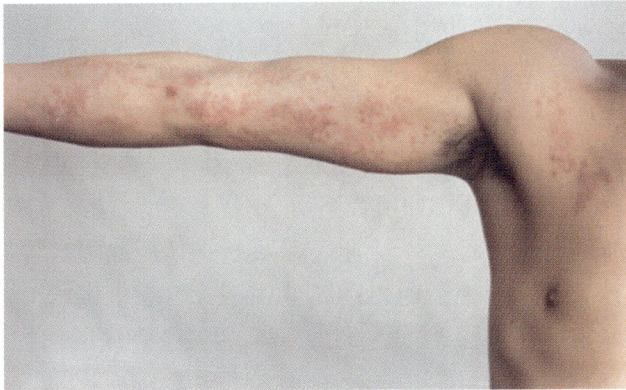

图 5-7　带状疱疹(上肢)

由于机体抵抗力差异,可出现不典型带状疱疹。仅有神经痛,局部不出现皮损者称顿挫型带状疱疹;局部出现红斑、丘疹而无水疱者称不全型带状疱疹;同时累及两个以上神经节,产生对侧或同侧多个区域皮损者称泛发型带状疱疹;此外,还可有大疱型、出血型、坏疽型带状疱疹等。

特殊部位的带状疱疹,如眼带状疱疹,病毒侵犯三叉神经眼支,可累及眼睑、结膜、角膜,易形成溃疡性角膜炎,疼痛剧烈,可遗留瘢痕而致失明。耳带状疱疹为病毒侵犯面神经和听神经所致,表现为外耳道、鼓膜疱疹,伴疼痛、内耳功能障碍,如耳鸣、听力减退或消失等;若膝状神经节受累,影响到面神经的运动及感觉纤维时,可出现面瘫、耳痛、外耳道疱疹的三联征,称 Ramsey-Hunt 综合征。

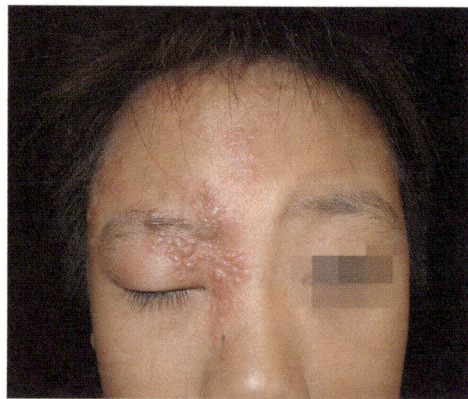
图 5-8　带状疱疹(头面部)

本病一般预后良好,有自限性,病程一般 2~3 周,老年人 3~4 周。愈后可获得较持久免疫,一般不会再发。

三、实验室检查

疱底刮取物涂片找到多核巨细胞和核内包涵体有助于诊断,必要时可用 PCR 检测 VZV DNA 和病毒培养确诊。

四、诊断与鉴别诊断

水痘根据发热、倦怠等前驱症状,皮肤分批出现斑疹、丘疹、水疱、结痂及向心性分布等特点,可以诊断。需与丘疹性荨麻疹、脓疱疮、手足口病等疾病进行鉴别。

带状疱疹根据簇集性水疱,沿某一周围神经呈单侧带状分布,伴疼痛,可诊断。带状疱疹前驱期或无皮疹时,易误诊为肋间神经痛、心绞痛、肩周炎、坐骨神经痛等,需加以鉴别,发疹后应与单纯疱疹、脓疱疮等相鉴别。

五、预防与治疗

1. **水痘**　水痘病毒减毒活疫苗有较好的预防效果,特别是高危人群接种可以有效降低发生率。隔离水痘病人是控制水痘传播的有效手段,应隔离至全部皮疹结痂为止,一般不少于 2 周。病人呼吸道分泌物、污染物应消毒。病程有自限性,以抗病毒、防止继发感染为原则。

早期(出疹后 24~72h)内用抗病毒药物可以减轻水痘的严重程度并缩短病程,2 岁以上儿童可选用阿昔洛韦,对症治疗包括退热、止痒等。外用药物以干燥、止痒、消炎为主,可选用炉甘石洗剂,继发感染可用抗生素乳膏。

2. **带状疱疹**　有自限性,治疗原则是抗病毒、消炎、止痛、缩短病程、提高免疫力和防治继发感染。

(1)**内用药物治疗**:①抗病毒药物。早期、足量使用,发疹后 48~72h 内开始用效果好,可选用核苷类抗病毒药物如阿昔洛韦、伐昔洛韦、泛昔洛韦或溴夫定。②镇痛药。急性期疼痛可以选择非甾体抗炎药如双氯芬酸钠、三环类抗抑郁药如阿米替林,带状疱疹后神经痛可选用加巴喷丁或普瑞巴林。③营养神经药物:可应用维生素 B_1、维生素 B_{12} 及维生素 E。④糖皮质激素:早期合理应用可抑制炎症过程,缩短急性期疱疹相关性疼痛的病程,无禁忌证的老年病人可口服泼尼松,疗程 1 周左右。

(2)**外用药物治疗**:以抗病毒、消炎、防止继发感染为主。疱未破时可用炉甘石洗剂、阿昔洛韦乳膏,疱疹破溃后可酌情用 3% 硼酸溶液或 1∶5 000 呋喃西林溶液湿敷,继发感染可用 0.5% 新霉素软膏、2% 莫匹罗星软膏等。眼部带状疱疹可用 0.1%~0.5% 碘苷、0.1% 阿昔洛韦溶液滴眼。

（3）**物理治疗**：早期病变部位紫外线、频谱治疗仪、红外线等局部照射有助于水疱干涸和结痂,可缩短病程、缓解疼痛。

第三节　疣

疣（verruca）是由人乳头瘤病毒（human papilloma virus,HPV）感染引起的新生物型病毒性皮肤病,常见有寻常疣、扁平疣、跖疣和尖锐湿疣等。

一、病因与发病机制

病原体是人乳头瘤病毒。人是 HPV 的唯一宿主,病人和健康带病毒者为传染源,主要通过直接接触传播和自身接种,亦可通过污染物间接接触传播。HPV 进入皮肤、黏膜的上皮细胞内繁殖,引起局部上皮细胞异常分化、增生,形成赘生物。外伤和细胞免疫功能低下或缺陷时易感染。

二、临床表现

一般潜伏期 6 周~2 年。

1. **寻常疣**（verruca vulgaris）　常见的病毒性疣,俗称"瘊子""刺瘊",青少年多见,好发于手背、手指,也可见于头面部。皮损初期为粟粒或米粒大小的丘疹,逐渐长大,多角形或半球形,表面粗糙,可呈菜花状、乳头状、肤色、枯黄或灰褐色,质地坚硬（图 5-9、图 5-10）。可因自体接种,数目逐渐增多。皮损基底肤色,无炎症。病程慢性,多有自限性,多数病人经 2~3 年可自然消退。常无症状。发生于眼睑、颈项等处的疣,单个细软的丝状突起,顶端角化干燥,称丝状疣;发生于头皮、趾间的疣,同一疣体上有多个指状突起,顶端为角化性物质,称指状疣;发生于甲周的寻常疣称甲周疣（图 5-11）;发生于甲床的寻常疣称甲下疣。

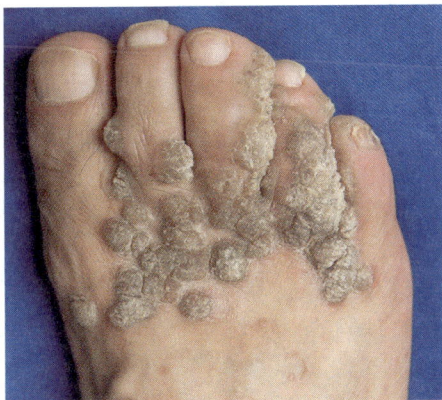

图 5-9　寻常疣（足背、趾缘）

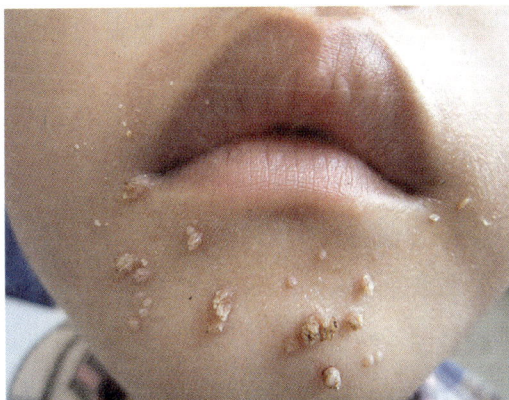

图 5-10　寻常疣（下颌部）

2. **扁平疣**（verruca plana）　好发于青少年颜面、手背及前臂。皮损多为米粒至黄豆大小的扁平丘疹,表面光滑,质硬,圆形或椭圆形,正常肤色或淡褐色,数目多少不定,常密集,搔抓皮损后出现自身接种,皮损可成串珠状排列（图 5-12）。一般无症状,偶有微痒。病程慢性,有自限性,多数病人可在 2~3 年内自行消失,也可持续多年不愈。

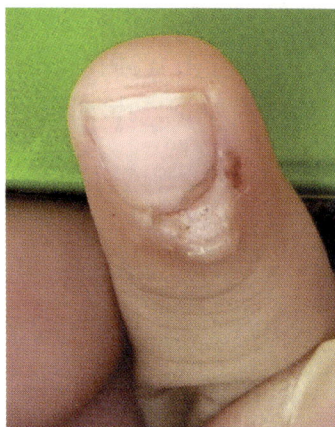

图 5-11 寻常疣（甲周）

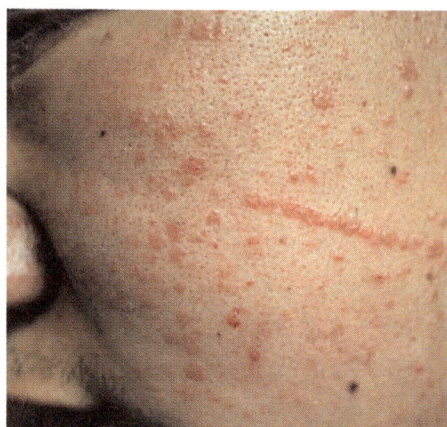

图 5-12 扁平疣（同形反应）

Koebner 现象

同形反应（Koebner 现象）是指由创伤或其他有害刺激因素诱发并产生与原有疾病特征相同的病变。1877 年，由著名皮肤病学家 Koebner 首次报道。他发现银屑病病人无病变处皮肤经各种类型的创伤后也会产生银屑病的病变，此种现象后被命名为 Koebner 现象。这一现象也可以出现在很多其他皮肤病上，如扁平疣、扁平苔藓、光泽苔藓、白癜风等。关于 Koebner 现象的具体机制还不很清楚，发病因素可能包括免疫性、血管性、酶、神经性、激素等多方面的因素。

3. 跖疣（verruca plantaris） 发生于跖部的寻常疣，皮损初起为针头大小丘疹，逐渐增大至黄豆大小或更大，因受压而形成淡黄色或褐黄色斑块，表面粗糙，界限清楚，中央微凹，边缘为稍高的角质环（图 5-13）。去除角质层，中间可见灰白色疏松的角质软芯，可见真皮乳头层毛细血管破裂出血而形成的小黑点，若含有多个角质软芯，称为镶嵌疣。疼痛，病程长，也可自行消退。

皮肤镜检查可见皮损中央褐色或黑褐色线状或点状出血征。病程慢性。病人可有疼痛，也可无症状。

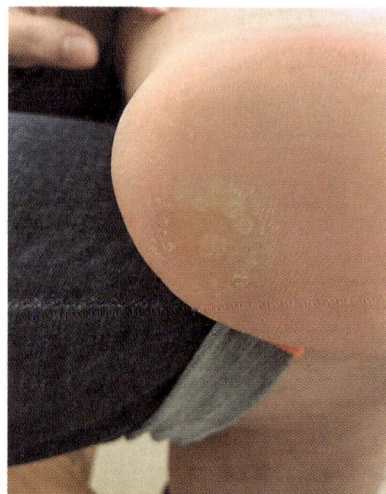

图 5-13 跖疣

三、组织病理检查

不同类型疣的组织病理学表现有差异，但均具有颗粒层、棘层上部细胞空泡化和电镜下核内病毒颗粒等共同特征，可伴有角化过度、角化不全、棘层肥厚和乳头瘤样增生等。

四、诊断与鉴别诊断

根据病史、发病部位、发展情况及典型皮损特征即可诊断，必要时结合组织病理检查，检测组织中 HPV DNA 可确诊。寻常疣应与皮肤肉芽肿、良性纤维瘤进行鉴别，扁平疣应与脂溢性角化病进行鉴别，跖疣应与鸡眼或胼胝进行鉴别。

五、治疗

主要采用物理治疗和局部外用药物治疗。

1. **物理治疗** 冷冻、电灼、刮除和激光等都是有效的治疗方法,皮损数目较多者可以分批分次治疗。

2. **外用药物治疗** 不宜采用物理治疗者,可根据不同情况选择抗病毒、角质剥脱或腐蚀性外用药物。常用:①0.05%~0.1%维A酸软膏,适用于扁平疣。②5-氟尿嘧啶软膏,可遗留色素沉着,面部慎用。③3%酞丁胺霜或3%酞丁胺二甲亚砜溶。④5%咪喹莫特软膏,每周3次,扁平疣、寻常疣有一定疗效。

3. **皮损内注射** 平阳霉素用1%普鲁卡因稀释于疣体根部注射,每周1次,适用于难治性寻常疣和跖疣维生素 D_3 皮损内注射对于多发性疣具有一定疗效。

4. **内用药物治疗** 多用于皮损数目较多或久治不愈者,在物理治疗或局部治疗的同时配合治疗。目前尚无确切有效的抗HPV药物,可试用免疫调节剂(如干扰素、左旋咪唑等)。

第四节 传染性软疣

传染性软疣(molluscum contagiosum)是由传染性软疣病毒感染引起的新生物型病毒性皮肤病。

一、病因与发病机制

病原体为传染性软疣病毒,属于DNA病毒中的痘病毒,主要通过直接接触传播,也可自体接种,可经病毒污染的物品间接接触传播。传染性软疣病毒主要在表皮内复制繁殖,形成病毒包涵体。

二、临床表现

好发于儿童及青少年,潜伏期1周至半年,任何部位均可发生,多见于躯干、四肢、面部、颈部、肩胛、阴囊、肛门等,皮损初起为米粒大小皮色丘疹,逐渐增大至绿豆大半球形丘疹,境界清楚,质地柔软,呈灰白色或珍珠色,表面有蜡样光泽,中心有脐窝,内有白色乳酪样物质即软疣小体。皮损数目不等,散在或簇集而不融合(图5-14、图5-15),常无症状或仅有微痒。经过慢性,偶有自然消失,愈后不留瘢痕。成人传染性软疣,皮损还常见于外生殖器、臀、下腹、腹股沟区和肛周的皮肤黏膜,可经性行为传播。

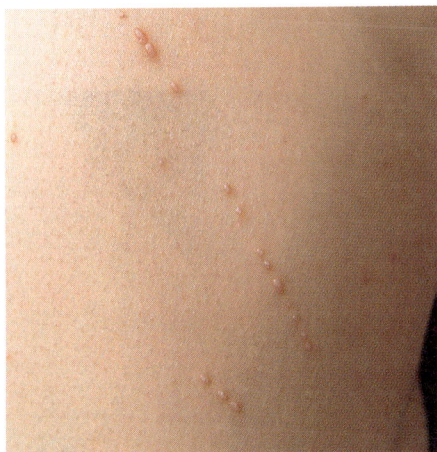

图5-14 传染性软疣(自体接种)　　图5-15 传染性软疣(继发细菌感染)

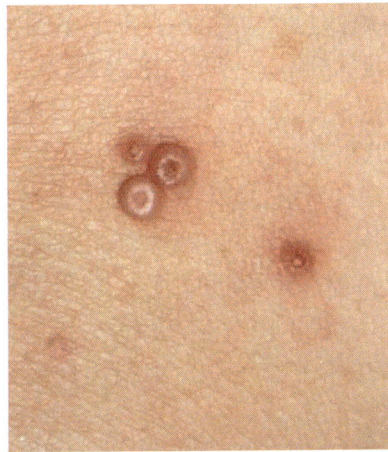

三、组织病理检查

在棘细胞胞质中,可见大量嗜酸性小包涵体,之后可形成嗜碱性包涵体,称为软疣小体或

Henderson-Paterson 小体。最终，它们将胞核挤压到细胞的一侧。在发展完全的损害中，每个小叶变空，形成中央火山口样外观。通过电镜可在表皮内发现特征性的砖形痘病毒颗粒。

四、诊断与鉴别诊断

根据散在绿豆大小半球形丘疹，表面有蜡样光泽，灰白色或珍珠色，中心微凹，可挤出白色乳酪样软疣小体，必要时结合组织病理检查可诊断。儿童主要与幼年性黄色肉芽肿、斯皮茨痣（Spitz nevus）等进行鉴别，成人较大的皮损有时需与角化棘皮瘤、尖锐湿疣、皮肤附属器肿瘤及基底细胞癌等进行鉴别。

五、预防与治疗

避免与病人接触，避免搔抓，勿共用毛巾、衣服等生活用品，注意消毒。

局部治疗为主，去除软疣小体为原则。皮肤消毒后用消毒针头挑破患处，挤出软疣小体，或用无菌有齿镊、弯血管钳将疣体夹破，挤出软疣小体，然后用 3%~5% 碘酊点涂患处。损害较多时应分批治疗，并注意保护周围皮肤。数目少、体积大时可冷冻治疗，需间隔 3~4 周重复进行。继发感染者先涂 0.5% 新霉素软膏、2% 莫匹罗星软膏，炎症消退后用上述方法治疗。

第五节 手足口病

手足口病（hand-foot-mouth disease）是以手、足、口腔发生水疱为特征的一种病毒性皮肤病，多见于儿童。

一、病因与发病机制

病原体主要为柯萨奇病毒 A16，柯萨奇病毒 A5、A7、A9、A10、B1、B2、B3、B5 以及肠道病毒 71 型也可引起。病毒存在于疱液、咽部分泌物、粪便中，主要经粪-口途径传播，也可通过空气飞沫经呼吸道传播。

二、临床表现

好发于 2~10 岁以下儿童，5 岁以下多见，可在幼儿园、小学中发生流行。潜伏期 3~7d，发病前可有不同程度的低热不适、头痛、乏力、食欲差、咽痛咳嗽、鼻炎和腹痛等前驱症状，1~3d 后手、足、口腔黏膜出现皮损。初期在口腔黏膜、掌跖、指（趾）出现红色斑疹，很快发展为直径 2~4cm 的水疱，疱壁薄，内容物澄清，周围绕以红晕，水疱破溃后可形成灰白色糜烂或浅溃疡（图 5-16~图 5-18）。手、足、口腔部位可同时发生，也可不同时发生，以口腔受累常见。病程 1 周左右，预后好，极少复发，少数病例，尤其是 3 岁以下儿童可伴发中枢神经系统损害、肺水肿、循环障碍等。

三、诊断与鉴别诊断

根据发热、头痛等前驱症状，发生在手、足、口腔等部位的特征性皮损，结合流行病学可诊断。本病应与多形红斑、疱疹性咽峡炎、水痘等进行鉴别。

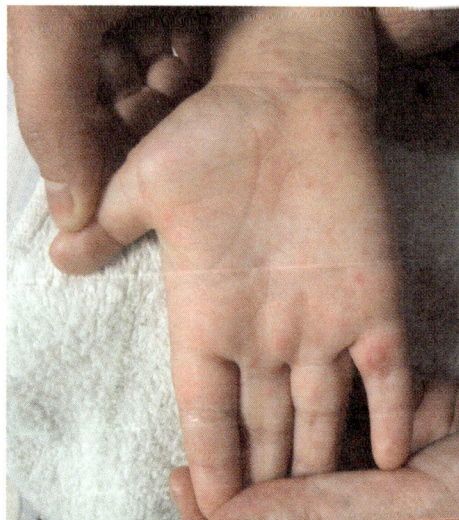

图 5-16 手足口病（手）

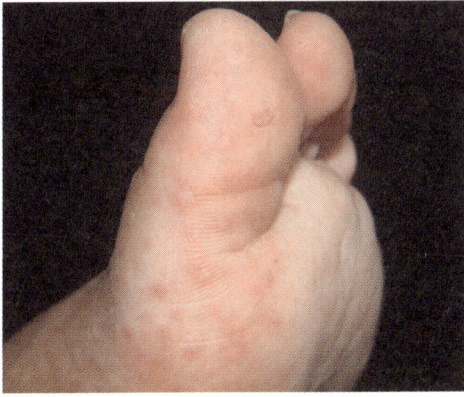

图 5-17　手足口病（足）

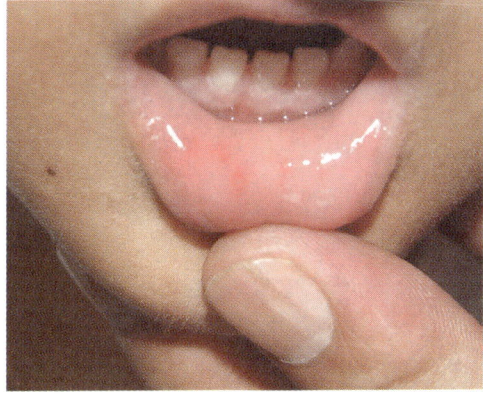

图 5-18　手足口病（口腔）

四、预防与治疗

及时发现并隔离病人7~10d，至皮损消退为止，以控制流行。对污染的日常用品、食品、玩具等，应消毒处理。密切接触病人的婴幼儿可肌内注射丙种球蛋白1.5~3ml。

内用药物可选用利巴韦林、干扰素等，板蓝根颗粒内服也有一定效果，继发细菌感染可选用抗菌剂如磺胺、红霉素等。外用药物可用炉甘石洗剂。口腔用淡盐水或生理盐水漱口，外涂四环素甘油。口腔黏膜损害严重，影响进食者，饭前用1%丁卡因、利多卡因、苯海拉明醑剂、盐酸达克罗宁等混合外用。

思考题

1. 如何治疗成人面部单纯疱疹？
2. 简述带状疱疹的诊断要点。
3. 如何治疗寻常疣？
4. 简述传染性软疣的皮损特点。

ER 5-4

（李　丽）

练习题

第六章 | 细菌性皮肤病

教学课件

思维导图

学习目标

1. 掌握:脓疱疮、丹毒和蜂窝织炎的病因、临床表现、诊断和治疗。
2. 熟悉:毛囊炎、疖和痈的病因、临床表现、诊断和治疗。
3. 了解:麻风的病因、传播途径、临床表现、诊断、治疗和预防。
4. 能对常见细菌性皮肤病进行诊断、治疗,并能开展健康宣教。
5. 具备同情心,尊重病人,爱护病人。

第一节 脓 疱 疮

脓疱疮(impetigo)是由金黄色葡萄球菌和/或乙型溶血性链球菌引起的化脓性细菌性皮肤病,常见于夏秋季节,多侵犯儿童,好发于暴露部位。

病例导学

病人,女,3岁,颜面、口周出现红斑、脓疱、黄痂3d。小儿时有搔抓、哭闹。体查:面部、口周有黄豆大脓疱,边缘潮红,有糜烂、渗出,部分结蜜黄色痂。病儿所在幼儿园有类似病例(图6-1)。

问题:
1. 本病最可能的诊断是什么?
2. 本病如何治疗?

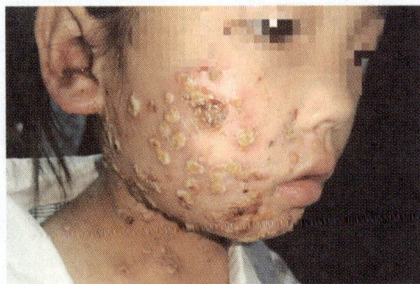

图 6-1 病人的右侧面部

一、病因与发病机制

病原体主要为凝固酶阳性的金黄色葡萄球菌,其次为乙型溶血性链球菌,也可二者混合感染。温度较高、出汗较多及皮肤浸渍可促进细菌在局部繁殖。瘙痒性皮肤病可因搔抓使皮肤屏障受损,细菌易于侵入。

主要经密切接触、自身接种传播。细菌主要侵犯表皮,引起化脓性炎症。凝固酶阳性噬菌体Ⅱ组71型金黄色葡萄球菌可产生表皮剥脱毒素,引起毒血症及表皮松解坏死。抵抗力低下病人,可引起菌血症、败血症或骨髓炎、关节炎、肺炎等。少数病人可诱发肾炎或风湿热,主要与链球菌感染有关。

二、临床表现

1. 接触传染性脓疱疮(impetigo contagiosa) 也称寻常型脓疱疮(impetigo vulgaris),多由金黄色

葡萄球菌和/或乙型溶血性链球菌引起,传染性强,常发生于学龄前儿童,可在托儿所、幼儿园中流行。好发于颜面、口鼻周围,初为红色斑点或丘疹,迅速发展成脓疱,脓液浑浊,疱壁薄易破,周围绕有明显红晕,脓疱破后形成糜烂,脓液干燥后形成蜜黄色厚痂,常因搔抓使皮损向周围扩散或融合(图6-2)。瘙痒,病程约1周,痂脱落不留瘢痕,若不及时治疗,可迁延甚久。病情严重者可有全身中毒症状伴有淋巴结炎,甚至引起败血症或急性肾小球肾炎。

2. 深脓疱疮(ecthyma) 又称臁疮,主要由溶血性链球菌所致,多见于营养不良的儿童或老年人。好发于小腿或臀部,初为脓疱,渐向皮肤深部发展,脓疱破后表面有蛎壳状黑色厚痂,周围红肿明显,去痂后见边缘陡峭的碟状溃疡,愈后留有瘢痕。疼痛,附近淋巴结肿大,可有发热、全身不适症状。病程2~4周或更长。

3. 大疱性脓疱疮(impetigo bullosa) 主要由噬菌体Ⅱ组71型金黄色葡萄球菌所致。好发于儿童,成人也可发生,特别是人类免疫缺陷病毒(HIV)感染者。好发于面部、躯干和四肢,初为米粒大小水疱或脓疱,1~2d后迅速扩展为大疱,疱液先清澈,迅速变浑浊,疱壁先紧张后松弛,直径1cm左右,疱液沉积疱底呈半月状积脓(图6-3),周围红晕多不明显,疱壁薄易破溃、糜烂、结痂,痂脱落后可留有暂时性色素沉着斑。

4. 新生儿脓疱疮(impetigo neonatorum) 是发生于新生儿的大疱性脓疱疮,由凝固酶阳性金黄色葡萄球菌引起,起病急,传染性强。皮损为广泛分布的多发性大脓疱,尼氏征阳性,疱周有红晕,破溃后形成糜烂。可伴高热、厌食、呕吐、腹泻等全身中毒症状,如不及时治疗常并发败血症、肺炎、脑膜炎而危及生命。

5. 葡萄球菌性烫伤样皮肤综合征(staphylococcal scalded skin syndrome,SSSS) 由凝固酶阳性、噬菌体Ⅱ组71型金黄色葡萄球菌引起的严重皮肤感染性疾病。此菌分泌表皮松解毒素,造成表皮剥脱。多累及5岁内婴幼儿,起病突然,起病前常伴有上呼吸道感染或皮肤、咽、鼻、耳等处化脓性感染,皮损常由口周和眼周开始,迅速波及躯干和四肢,在大片红斑基础上出现松弛性水疱,尼氏征阳性,皮肤大面积剥脱形成潮红糜烂,似烫伤样外观(图6-4),皱褶部位明显。手足皮肤可呈手套、袜套样剥脱,口周可见放射状裂纹,无口腔黏膜损害。有明显疼痛和触痛,病情轻者1~2周后痊愈,

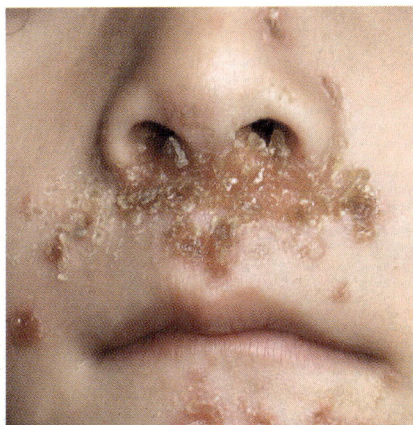
图6-2 接触传染性脓疱疮

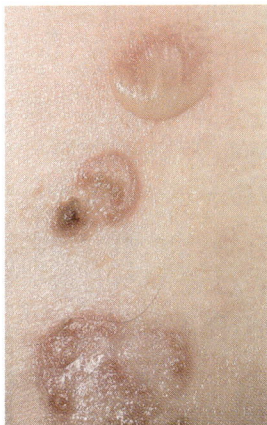
图6-3 大疱性脓疱疮

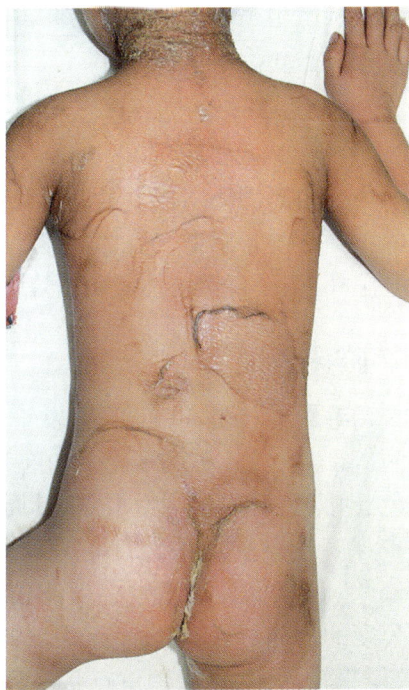
图6-4 葡萄球菌性烫伤样皮肤综合征

重者可因并发败血症、肺炎而危及生命。

三、实验室检查

血常规检查示白细胞总数及中性粒细胞计数可增高。脓液中可分离培养出金黄色葡萄球菌或链球菌，必要时可做细菌培养鉴定和药敏试验。

四、诊断与鉴别诊断

根据病史和临床表现，必要时可结合细菌学检查，可诊断。接触传染性脓疱疮需与水痘、丘疹性荨麻疹等鉴别。葡萄球菌性烫伤样皮肤综合征应与大疱性表皮松解型药疹鉴别。

五、预防与治疗

保持皮肤清洁卫生，及时治疗瘙痒性皮肤病，防止各种皮肤损伤。病人应隔离，防止接触传播。对已污染的衣服、用具应及时消毒。局部治疗以消炎、杀菌、清洁、收敛为原则。皮损广泛、伴有发热或淋巴结炎者，应及早给予全身抗生素治疗以控制感染。

1. 外用药物治疗 脓疱未破时可外用炉甘石洗剂，脓疱破溃者可用 1∶5 000~1∶8 000 高锰酸钾溶液或 0.5% 新霉素溶液清洗、湿敷，干燥后可用莫匹罗星软膏、夫西地酸软膏等。大疱或脓疱，应吸干脓液，再用上述药液清洗或湿敷。葡萄球菌性烫伤样皮肤综合征，应加强眼、口腔、外阴的护理，注意保持创面干燥。

2. 内用药物治疗 应用敏感性抗生素，必要时依据药敏试验结果选择用药。对重症新生儿脓疱疮、葡萄球菌性烫伤样皮肤综合征应及早给予有效抗生素，选择金黄色葡萄球菌敏感的头孢类抗生素，对青霉素类过敏者可用大环内酯类抗生素。注意水电解质平衡，给予相应支持治疗。

第二节　毛囊炎、疖和痈

毛囊炎是由细菌引起的毛囊及其周围组织的化脓性炎症性皮肤病。疖是由细菌引起的毛囊深部及其周围组织的化脓性炎症性皮肤病。痈是细菌引起的多个相邻毛囊及其周围组织炎症相互融合形成的皮肤深层化脓性疾病。

一、病因

主要由凝固酶阳性金黄色葡萄球菌所致，偶可为表皮葡萄球菌、链球菌、假单胞菌属、大肠埃希菌等单独或混合感染，也可由真菌性毛囊炎继发细菌感染所致。皮肤损伤、卫生习惯不良、多汗、皮脂分泌旺盛、全身性慢性疾病、器官移植、长期应用糖皮质激素等可诱发本病。

二、临床表现

1. 毛囊炎（folliculitis） 好发于头面部、颈部、臀部及外阴等部位，成年男性多见。初起为粟粒大小的毛囊性红色丘疹，数日内顶端形成脓疱，周围红晕，中心有一毛发贯穿。皮损散在发生，不相互融合，疱壁薄，破溃后形成糜烂、黄痂，痂脱而愈，一般不留瘢痕（图 6-5）。有不同程度的疼痛、瘙痒。发生于头皮的毛囊炎，炎症浸润明显，侵犯较深，若愈后留下点状瘢痕和永久性脱发，称为秃发性毛囊炎。发生于胡须部位，数目较多、经久不愈的

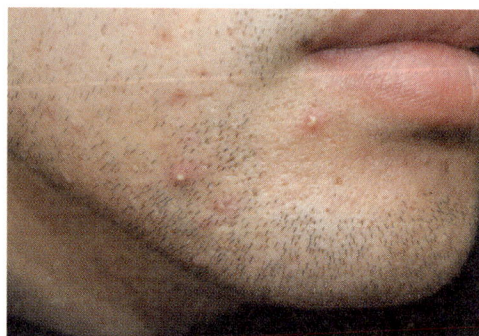

图 6-5　毛囊炎

毛囊炎,称为须疮。发生于颈项部的毛囊炎,若形成乳头状增生或瘢痕硬结,称瘢痕疙瘩性毛囊炎。

2. 疖(furuncle) 好发于头面部、颈部、臀部,初起为红色毛囊性炎性丘疹,基底浸润明显,后炎症向周围扩展,形成硬结节,数日后结节变软,形成脓肿,顶端出现黄白色坏死脓栓,脓栓脱落后形成溃疡,随即炎症消退,结痂而愈(图6-6)。局部红、肿、热、痛,可有附近淋巴结肿大,重者可伴有发热、头痛、全身不适等症状。疖多为单发,若数目较多且反复发生、经久不愈者,称为疖病(furunculosis)(图6-7),多见于免疫力低下病人。

3. 痈(carbuncle) 由多个聚集的疖组成,可深达皮下组织,好发于颈、背、臀和大腿等处,也可发生于面部、唇部。初起为红色或暗红色硬结节,界限不清,迅速向四周及皮肤深部蔓延,继而结节变软,形成脓肿,表面出现多个脓头(脓栓),破溃后形成多个溃疡,呈蜂窝状(图6-8)。灼痛,常伴局部淋巴结肿大,可有高热、寒战等全身症状,可并发菌血症、败血症。

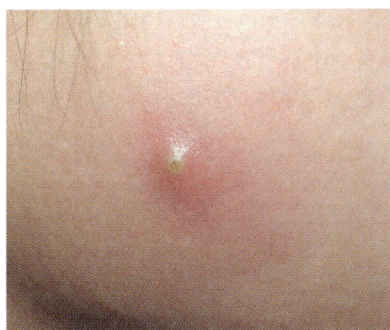
图6-6 疖

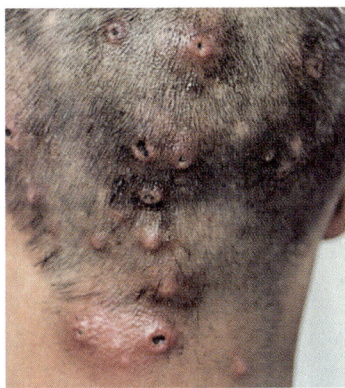
图6-7 疖病

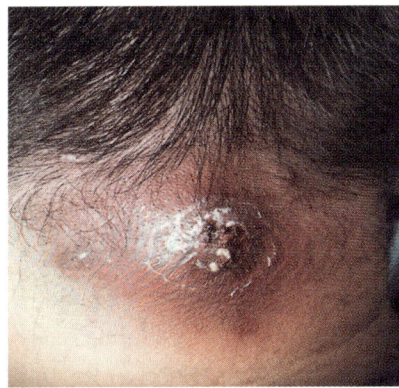
图6-8 痈

三、实验室检查

取脓液直接涂片做革兰氏染色后镜检,必要时可做细菌培养鉴定和药敏试验。

四、诊断与鉴别诊断

根据病史和临床表现,结合实验室检查可诊断。应与马拉色菌毛囊炎、化脓性汗腺炎等鉴别。

五、预防与治疗

注意皮肤卫生,防止外伤,增强机体免疫力,应积极寻找基础疾病或诱因,给予相应治疗。

外用药物治疗为主,以消炎、杀菌为原则,可外用2%莫匹罗星软膏、夫西地酸软膏、20%鱼石脂软膏、金霉素软膏、3%碘酊等。已化脓破溃的疖、痈应切开排脓,面部的切忌挤压,以免引起颅内感染。

内用药物治疗可选用耐酶青霉素类、头孢类、大环内酯类或喹诺酮类抗生素,也可根据药敏试验选择抗生素。以下情况应静脉用药:位于鼻周、鼻腔或外耳道内的毛囊炎,皮损较大或反复发作,皮损周围伴有蜂窝织炎,局部治疗无效者。

第三节 丹毒和蜂窝织炎

丹毒是由乙型溶血性链球菌引起的皮肤淋巴管及周围组织的急性炎症性皮肤病,蜂窝织炎是由乙型溶血性链球菌和金黄色葡萄球菌引起的皮下疏松结缔组织弥漫性化脓性炎症性皮肤病。

一、病因与发病机制

丹毒多由乙型溶血性链球菌感染引起，主要累及淋巴管及其周围组织。细菌可由皮肤或黏膜破损处侵入，足癣、趾甲真菌病、小腿溃疡、慢性湿疹、鼻炎等可诱发本病，营养不良、糖尿病、慢性肝病、肾炎等可为促发因素。

蜂窝织炎多由溶血性链球菌和金黄色葡萄球菌感染引起，少数由流感嗜血杆菌、大肠埃希菌、肺炎链球菌和厌氧菌等引起，主要累及皮下疏松结缔组织，常继发于外伤、溃疡、其他局限性化脓性感染，也可由细菌直接通过皮肤微小创伤而侵入。

二、临床表现

1. **丹毒**（erysipelas） 好发于面部、小腿、足背等处，多为单侧，起病急，常先有畏寒、发热等前驱症状，继而出现水肿性红斑，境界清楚，表面紧张发亮、灼热，迅速向周围扩大，疼痛及压痛明显，常伴有局部淋巴结肿大及不同程度全身症状，多在4~5d达高峰，皮疹消退后局部可留有轻度色素沉着斑和脱屑（图6-9~图6-11）。在红斑基础上发生水疱、大疱或脓疱者，分别称为水疱型、大疱型或脓疱型丹毒。炎症深达皮下组织并引起皮肤坏疽者，称为坏疽型丹毒。皮损反复发生者称为复发性丹毒。皮损一边消退，一边发展扩大，呈岛屿状蔓延者，称为游走型丹毒。下肢丹毒反复发生，引起皮肤淋巴管受阻，淋巴液回流不畅，受累组织肥厚，日久形成象皮肿。

2. **蜂窝织炎**（cellulitis） 好发于面部、四肢、外阴、肛周等部位，皮损为水肿性红斑，边界不清，局部皮温增高。浅部感染局部红肿明显，剧痛，深部感染局部红肿不明显，水肿和压痛明显，严重时形成深部化脓和组织坏死（图6-12）。可有全身感染中毒症状，高热、寒战、全身不适，附近淋巴结肿大，甚至引起败血症。发生在口底、颌下、颈部的感染可使喉头水肿，压迫气管，出现呼吸困难，引起窒息。

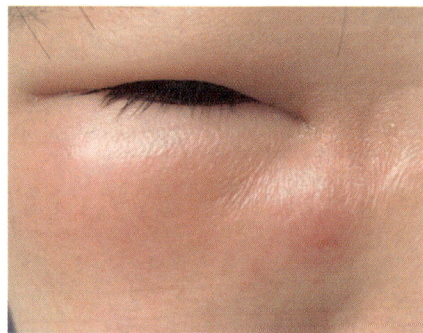

图 6-9　丹毒（面部）

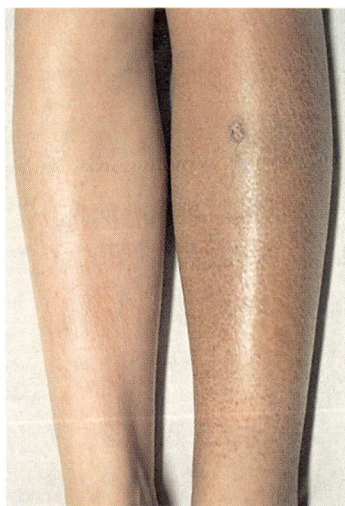

图 6-10　丹毒（小腿）

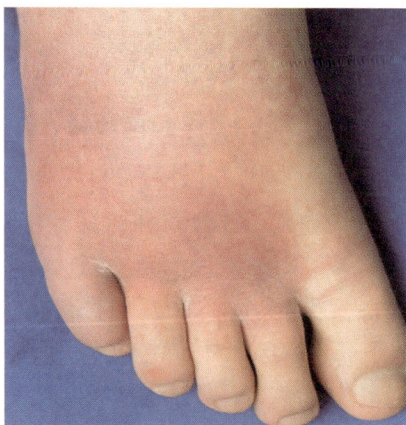

图 6-11　丹毒（足）

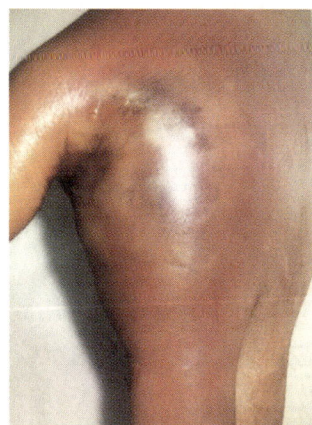

图 6-12　蜂窝织炎

三、实验室检查

血常规示白细胞总数升高，以中性粒细胞为主，可出现核左移和中毒颗粒。

四、诊断与鉴别诊断

根据典型局部临床表现,结合全身中毒症状和实验室检查可确诊,应与接触性皮炎、类丹毒、癣菌疹等相鉴别。

五、预防与治疗

注意休息,去除病因,反复发作者应注意寻找并积极处理慢性病灶。以内用药物治疗为主,辅以外用药物治疗。

1. **内用药物治疗** 早期、足量、高效使用抗生素可控制炎症蔓延、减轻全身症状并防止复发。丹毒治疗以青霉素为首选,一般于2~3d后体温恢复正常,但应持续用药2周左右以防复发,青霉素过敏者可选用红霉素或喹诺酮类药物。蜂窝织炎可选用第二代或三代头孢类抗生素,亦可选用喹诺酮类或新一代大环类酯类药物,必要时依据药敏试验选择抗生素。

2. **外用药物治疗** 红肿无水疱者可外用25%~50%硫酸镁湿敷,有水疱渗出者可抽出疱液后用0.1%乳酸依沙吖啶或0.5%呋喃西林溶液湿敷,并外用抗生素软膏如2%莫匹罗星等外涂。下肢损害应抬高患肢。

3. **物理疗法** 采用紫外线照射、音频电疗、超短波、红外线等,有一定疗效。

4. **手术治疗** 已化脓者应行手术切开排脓。

第四节　麻　风

麻风(leprosy)是由麻风分枝杆菌感染易感个体后选择性侵犯皮肤和外周神经,晚期可致残的慢性传染病。延迟诊断造成的畸残毁形和治疗过程中发生的致死性药物超敏反应综合征是主要危害。

一、病因

病原菌为麻风分枝杆菌,简称麻风杆菌,长2~6μm,宽0.2~0.6μm,呈短小棒状或稍弯曲,常呈束状排列,无鞭毛、荚膜及芽孢,抗酸染色呈红色,革兰氏染色阳性。麻风杆菌对外界抵抗力较强,分泌物离体自然干燥后仍可存活2~9d,0℃可存活3~4周,但夏季阳光直射2~3h或煮沸8min可丧失繁殖力。麻风杆菌至今无离体培养成功报道。

二、流行病学

麻风曾在全球广泛流行,自20世纪80年代开始,由于联合化疗方案(MDT)的推广,现症病人迅速减少。麻风病人或带菌者是主要传染源,主要通过飞沫传播,健康成人对麻风杆菌有较强的免疫力,暴露人群中发病者不足1%。

ER 6-3

国际麻风日

三、分型

临床常用5级分类法,又称免疫光谱分类法,根据免疫力由强到弱、细菌数由少到多将麻风分为5级:结核样型麻风(tuberculoid leprosy,TT)、界线类偏结核样型麻风(borderline tuberculoid leprosy,BT)、中间界线类麻风(mid-borderline leprosy,BB)、界线类偏瘤型麻风(borderline lepromatous leprosy,BL)和瘤型麻风(lepromatous leprosy,LL)。总的趋势是:麻风分枝杆菌数量LL>BL>BB>BT>TT,细胞免疫反应强度TT>BT>BB>BL>LL。

为方便治疗,世界卫生组织推荐根据皮肤涂片查菌结果和皮损的数量,将5级分类法简化为少菌型(paucibacillary,PB)和多菌型(multibacillary,MB)麻风两大类。

四、临床表现

1. 少菌型　皮肤组织液查菌阴性，一般对应五级分类中 TT 或 BT。麻风病人机体免疫力较强，皮损常局限，一般≤5 处。好发于面部、躯干、四肢，皮损可有红斑、浅色斑或斑块，大的皮损周围常有小的"卫星状"损害。典型皮损为较大的红色斑块，边界清楚或稍隆起，表面干燥粗糙，毳毛脱失，可覆盖鳞屑。

2. 多菌型　皮肤组织液查菌阳性，一般对应五级分类中 BB、BL 或 LL。根据病进，分为早、种、晚期临床表现。

（1）早期：皮损为浅色、浅黄色或淡红色斑，边界模糊，广泛而对称分布于面部、躯干、四肢伸侧等（图 6-13）。浅感觉正常或稍迟钝，有蚁行感。鼻黏膜可充血、肿胀或糜烂。

（2）中期：皮损分布更广泛，浸润更明显，少数皮损可形成结节。浅感觉障碍，四肢呈套状麻木，眉、发脱落明显，周围神经普遍受累（图 6-14），除浅感觉障碍外还可产生运动障碍和畸形。足底可见营养性溃疡，淋巴结、肝、脾等肿大，睾丸亦可受累。

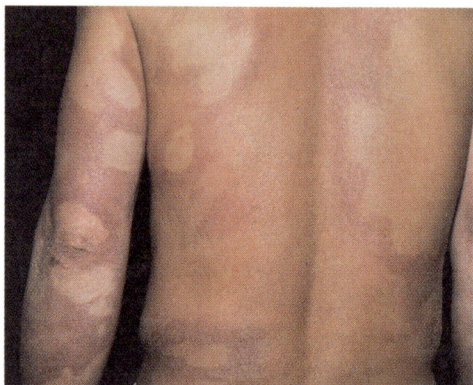

图 6-13　麻风多菌型早期

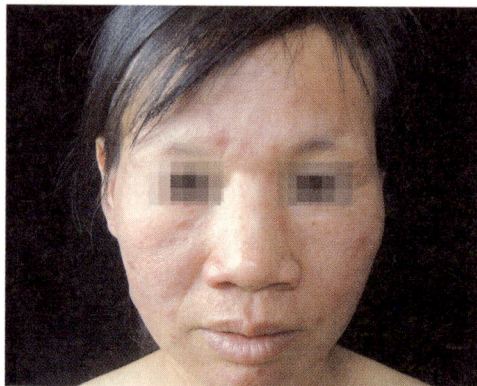

图 6-14　麻风多菌型中期

（3）晚期：皮损呈深在性、弥漫性浸润，常伴暗红色结节，面部结节或斑块可融合成大片凹凸不平的损害（图 6-15），双唇肥厚，耳垂肿大，形如狮面；眉毛脱落，头发部分或大部分脱落，伴明显浅感觉及出汗障碍，周围神经受累导致面瘫、手足运动障碍和畸形、骨质疏松和足底溃疡等（图 6-16）。淋巴结、睾丸、眼和内脏器官受累严重，男性睾丸可萎缩，常引起阳痿、乳房胀大、不育等。

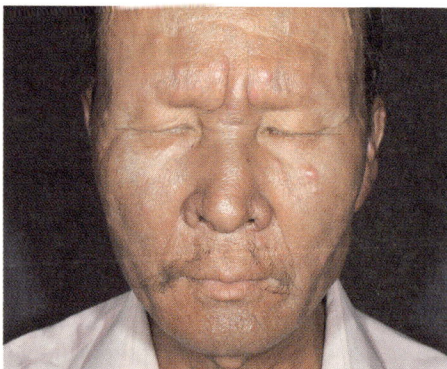

图 6-15　麻风多菌型晚期（面部结节）

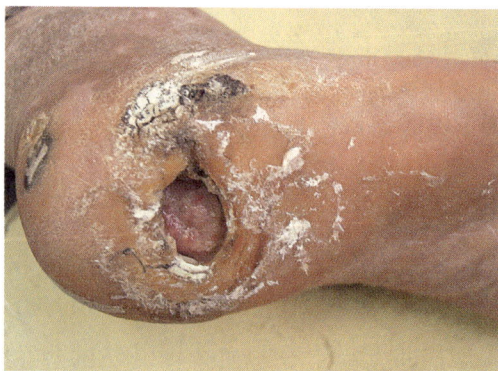

图 6-16　麻风多菌型晚期（足底溃疡）

3. 麻风反应　是由麻风分枝杆菌导致的机体自发性免疫反应增强（Ⅰ型麻风反应）或免疫复合物反应（Ⅱ型麻风反应），约 50% 的病人可发生，表现为治疗前、治疗中或愈后突然发生原皮损或神经炎加重,可出现新皮损或神经损害,常伴有发热、乏力、全身不适、食欲减退等症状,是引起畸形和毁形的主要原因。常见诱因包括神经精神因素、劳累、营养不良、外伤、妊娠等。

五、辅助检查

1. 组织液涂片 取皮肤组织液涂片进行抗酸染色,多菌型麻风可查到抗酸杆菌。

2. 组织病理检查 TT 主要表现为真皮小血管及神经周围有上皮样细胞浸润,抗酸染色查不到抗酸杆菌。LL 表现为真皮内巨噬细胞肉芽肿,抗酸染色显示巨噬细胞内有大量抗酸杆菌,表皮与真皮间有一无浸润带。

3. 分子生物学检查 采用 PCR 技术检测麻风杆菌特异性 DNA 片段(SODA 或 85B),可用于不典型病例的诊断和鉴别诊断。

六、诊断与鉴别诊断

诊断主要依据:①长期存在皮损,伴有感觉障碍和闭汗。②外周神经干粗大伴功能障碍。③皮损组织液涂片,抗酸染色阳性。④特异性组织病理变化。⑤PCR 技术检测麻风分枝杆菌特异性 DNA 片段。符合前 4 条中的 2 条或 2 条以上,或符合第 5 条可确诊。

麻风应与皮肤结核、着色芽生菌病、结节性红斑、结节病、原发性 T 细胞淋巴瘤、环状肉芽肿、鱼鳞病等鉴别,这些疾病缺乏感觉障碍、神经粗大、闭汗等表现,麻风杆菌检查阴性。神经科疾病如股外侧皮神经炎、多发性神经炎、面神经麻痹、脊髓空洞症、周围神经损伤等虽有感觉障碍,但缺乏皮损。

七、预防与治疗

早发现、早治疗、早治愈,及时截断传染源是预防麻风的主要措施,对病人家属及有密切接触史者要定期检查,必要时给予化学预防。积极治疗麻风病人是控制和消灭麻风病的一项重要措施,需早期、足量、规则治疗。

1. 麻风的治疗 联合化疗(MDT)药物包括氨苯砜、利福平和氯法齐明,其中氨苯砜可能诱发致死性药物超敏反应综合征——氨苯砜综合征,因此治疗前检测其风险基因 *HLA-R*13:01*,以避免使用氨苯砜。少菌型麻风常用药物为利福平、氨苯砜,疗程 6 个月。多菌型麻风常用药物为氨苯砜、利福平、氯法齐明,疗程 12 个月。

完成治疗后应继续定期监测,每年做 1 次临床及细菌学检查,至少随访 5 年。

2. 麻风反应的治疗 尽快去除诱发因素。常用药物有糖皮质激素、泼尼松,随着病情缓解逐渐减量。亦可用沙利度胺,症状控制后逐渐减至维持量。

> **思考题**
>
> 1. 简述接触传染性脓疱疮的临床表现。
> 2. 如何治疗毛囊炎、疖和痈?
> 3. 丹毒与蜂窝织炎如何鉴别?

(杨 静)

ER 6-4

练习题

第七章 | 真菌性皮肤病

教学课件

思维导图

> **学习目标**
>
> 1. 掌握:常见浅部真菌病的临床表现、诊断和治疗。
> 2. 熟悉:常见浅部真菌病的预防;念珠菌病的临床表现。
> 3. 了解:真菌性皮肤病的病因;念珠菌病的诊断和治疗。
> 4. 能对常见浅部真菌病进行诊断和治疗,指导预防真菌感染。
> 5. 养成尊重病人、爱护病人的精神。

真菌(fungus)是广泛存在于自然界的一类真核细胞生物,以寄生和腐生方式吸取营养,能进行有性和无性繁殖。绝大多数真菌对人类无害,只有少数可引起人类疾病。按培养菌落形态,真菌可分为酵母菌和丝状菌;按入侵深浅组织不同,分为浅部真菌和深部真菌。真菌适宜在温暖、潮湿的环境中生长。

真菌病(mycosis)是由真菌引起的感染性疾病,根据侵犯部位和组织深浅不同,分为浅部真菌病和深部真菌病。浅部真菌病发生在表皮、毛发、甲板等处,主要由丝状菌中的皮肤癣菌引起,也可由其他丝状菌和酵母菌引起。皮肤癣菌包括毛癣菌属、小孢子菌属和表皮癣菌属。由皮肤癣菌侵犯表皮角质层、毛发、甲板引起的浅部真菌病称为皮肤癣菌病(dermatophytosis),简称癣,常见的有头癣、体癣、股癣、手足癣、甲癣等。深部真菌病发生在真皮、皮下组织及内脏器官,可由酵母菌和丝状菌引起,常见的有念珠菌病、孢子丝菌病、着色芽生菌病等,发病较少,但对人体危害较大,甚至危及生命。

第一节 头 癣

头癣(tinea capitis)是皮肤癣菌感染头发和头皮引起的皮肤癣菌病,可为分黄癣、白癣、黑点癣和脓癣4种类型,多累及儿童。

一、病因

黄癣由许兰毛癣菌(黄癣菌)感染引起,白癣主要由犬小孢子菌或铁锈色小孢子菌感染引起,黑点癣主要由紫色毛癣菌或断发毛癣菌感染引起,脓癣主要由犬小孢子菌或须毛癣菌感染所致。头癣主要通过与病人或患病动物直接接触传染,也可经被致病菌污染的理发工具、头巾、枕巾、毛巾、帽子、梳子等间接接触传染。

二、临床表现

1. **黄癣**(tinea favosa) 皮损初为淡黄红色斑点、丘疹或小脓疱,伴脓性分泌物,干涸后形成黄豆大小的淡黄色痂(黄癣痂)。黄癣痂边缘渐增厚翘起,中间稍凹,似碟状。痂可相互融合,形成大片灰黄色厚痂，去痂后形成潮红糜烂(图7-1)，有脓性分泌物，伴鼠尿味或腐谷霉臭味。病发干燥、无光泽、变脆易折断或脱落，毛发可脱落并形成大片永久性秃发，愈后遗留萎缩性瘢痕。可有轻度瘙痒，慢性病程，不经治疗可迁延至成年。合并糜烂化脓者，可伴颈部淋巴结肿大。

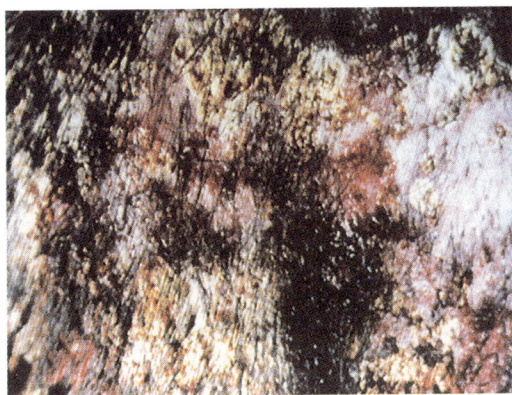

图 7-1　黄癣

2. **白癣**(tinea alba)　多见于学龄前儿童，男性多于女性。皮损初为群集性淡红色毛囊性小丘疹，渐扩大形成圆形或椭圆形灰白色鳞屑斑，称为母斑；周围出现卫星状排列较小的鳞屑斑，称子斑。病发干枯、无光泽、变脆，常在距离头皮 2~4mm 处折断，即高位断发，残根部包绕灰白色套状鳞屑，称为菌鞘(图7-2)。皮损数目不一，有不同程度瘙痒。一般无炎症反应，到青春期可自愈。毛囊不被破坏，愈后毛发可生长，不遗留瘢痕。

3. **黑点癣**(black-dot ringworm)　发病率较低，儿童和成年人均可发病。初为淡红色小丘疹，逐渐扩大成小片状灰白色斑，表面有少量鳞屑。特征性表现是病发刚长出头皮即折断，即低位断发，残根在毛囊口呈黑点状(图7-3)。有不同程度瘙痒，病程慢性，如不及时治疗，毛囊可破坏，形成永久性秃发，亦遗留点状瘢痕。

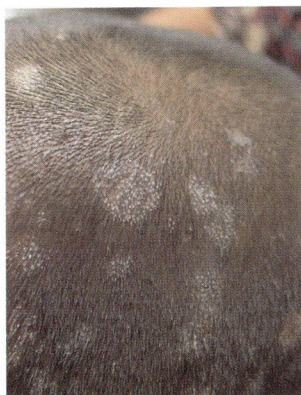

图 7-2　白癣(断发、菌鞘)

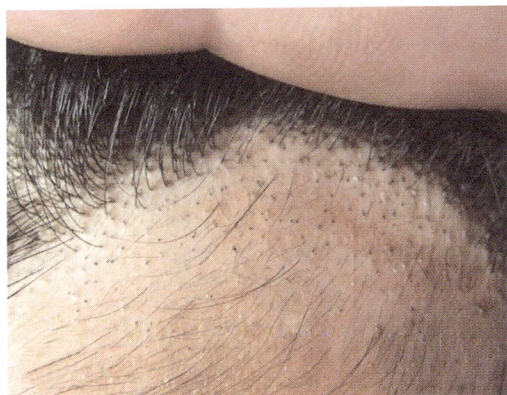

图 7-3　黑点癣

关爱农村
儿童

4. **脓癣**(kerion)　主要是亲动物性皮肤癣菌引起的头皮严重感染，多由白癣或黑点癣发展而成。皮损炎症明显，表现为群集性毛囊丘疹，迅速发展成毛囊性脓疱，并融合成淡红色肿块，边缘清楚，质地柔软，表面有蜂窝状排脓小孔，压之可挤出脓液(图7-4)。皮损内毛发根部松动，易拔除，且多数脱落。有轻度疼痛、压痛，常伴耳后及枕部淋巴结肿大，继发细菌感染后可形成脓肿。愈后可遗留瘢痕及永久性秃发。

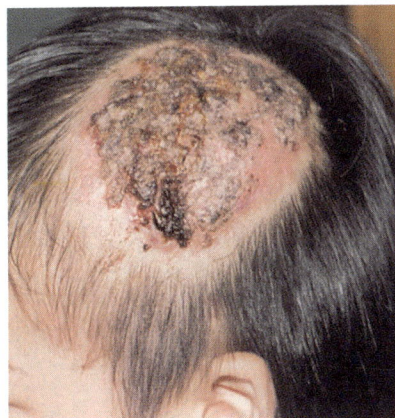

图 7-4　脓癣

三、实验室检查

1. **真菌直接镜检**　黄癣病发内有菌丝，黄癣痂可见鹿角状菌丝及厚壁孢子。白癣病发根周可见成堆排列的圆形小孢子。黑点癣病发内有链状排列的圆形孢子。脓癣可在发内或发外找到孢子。

2. 滤过紫外线灯（Wood 灯）检查 黄癣呈暗绿色荧光，白癣病发呈亮绿色荧光，黑点癣无荧光，脓癣可有亮绿色荧光或无荧光。

3. 真菌培养 取病发、鳞屑、痂接种于沙堡培养基，有真菌生长，可鉴定菌种。

4. 皮肤镜（毛发镜）检查 受累毛发呈黑点、螺旋状、条形码样、折断发等改变。

四、诊断与鉴别诊断

根据皮损特征、真菌镜检、滤过紫外线灯检查、皮肤镜检查可作出诊断，应与头皮脂溢性皮炎、银屑病、头皮脓肿等鉴别。

五、预防与治疗

早发现、早治疗，病人应隔离治疗，病人的衣物用品、学习用具及玩具应消毒，对幼儿园、小学进行健康宣教，发现带病畜禽及时处理。

治疗采用综合疗法，即服药、剪发、洗头、搽药、消毒 5 种措施同时进行。

1. 服药 口服伊曲康唑或特比萘芬，儿童用药酌减。既往灰黄霉素为首选药物，目前已较少使用。治疗过程中定期检查肝功能，如出现异常应及时停药。

2. 搽药 可外用 2% 碘酊、1% 特比萘芬霜、1% 联苯苄唑溶液或霜剂等抗真菌药，每日 2 次，连用 8 周。

3. 洗头 用硫黄香皂或 2% 酮康唑洗发剂洗头，每日 1 次，连用 8 周。

4. 剪发 尽可能将病发剪除，每周 1 次，理发工具应专用并消毒，连续 8 周。

5. 消毒 病人的毛巾、枕巾、帽子等生活用具应煮沸消毒。

脓癣治疗同上，但脓肿处不可切开排脓，避免造成更大的瘢痕。可用 0.1% 依沙吖啶液或 3% 硼酸液湿敷。急性炎症期可短期联用小剂量糖皮质激素，继发细菌感染可加抗生素。

第二节　体癣和股癣

病例导学

病人，男，35 岁，右股内侧出现"红斑"伴瘙痒 3 周。3 周前发现大腿内侧有米粒大红色丘疹，微痒，皮损逐渐增大成环状损害。皮肤科检查：右股内侧可见 8cm×12cm 大小的环状红斑，中央趋于痊愈，周围可见由小丘疹、丘疱疹及鳞屑组成的边缘（图 7-5）。

问题：

1. 本病最可能的诊断是什么？
2. 为明确诊断，应做哪些检查？
3. 本病如何治疗？

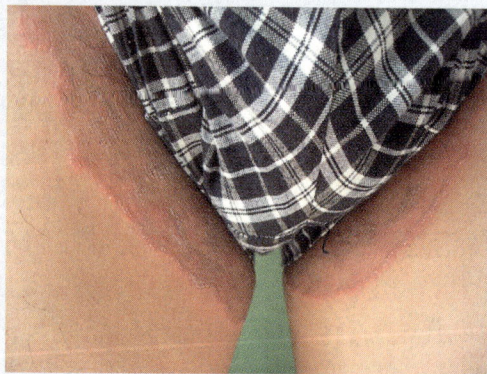

图 7-5 病人的腹股沟部

体癣（tinea corporis）是指发生在除头皮、毛发、掌跖、甲和阴股部以外部位的皮肤癣菌病。股癣（tinea cruris）是指腹股沟、会阴部、肛周和臀部的皮肤癣菌病，属特殊部位体癣。

一、病因

病原菌主要为红色毛癣菌、须毛癣菌、犬小孢子菌、絮状表皮癣菌,主要通过直接或间接接触传染,也可由自身的手、足、甲癣等感染蔓延而引起。

二、临床表现

夏秋季节多发,肥胖多汗、糖尿病或长期应用糖皮质激素或免疫抑制剂者为易感人群。

1. 体癣 皮损好发于面部、躯干及四肢近端。初为红色丘疹、丘疱疹或小水疱,继而形成有鳞屑的红色斑片,境界清楚,边缘不断向外扩展,中央趋于消退,形成边界清楚的环状、半环状或多环状形态,边缘常有丘疹、丘疱疹和小水疱,中央可有色素沉着(图7-6)。瘙痒,可因长期搔抓引起局部湿疹样或苔藓样变。

2. 股癣 好发于腹股沟部位,也常见于臀部,单侧或双侧发生。基本皮损与体癣相同,由于患处透气性差、潮湿、易摩擦,常使皮损炎症明显(图7-7),瘙痒较重。

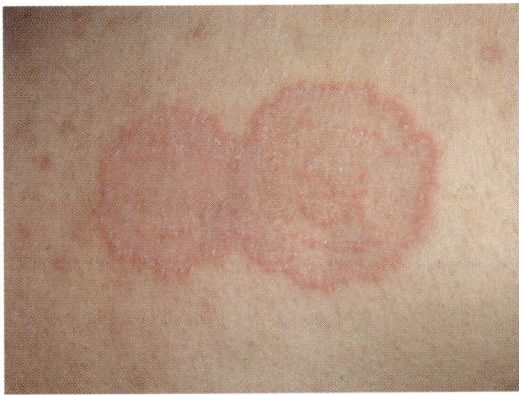

图 7-6 体癣

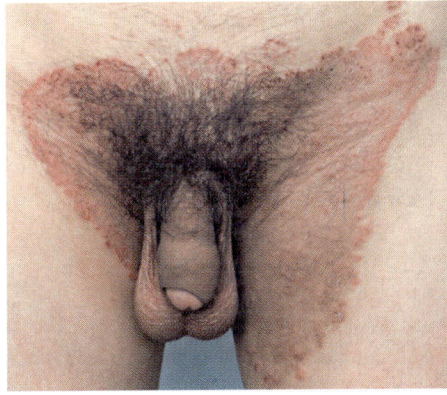

图 7-7 股癣

三、诊断与鉴别诊断

根据临床表现,在皮疹边缘刮取鳞屑镜检找到菌丝或孢子即可确诊。有时需与慢性湿疹、慢性单纯性苔藓、玫瑰糠疹等鉴别。

四、预防与治疗

注意个人卫生,勤洗澡换内衣,股部注意通风透气,避免与病人或家养动物接触,勿共用衣物、毛巾、浴巾、浴盆、拖鞋等。

治疗以外用抗真菌药为主,若合并手足癣、甲真菌病应同时治疗。

1. 外用药物治疗 可用各种唑类、丙烯胺类抗真菌药,连续外用2周以上,直至皮疹消退后继续用药1~2周。儿童体癣、面部体癣、股癣应选择刺激性小、浓度较低的药。

2. 内用药物治疗 可口服伊曲康唑或特比萘芬,与外用药联合治疗可增加疗效。

第三节 手癣和足癣

手癣(tinea manus)是指屈侧、指间、掌、手侧缘的皮肤癣菌病。足癣(tinea pedis)是趾屈侧、趾间、跖、足侧缘的皮肤癣菌病。手足癣南方地区较北方多。

一、病因

致病菌主要是红色毛癣菌,其次为须毛癣菌、絮状表皮癣菌等。主要通过与病人直接接触传染或间接接触传染,如共用拖鞋、洗脚盆、浴巾、擦脚巾等。手癣多数因搔抓足癣、股癣传染到手部引起。

二、临床表现

1.足癣 发病率高,多见于成年人,临床上分四型。①浸渍糜烂型:又称间擦型。多见于第三与第四趾间,局部皮肤潮湿、浸软、变白,表皮易擦破,基底呈红色糜烂面(图7-8)。瘙痒,继发细菌感染可出现红肿、脓性分泌物,可引起淋巴管炎、丹毒。②水疱型:多发于趾间、足底、足侧部,针帽至粟粒大深在水疱,疱液清亮,疱壁厚,不易破裂。数日后疱液自行吸收,水疱干涸形成脱屑(图7-9)。瘙痒,继发细菌感染者局部可形成脓疱。③角化过度型:跖部或足跟部片状或弥漫性角质增厚,皮纹粗糙,干燥脱屑,部分呈皲裂状(图7-10)。病程长,不同程度瘙痒。④丘疹鳞屑型:跖部见小片状脱屑,呈弧形或环状附于皮损边缘,可发生红斑、丘疹(图7-11),伴痒感。

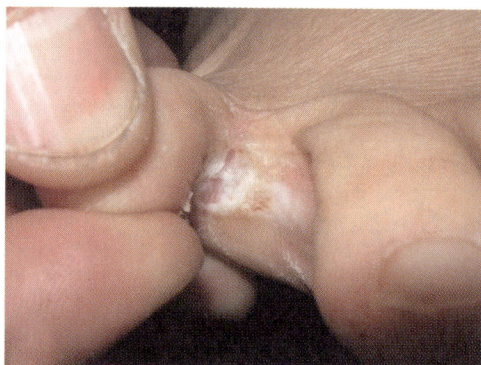

图 7-8 足癣(趾间糜烂型)

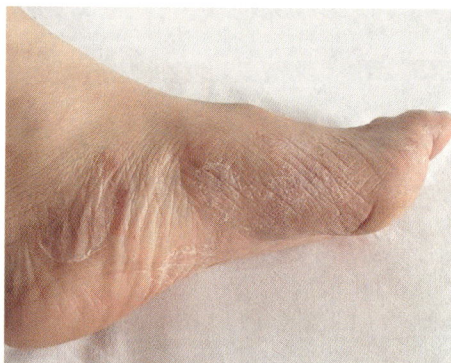

图 7-9 足癣(水疱型)

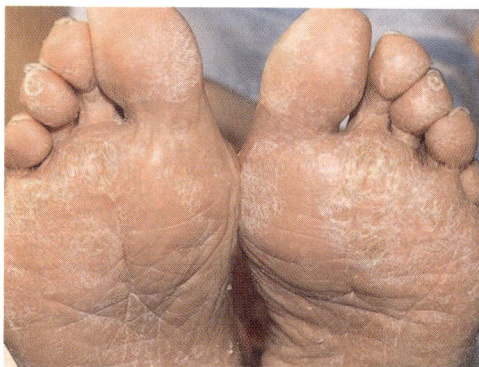

图 7-10 足癣(角化过度型)

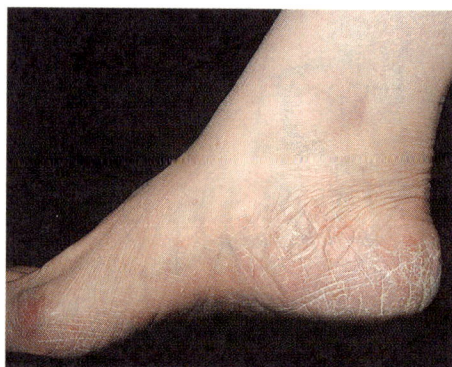

图 7-11 足癣(丘疹鳞屑型)

2.手癣 皮损与足癣大致相同。多因足癣传染到手部,且多数病人从一侧手开始。主要表现为水疱鳞屑型和角化增厚型,多位于掌、指屈侧、掌缘。夏季可出现水疱、鳞屑,冬季则干燥、粗糙、增厚,甚者呈皲裂状。病程慢性,伴瘙痒,治疗不当可多年不愈。

三、诊断与鉴别诊断

根据皮损特征,结合真菌镜检或培养可明确诊断。本病需与湿疹、汗疱疹、掌跖角化症、掌跖脓疱病等进行鉴别。

四、预防与治疗

注意个人卫生,勤洗手足及鞋袜,勿与病人接触,不与他人共用拖鞋、浴具、擦脚巾等。足癣病人除积极治疗外,勿用手抓足部,以免自身传染,并定期清洁消毒鞋、袜。治疗以外用抗真菌药为主,疗程一般为1~2个月。

1. 外用药物治疗 ①浸渍糜烂型:无明显渗出者,选择用3%克霉唑霜、2%咪康唑霜、1%联苯苄唑霜等。渗出较多或继发感染者宜先用3%硼酸液或0.1%依沙吖啶溶液冷湿敷或浸泡,渗出减少后用粉剂(如咪康唑粉、枯矾粉),皮损干燥后再涂霜剂、软膏。②水疱型:可用霜剂、水剂。③角化过度型及丘疹鳞屑型:可用各种抗真菌制剂,配合外用复方苯甲酸软膏、10%水杨酸软膏等角质剥脱剂,必要时可采用封包疗法。

2. 内用药物治疗 口服伊曲康唑,200mg/d,餐后顿服,连用1~2周;或100mg/d,连用4周。或特比萘芬25mg/d,连服2~4周。继发细菌感染者加用抗生素,癣菌疹病人适当配合口服抗组胺药。

第四节　甲真菌病

甲真菌病(onychomycosis)是由各种真菌感染甲板和/或甲下组织引起的浅部真菌病,皮肤癣菌感染所致的甲真菌病称为甲癣(tinea unguium)。

一、病因

甲真菌病的主要致病菌为皮肤癣菌,如红色毛癣菌、须毛癣菌、絮状表皮癣菌等,也有的由酵母菌或其他丝状菌引起。趾甲真菌病多由足癣直接传染,指甲真菌病除从手癣传染外,也可经搔抓足癣传染。易感因素有遗传因素、系统性疾病(如糖尿病)、局部血液或淋巴液回流障碍、甲外伤或其他甲病等。

二、临床表现

甲真菌病在皮肤癣菌病中约占30%,手足癣病人中约50%伴有甲真菌病。发病多从甲前缘或甲侧缘开始,向内蔓延,使部分甲或整个甲板变色,呈灰白色或污褐色,逐渐增厚、变形、变脆,表面失去光泽,有点状凹陷或沟纹,甲板前缘呈虫蛀状或与甲床分离。多数先侵犯1~2个甲,重者全部甲均患病。病程缓慢,少数治疗不当终生不愈。一般无症状,若继发细菌感染引发甲沟炎,局部红肿化脓,则有疼痛感。

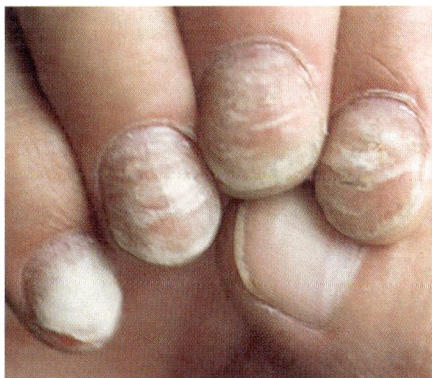

图7-12　甲真菌病(浅表性白色甲癣)

临床上根据甲板受损的部位与程度至少可分为两型:①真菌性白甲(浅表性白色甲癣):起于甲面的中央近月区、甲的游离缘或其两侧皱襞,可局限于一侧或波及全甲(图7-12)。②甲下型甲癣:常从甲板两侧或末端开始,初始为小而清楚的凹陷或带白色的斑点,持续不变或渐次波及甲根。若甲板被感染,则可形成裂纹,变脆或增厚,凹凸不平或破损,甚者整个甲板被破坏,呈灰黄或灰褐色,甲板部分或全部脱落。甲床上有角蛋白及碎屑沉积(图7-13)。

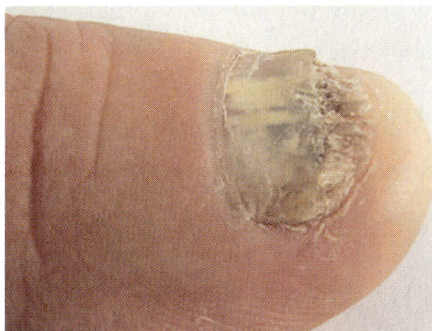

图7-13　甲真菌病(甲下型甲癣)

三、诊断与鉴别诊断

根据甲板损害的特征性改变、真菌镜检或培养阳性可以诊断,必要时做组织病理检查。有时需与甲营养不良、银屑病、扁平苔藓、慢性湿疹等引起的甲病及甲下疣、甲下肿瘤等进行鉴别。

四、预防与治疗

因病甲处有致病性真菌,勿搔抓,以免接种传染。注意个人卫生,勤洗手足、鞋袜,煮沸消毒衣物用品。因药物不易进入甲板且甲生长缓慢,故治疗较为困难,关键在于坚持用药。

1. 外用药物治疗 常用于真菌性白甲的损害。先用小刀或甲锉刮除、锉磨甲板的病变部分,再涂 30% 冰醋酸液、3%~5% 碘酊、5%~10% 水杨酸软膏或咪唑类霜,每日 2 次,连用 3~6 个月,直至病甲除尽,新甲生长完整为止。或用 40% 尿素软膏封包剥甲,创面愈后涂 8% 环吡酮胺或 5% 阿莫罗芬甲涂剂,直至新甲生长完整为止。手术拔甲目前较少采用。

2. 内用药物治疗 伊曲康唑间歇冲击疗法:成人每次 200mg,每日 2 次,餐后口服,服 1 周休 3 周为 1 个疗程,指甲真菌病连用 2~3 个疗程,趾甲真菌病连用 3~4 个疗程。或者口服特比萘芬 25mg/d,指甲真菌病连用 6~8 周,趾甲真菌病连用 12~16 周。与外用药联合治疗可提高疗效。

第五节　花斑糠疹

花斑糠疹(tinea versicolor)是由马拉色菌感染皮肤角质层引起的浅部真菌病,曾称花斑癣。

一、病因

病原菌马拉色菌是一种嗜脂酵母菌,又称糠秕孢子菌,是正常人皮肤寄生菌,一般寄生于角质层的浅层。多汗、多脂个体或患有慢性病、免疫缺陷及长期应用糖皮质激素者易患病,亦具有一定的遗传易感性。

二、临床表现

好发于热带地区及炎热多汗季节,常见于青壮年皮脂丰富及多汗部位,如颈部、胸背部、腋下等处,男性多于女性。皮损初为以毛孔为中心的点片状淡褐色或黄褐色斑,边缘清楚,表面有细小糠状鳞屑。随着病情发展,皮损可增多或融合成片(图7-14)。夏季复发或加重,冬季汗少时减轻或消退,也可转变成持续较久的灰白色色素减退斑。病程慢性,一般无症状,偶有轻痒。不治疗常持续多年,有一定的传染性。

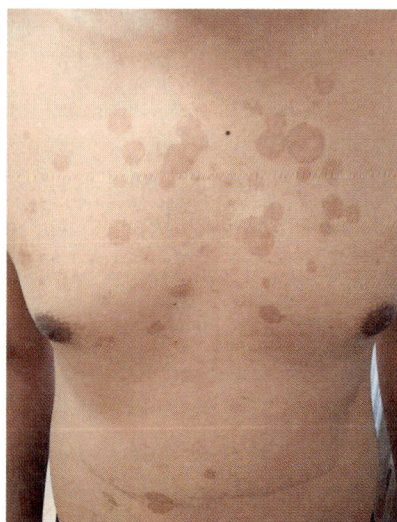

图 7-14　花斑糠疹

三、实验室检查

刮取皮损处鳞屑直接镜检可见成簇的圆形、卵圆形厚壁孢子及两头钝圆、粗短微弯的腊肠形菌丝。Wood 灯下呈黄色或黄绿色荧光。

四、诊断与鉴别诊断

根据临床表现,结合实验室检查,易于诊断。本病需与白癜风、玫瑰糠疹、脂溢性皮炎等鉴别。

五、预防与治疗

勤洗澡及换洗消毒内衣、被单。洗澡前涂 2.5% 二硫化硒洗剂、2% 酮康唑洗剂等,10min 后冲洗干净,可促进疗效。

1. 外用药物治疗 选择用联苯苄唑溶液或霜、克霉唑霜、咪康唑霜、酮康唑霜等,每日 2 次,连续 4~6 周。20%~40% 硫代硫酸钠溶液、2.5% 二硫化硒洗剂也可用。

2. 内用药物治疗 皮疹面积广泛或经局部治疗效果不佳者可配合内服药。如伊曲康唑,成人 200mg/d,餐后顿服,连服 7d;氟康唑,成人 15mg/次,每周 1 次,连服 4 周。

第六节　马拉色菌毛囊炎

马拉色菌毛囊炎(Malassezia folliculitis)是由马拉色菌引起的毛囊炎症性皮肤病,曾称糠秕孢子菌毛囊炎。

一、病因与发病机制

病原菌糠秕或球形马拉色菌,是人体正常寄生菌,在诱发因素如长期使用糖皮质激素或抗生素等影响下,马拉色菌就可在毛囊内大量繁殖,其脂肪分解酶将毛囊部位的甘油三酯分解成游离脂肪酸,游离脂肪酸可刺激毛囊口产生较多脱屑并造成阻塞,使皮脂潴留,加之游离脂肪酸的刺激,致毛囊扩张破裂,内容物释放入周围组织,产生炎症反应。

二、临床表现

多累及中青年,男性多于女性。好发于皮脂腺丰富部位如前胸、背上部、双肩等,多对称发生。皮损为圆顶状红色毛囊丘疹,间有毛囊性小脓疱,直径 2~4mm,周边有红晕,可挤出粉脂状物质,常十至数百个密集或散在分布(图7-15)。有不同程度瘙痒,出汗后加重。病人常存在多汗、皮脂溢出,可合并花斑糠疹和脂溢性皮炎。

三、诊断与鉴别诊断

根据典型皮损、真菌镜检在毛囊角栓中检出成簇圆形、卵圆形厚壁宽颈的酵母样孢子或香蕉状菌丝,易于诊断。需与痤疮、细菌性毛囊炎、嗜酸性脓疱性毛囊炎等进行鉴别。

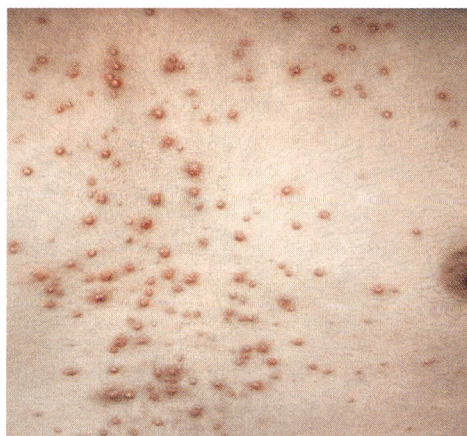

图 7-15　马拉色菌毛囊炎

四、治疗

尽量去除诱因,治疗原则基本同花斑糠疹。由于马拉色菌深藏在毛囊内,应选择渗透性好的外用抗真菌药,且治疗时间要长,至少 4 周以上。常用 50% 丙二醇、联苯苄唑酊或霜,亦可辅以 2% 酮康唑洗剂或 2.5% 二硫化硒洗剂洗澡。对皮损泛发、炎症较重且外用药物治疗效果不好时,可联合口服抗真菌药。

第七节　念珠菌病

念珠菌病(candidiasis)是由致病性念珠菌感染皮肤、黏膜、内脏器官所致的真菌病。

一、病因

病原体主要为白念珠菌,属条件致病菌,正常人口腔、胃肠道、阴道及皮肤等处常能分离出念珠菌。各种原因造成皮肤黏膜屏障功能受损,长期、滥用广谱抗生素、糖皮质激素或免疫抑制剂,内分泌紊乱,原发和继发性免疫功能下降,容易引起念珠菌感染。

二、临床表现

根据念珠菌感染的部位不同分为浅部(皮肤黏膜)和深部(内脏)念珠菌病。

1. 皮肤念珠菌病

(1)**擦烂性念珠菌病**(candidal intertrigo):多见于炎热多汗季节,好发于婴幼儿、肥胖多汗者和糖尿病病人,在腹股沟、腋窝、乳房下等皱襞部位出现潮红,间有红色小丘疹、水疱、浸渍或糜烂。浸水工作者好发于第 2~3 指间(图7-16)。新生儿尿布更换不勤者,在腹股沟、臀部出现边缘清楚的鲜红色斑,周边有散在分布的小丘疹及小脓疱。瘙痒或疼痛。

(2)**念珠菌性甲沟炎及甲真菌病**(candidal paronychia and onychomycosis):甲周皮肤红肿,稍硬,伴少量鳞屑,重者肿胀隆起,有痛感,压痛明显,有少量淡白色混浊渗液,但不化脓。部分可引起甲床炎,甲半月消失,后甲襞与甲部出现裂隙。念珠菌性甲真菌病表现为甲板增厚混浊,出现白斑、横沟或凹凸不平,但甲表面仍光滑,甲下角质增厚堆积或致甲分离。

(3)**念珠菌性肉芽肿**:原发的富血管的丘疹,其上有黄褐或黑褐色蛎壳样厚痂,常位于面部,也可见于头皮、指甲、躯干等,常伴免疫缺陷及淋巴细胞减少(图7-17)。

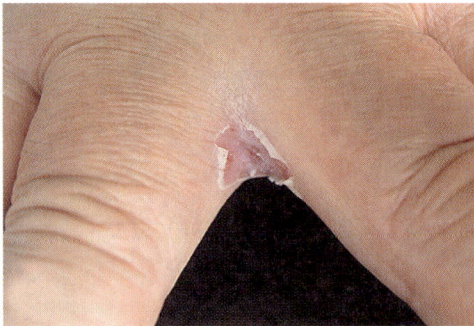

图 7-16 擦烂性念珠菌病

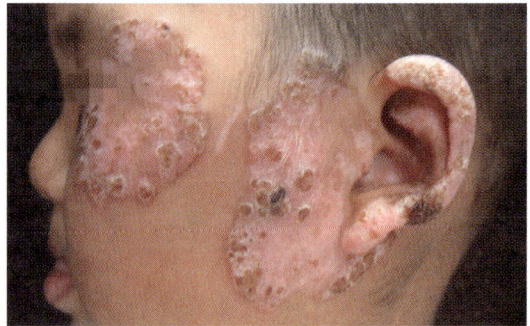

图 7-17 念珠菌性肉芽肿

此外,还有尿布皮炎样皮肤念珠菌病、扁平苔藓样皮肤念珠菌病等。

2. 黏膜念珠菌病

(1)**口腔念珠菌病**(oral candidiasis):又称鹅口疮,多见于营养不良或卫生条件较差的新生儿。在牙龈、颊部、上腭、咽部黏膜出现凝乳状白膜,不易剥离,露出鲜红糜烂面(图7-18)。病情重者可伴舌炎、口角炎、唇炎,蔓延至食管或气管可引起内脏念珠菌病。艾滋病病人多患有鹅口疮,且为早期临床体征。

(2)**外阴阴道念珠菌病**(vulvovaginal candidiasis):多累及育龄妇女,妊娠、糖尿病和长期使用抗生素者易诱发,性行为是重要传染途径。外阴及阴道黏膜红斑、水肿或糜烂,表面可见凝乳状灰白色假膜或有黄色的油样排泄物。白带多,黏稠或呈豆腐渣样,有臭味。炎症重,剧痒。

(3)**念珠菌病性包皮龟头炎**(candidal balanoposthitis):包茎或包皮长者易患,可经性行为传染。表现为包皮、龟头、冠状沟潮红,浅表糜烂,散在针头大红色丘疹或薄壁水疱,冠状沟或包皮有凝乳状白膜(图7-19)。瘙痒或无明显症状。

3. 内脏念珠菌病 当宿主免疫功能降低时,常可引起内脏系统的播散性感染,常侵及消化道、

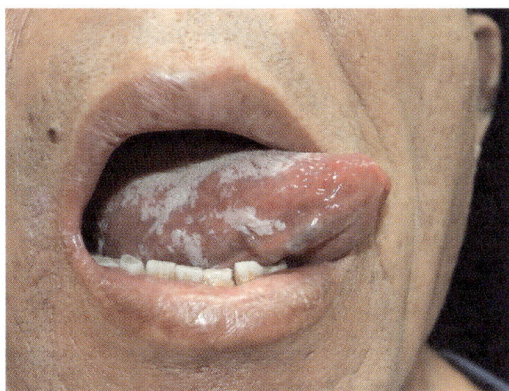

图 7-18　口腔念珠菌病

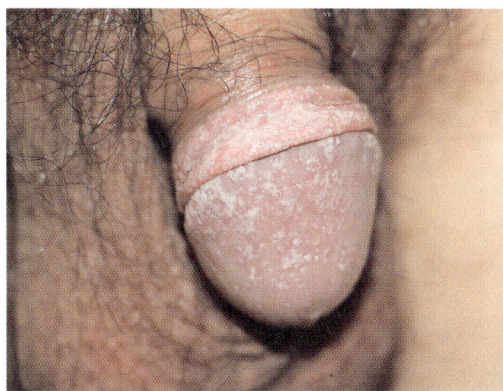

图 7-19　念珠菌性包皮龟头炎

呼吸道及肺部、泌尿道等。重者还可致心内膜、脑膜感染，甚者引起死亡。

三、实验室检查

取皮损表面鳞屑、水疱壁、白膜做直接镜检或培养，内脏感染者的痰、尿、粪、血、脑脊液可做镜检或培养。镜下见大量卵圆形发芽孢子或假菌丝有诊断价值。培养阳性者可进一步鉴定菌种。

四、诊断与鉴别诊断

根据临床表现、皮损特点，结合真菌学检查可以诊断。由于念珠菌为人体常驻菌，只有在镜下看到大量出芽孢子和假菌丝才有诊断价值。所有病人的确诊必须具有真菌培养的阳性结果。皮肤与黏膜念珠菌病应与扁平苔藓、尿布皮炎、黏膜白斑、地图舌、细菌性及滴虫性阴道炎等鉴别。

五、预防与治疗

祛除或避免诱发因素，保持皮肤清洁干燥，检查治疗基础疾病。皮肤念珠菌病以外用抗真菌药为主，黏膜与内脏念珠菌病则以内用药物治疗为主。

1. 外用药物治疗　皮肤念珠菌病用 2% 咪康唑霜、3% 克霉唑霜、1% 联苯苄唑霜、2% 酮康唑霜等，1~2 次/d，连用 2~3 周。口腔念珠菌病涂 1%~2% 甲紫液、制霉菌素液，口含克霉唑片。阴道念珠菌病放置制霉菌素栓、克霉唑栓或咪康唑栓，早晚各 1 次，连用 2 周。念珠菌病性龟头炎可用真菌溶液或霜剂。

2. 内用药物治疗　大面积皮肤念珠菌病及黏膜念珠菌病可使用伊曲康唑，成人 200mg/次，1 次/d，连服 1~2 周；氟康唑，成人 150mg/次，每周 1 次，连用 2 周。内脏念珠菌病可使用伊曲康唑，成人 200mg/次，1 次/d，直至痊愈，平均约 1 个月；氟康唑，成人首次 200~400mg，以后 100~200mg/次，每日口服或静脉滴注，直至痊愈。顽固者可选用两性霉素 B 静脉滴注。

思考题

1. 如何治疗头癣？
2. 简述体癣的皮疹。
3. 足癣如何治疗？
4. 简述甲真菌病的临床表现。

ER 7-4

练习题

（杨　鑫）

第八章 | 动物性皮肤病

ER 8-1

教学课件

ER 8-2

思维导图

> **学习目标**
>
> 1. 掌握:疥疮、毛虫皮炎、虱病、隐翅虫皮炎的临床表现、诊断和治疗。
> 2. 熟悉:疥疮、虱病、毛虫皮炎、隐翅虫皮炎的病因和预防。
> 3. 了解:疥疮、虱病、毛虫皮炎、隐翅虫皮炎的发病机制。
> 4. 能对疥疮、虱病、毛虫皮炎、隐翅虫皮炎进行诊断、治疗;指导预防。
> 5. 具备尊重病人、爱护病人、保护病人隐私的思想。

第一节 疥 疮

疥疮(scabies)是由疥螨引起的一种传染性皮肤病。临床上以皮肤薄嫩处的粟粒大丘疹、丘疱疹、水疱及隧道,伴夜间奇痒为特征,常在同宿者中传播。

一、病因与发病机制

疥螨为表皮内寄生虫,分为人型疥螨和动物疥螨,人疥疮主要由人疥螨引起。疥螨的生活史分虫卵、幼虫、若虫、成虫四个阶段,虫体很小,肉眼刚可看见。夜间雄虫与雌虫在人体表交配不久后,雄虫死亡,雌虫则钻入皮肤角质层,掘成隧道产卵,经 1~2 个月,产卵 40~50 个后死去。卵经 3~5d 孵化为幼虫,再经 3~4d 变为若虫,若虫经两次蜕皮后变为成虫。疥螨离开人体后可存活2~3d。

疥螨在角质层内的机械性刺激、毒液及排泄物引起的变态反应、虫体在角质层内引起的异物反应均可致病。疥疮主要通过直接接触如同卧一床传播,也可通过被污染的被褥、衣物等间接传播,甚至握手可传播。寄生于动物的疥螨偶可传染至人,但症状较轻。

二、临床表现

疥疮好发于皮肤薄嫩部位,如指缝、腕部、肘窝、腋窝、乳房下、脐周、下腹部、股内侧、外生殖器等,成年人头面、掌跖等处一般不受侵犯,而婴幼儿任何部位可受累。皮损有丘疹、丘疱疹、水疱、隧道、结节等,散在分布。丘疹针头至米粒大小,淡红色或正常肤色(图 8-1、图 8-2、图 8-3)。隧道呈灰白色或浅灰色,指间和腕部好发,线状,弯曲微隆起,盲端常为丘疹或水疱,为雌虫停留处。结节好发于阴囊、阴茎、龟头、大阴唇等处,淡红色或暗红色,绿豆至黄豆大,为疥螨死亡后引起的异物反应(图 8-4)。由于搔抓出现抓痕、血痂、湿疹样变,可继发感染而出现脓疱疮、疖、淋巴结炎等表现。剧烈瘙痒,尤以夜间为甚。有感觉神经病变或严重身体虚弱的病人,对瘙痒反应性低或不能搔抓,容易发生结痂性疥疮(挪威疥疮),表现为大量痂、鳞屑,可有红皮病皮损,皮损内有大量疥螨,传染性极强。

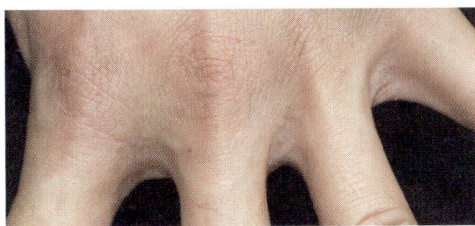

图 8-1 疥疮(指缝)

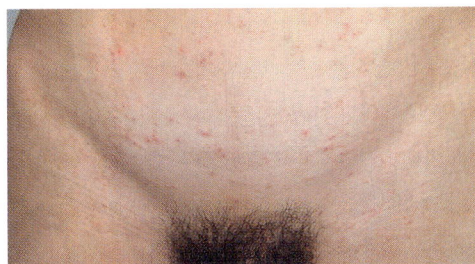

图 8-2 疥疮(下腹部)

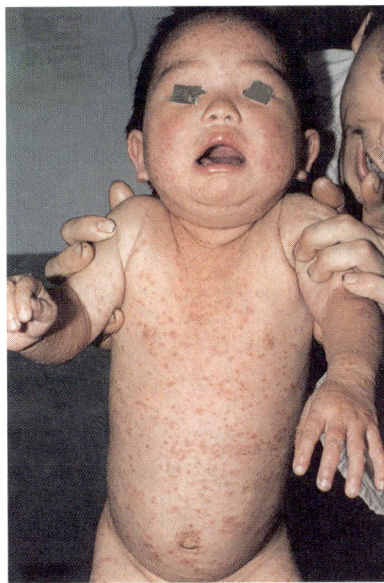

图 8-3 疥疮(婴幼儿)

三、实验室检查

疥螨检查:选择指间、手腕等处未经搔抓的隧道,用消毒过的针挑出盲端灰白色小点置于载玻片上;或用蘸矿物油的无菌手术刀片轻刮皮损 6~7 次,附着物涂在载玻片上,加 1 滴生理盐水后盖玻片置于低倍镜下观察,可见虫体、虫卵。

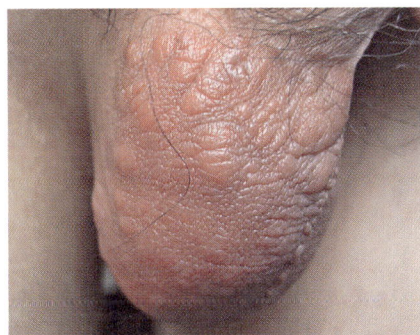

图 8-4 疥疮结节

四、诊断与鉴别诊断

根据接触史、临床表现,结合实验室检查,可诊断,需与湿疹、痒疹、虱病、皮肤瘙痒症等相鉴别。

五、预防与治疗

预防要注意个人卫生,病人应及时隔离,家庭或集体生活中的病人应同时治疗,污染物应煮沸或在日光下曝晒。以外用药物治疗为主,瘙痒严重及继发感染时可对症治疗。

1. **10% 硫黄软膏(婴儿用 5%)** 先用热水和肥皂洗澡后,除头面部外遍搽全身,1~2 次/d,连续 3~4d 为 1 个疗程,搽药期间不洗澡、不更衣,以保持药效。1 个疗程结束后洗澡、更衣,将污染的衣服、被单、被罩等用开水烫洗消毒,不能烫洗的物品用塑料袋包扎放置 1 周以上,然后清洗。治疗后 1~2 周内若有新皮损发生,需重新治疗。

2. **25% 苯甲酸苄酯乳剂** 杀虫力强,刺激性低,外搽,1~2 次/d,共 2~3d。

3. **5% 三氯苯醚菊酯霜** 是合成除虫菊酯,可杀死疥螨,对人毒性极低,外用后 8~10h 洗去。

疥疮结节的治疗:上述药物治疗后,可外用或结节内注射糖皮质激素。可用泼尼松龙或曲安奈德混悬液加等量 1%~2% 利多卡因,每次 0.2~0.3ml,皮损内注射,每周 1 次。也可采用冷冻或手术切除结节。

伊维菌素单次口服,适于外用药物无效或结痂性疥疮。

第二节　毛虫皮炎

毛虫皮炎（caterpillar dermatitis）是毛虫毒毛刺伤皮肤后引起的瘙痒性、炎症性皮肤病。

一、病因

毛虫的种类很多，常见有松毛虫、桑毛虫、刺毛虫。松毛虫是松蛾的幼虫，每条松毛虫约有 1 万根毒毛，有倒刺，里面有毒液。桑毛虫是桑毒蛾的幼虫，每条桑毛虫有 200 万~300 万根毒毛，内含激肽、脂酶及其他肽类物质。刺毛虫的毒液含有斑蝥素。毒毛易脱落，随风飘到人体表或晾晒的衣物上，刺入皮肤，释放毒液，通过原发性刺激作用致病。

二、临床表现

发生于夏、秋季节，干燥、大风天气易流行，野外活动、树下乘凉的人易患病。好发于颈、肩、胸上部及四肢屈侧，先出现剧痒，继之出现绿豆至黄豆大小的水肿性红斑、斑丘疹、丘疱疹、水疱、风团，淡红色或红色，中央常有一针头大小的黑色或深红色刺痕（图 8-5）。皮损可数个至数百个，全身症状轻，病程 1 周左右。毒毛进入眼内可引起结膜炎、角膜炎，甚至导致失明。部分病人可累及骨和关节，出现关节红肿、疼痛、活动受限，多以单侧手足小关节为主，1~2 周后渐愈，重者反复发作，可致骨、关节畸形。

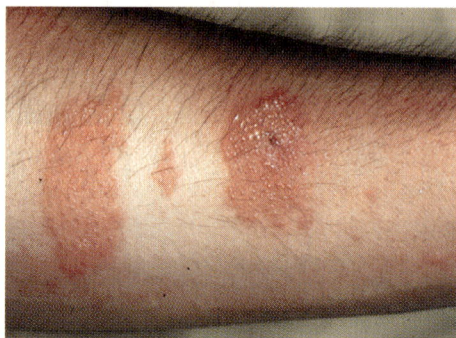

图 8-5　毛虫皮炎

三、诊断

根据发病季节、接触史、临床表现可诊断。用透明胶带紧贴于皮损表面，再将胶带放在滴有二甲苯的载玻片上镜检，找到毒毛；用皮肤镜在皮损部位可观察到刺入或横卧于皮沟中的毒毛，可确诊。

四、预防与治疗

采用药物喷洒或生物防治消灭毛虫及其成蛾，加强个人防护，有毛虫的环境作业不位于下风方向，尽可能穿戴防护衣帽。

反复多次用氧化锌橡皮膏或透明胶带粘贴去除皮损处的毒毛，接触部位立即用肥皂、草木灰等碱性溶液洗净，局部用 1% 薄荷炉甘石洗剂、糖皮质激素霜等。皮损广泛、瘙痒严重者可口服抗组胺药物或糖皮质激素。松毛虫所致关节炎以消炎镇痛、防止关节畸形为主。

第三节　隐翅虫皮炎

隐翅虫皮炎（paederus dermatitis）是皮肤接触隐翅虫体内毒液引起的炎症性皮肤病。

一、病因与发病机制

隐翅虫属昆虫纲、鞘翅目、隐翅虫科，夏秋季节活跃，有趋光性，停于皮肤上被拍打或压碎后，体内的强酸性（pH 1~2）毒液引起皮肤炎症。

二、临床表现

好发于夏秋季节，雨后闷热天气尤为多见，易发生于面、颈、四肢、躯干等暴露部位。皮损为条状、片状水肿性红斑，其上密集丘疹、水疱及脓疱，中央可呈灰褐色表皮坏死（图 8-6）。部分脓疱融合成片，可出现糜烂、结痂，若发生于眼睑或外阴部则明显肿胀（图 8-7）。有痒、灼痛感，严重者可出现发热、头痛、头晕、恶心、局部淋巴结肿大等。病程约 1 周，愈后可留下暂时性色素沉着斑。

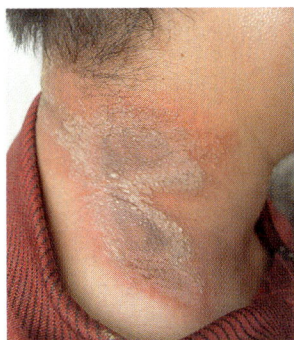

图 8-6　隐翅虫皮炎（颈部）

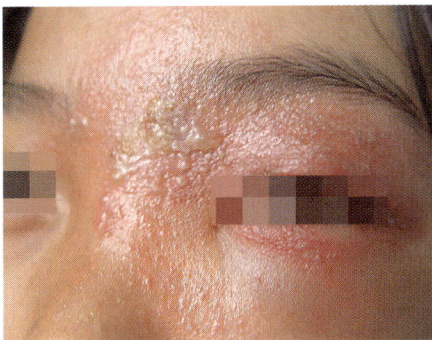

图 8-7　隐翅虫皮炎（面部）

三、诊断

根据好发季节与典型皮损可诊断，若发现隐翅虫可确诊。应与接触性皮炎、急性湿疹等进行鉴别。

四、预防与治疗

应注意环境卫生，装好蚊帐、纱窗，防止隐翅虫侵入，睡眠时要熄灭室内灯，当虫子落到皮肤上应小心驱赶，不要拍击虫体。

接触部位尽早用肥皂水清洗，皮损无糜烂、渗出时可外搽 1% 薄荷炉甘石洗剂或糖皮质激素霜剂，糜烂时可用 1%~2% 明矾液、1∶5 000~1∶8 000 高锰酸钾溶液、5% 碳酸氢钠溶液冷湿敷，继发细菌感染时应给予抗感染治疗，眼睑受累者用可的松眼药水。严重者酌情内用糖皮质激素，新鲜马齿苋捣烂敷于患处，2~3 次/d，显效较快。

第四节　虱　病

病例导学

病人，男，45 岁，不安全性生活史 1 周后觉阴部瘙痒剧烈。体查：阴毛区皮肤可见红斑、丘疹，散在抓痕、血痂，内裤见多数点状污褐色血迹（图 8-8）。

问题：

1. 本病最可能的诊断是什么？
2. 本病应做哪项检查确诊？
3. 本病如何治疗？

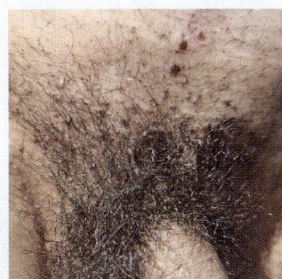

图 8-8　病人的阴部皮肤

虱病（pediculosis）是由虱寄生于人体、反复叮咬吸血引起的传染性皮肤病，可分为头虱、体虱和阴虱病。虱可以传播回归热、斑疹伤寒、战壕热等疾病。

一、病因

虱为节肢动物,属体外寄生虫。头虱的卵常黏附于发干,阴虱的卵适于黏附在阴毛上,体虱的卵适于黏附在织物纤维上。虱的口器刺入人体皮肤,吸吮人血,其口器的机械刺激、损伤及唾液中的毒性分泌物刺激导致发病。虱病可通过人与人之间直接接触传播,也可通过被褥、衣物等物品间接接触传播。阴虱病主要通过性行为传播,为性传播疾病。

二、临床表现

1. 头虱病(pediculosis capitis)　主要发生在儿童,成人偶受累。头虱叮咬处有红斑、丘疹、抓痕、血痂,重者渗出的浆液可使头发粘连成束并散发臭味,可见头虱爬行,发干上可见虱卵。瘙痒剧烈,继发细菌感染致脓疱疮、疖、淋巴结炎或湿疹样变。

2. 体虱病(pediculosis corporis)　体虱叮咬处可见红斑、丘疹、风团块、瘀点,常有线状抓痕及血痂,可继发细菌感染而发生脓疱疮或疖,久之可发生苔藓样变及色素沉着斑。瘙痒。在内衣衣领、裤腰、裤裆、衣缝等处易发现体虱及虱卵,多时头巾、被褥上可见。

3. 阴虱病(pediculosis pubis)　阴虱叮咬处有红斑、丘疹、抓痕、血痂、瘀点、瘀斑,主要局限于外阴、肛周(图8-9)。瘙痒剧烈,晚间为甚。可见阴毛上黏附灰白色砂粒样颗粒(虱卵)和缓慢移动的阴虱(图8-10)。病人内裤上常有点状污褐色血迹,病人或其配偶常有不安全性行为史,或发病前曾在外住宿,可继发毛囊炎和疖。

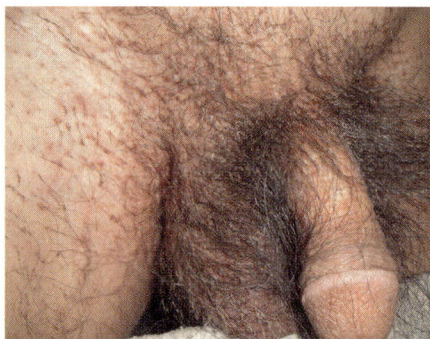

图 8-9　阴虱病

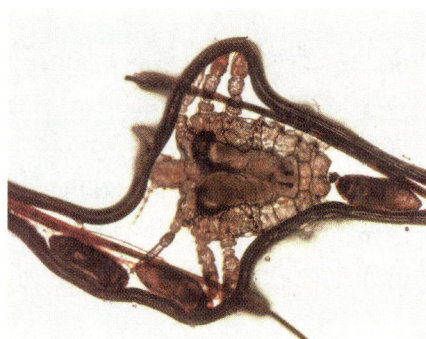

图 8-10　阴虱及虫卵

三、诊断与鉴别诊断

根据病史和临床表现,在头发、内衣、被褥、阴毛处发现虱成虫或虫卵,可以确诊。皮肤镜可观察到成虫、虫卵和孵化后的壳,必要时可用显微镜低倍镜观察其形态以做分类。虱病需要与疥疮、瘙痒症、痒疹、湿疹等鉴别诊断。

四、预防与治疗

虱病是传染病,防重于治,应避免直接或间接接触,严格消毒污染物。治疗以灭虱及虱卵为主。

头虱病病人应剃头后搽药,女性病人用篦子将虱和虱卵篦尽,再用50%百部酊、25%苯甲酸苄酯乳剂外搽,2次/d,第3日用肥皂热水洗头,彻底消毒用过的梳、篦、帽子、头巾及枕套等。体虱病时衣被等还应煮沸消毒。阴虱病应剃除阴毛,外用30%百部酊、10%硫黄软膏、0.3%除虫菊酯或25%苯甲酸苄酯乳膏。应同时检查并治疗与病人密切接触者。

1. 如何用硫黄软膏治疗疥疮?
2. 简述毛虫皮炎的临床表现。
3. 怎样治疗隐翅虫皮炎?

（张　敏）

练习题

第九章 | 皮炎与湿疹

ER 9-1
教学课件

ER 9-2
思维导图

学习目标

1. 掌握：接触性皮炎、湿疹的临床表现、诊断和治疗。
2. 熟悉：特应性皮炎的临床表现、诊断和治疗。
3. 了解：接触性皮炎、湿疹、特应性皮炎的病因与发病机制。
4. 能初步诊断和治疗接触性皮炎、湿疹、特应性皮炎，正确指导预防。
5. 对病人及家属要具有爱心、同理心。

第一节　接触性皮炎

病例导学

病人，女，56 岁，右足背出现水疱伴灼痛 1d。5d 前由于右足疼痛到当地诊所治疗，予外敷药物 4d，1d 前用药物部位出现灼痛感而就诊。体查：右足背约 15cm × 8cm 大小境界清楚的红斑，其上有水疱，疱液清亮，部分水疱破溃（图 9-1）。

问题：

1. 本病最可能的诊断是什么？
2. 本病应做哪项检查确诊？
3. 本病如何治疗？

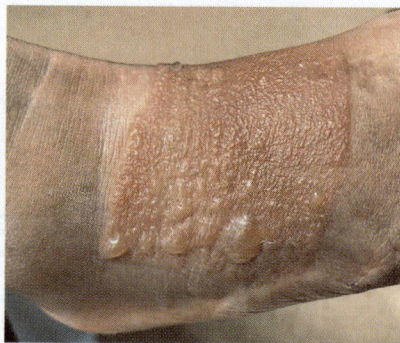

图 9-1　病人的右足

接触性皮炎（contact dermatitis）是指皮肤、黏膜接触外源性刺激物或致敏物后，在接触部位发生的炎症性皮肤病。

一、病因与发病机制

1. 病因　引起接触性皮炎的物质很多，按致病机制分为原发性刺激物和致敏物，按来源可分为动物性、植物性及化学性物质 3 大类。

动物性物质如某些动物皮革、毛、羽绒制品，昆虫毒毛、分泌物等。植物性物质常见生漆、银杏、无花果、某些花粉、补骨脂、荨麻、杧果等。化学性物质是接触性皮炎的主要原因，多数属于变态反应，少数属于原发性刺激，主要有金属制品如镍、铬、砷等，日常生活用品如肥皂、洗衣粉、洗发剂、皮革、塑料等，化妆品如染发液、指甲油等，外用药如汞剂、抗生素制剂等，杀虫剂及除臭剂，化工产品如汽油、油漆、染料等。

2. 发病机制　包括原发性刺激和变态反应。

（1）**原发性刺激**：接触物有很强的刺激性或毒性，接触后发生皮炎，临床表现的轻重与接触物性质、浓度和接触时间有关。原发刺激性接触性皮炎的特点：①任何人接触后均可发病；②无一定潜伏期；③皮损多限于直接接触部位，境界清楚；④停止接触后皮损多可消退。

（2）**变态反应**：为典型的Ⅳ型超敏反应，接触物无强烈刺激性，少数人过敏体质者接触后经过一定潜伏期，在接触部位发生变态反应性炎症。变态反应性接触性皮炎的特点：①有一定潜伏期，首次接触后不发生反应，经过1~2周，若再次接触同样致敏物才发病；②皮损往往呈广泛性、对称性分布；③易反复发作；④斑贴试验阳性。

二、临床表现

根据病程，接触性皮炎可分为急性、亚急性和慢性，此外还有特殊类型。

1. **急性接触性皮炎**　起病较急，在接触部位出现水肿性红斑、丘疹、丘疱疹，重者可发生水疱、大疱、糜烂、溃疡、痂（图9-2~图9-5）。若发生眼睑、口唇、包皮、阴蒂、外阴等皮肤松弛的部位，则肿胀明显，表面光亮，皮纹消失，边缘不清。若接触物为气体、挥发性物质，则皮损常无明显边界，易向全身扩散。搔抓可将接触物带到其他部位而发生接触性皮炎。若病人高度敏感，致敏物吸收可发生全身泛发皮损。瘙痒、灼痛，严重者可有畏寒、发热、恶心、头痛等全身症状。

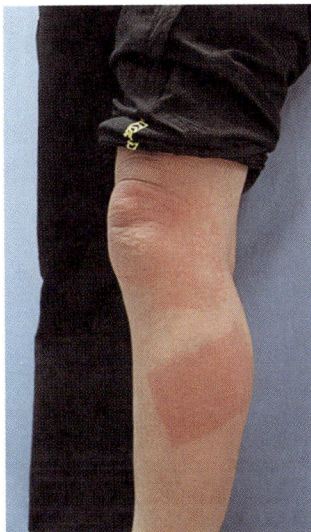

图9-2　接触性皮炎（橡皮膏）

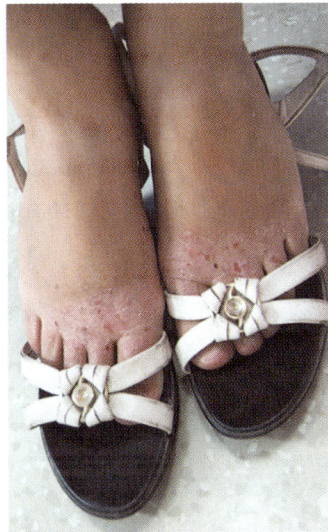

图9-3　接触性皮炎（凉鞋）

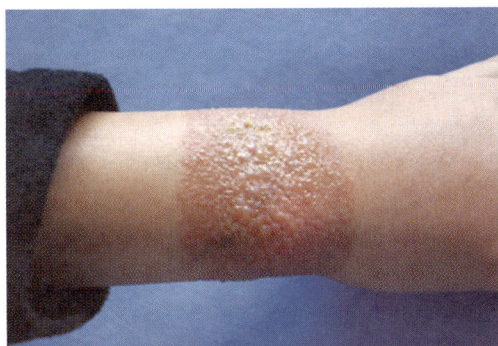

图9-4　接触性皮炎（手表）

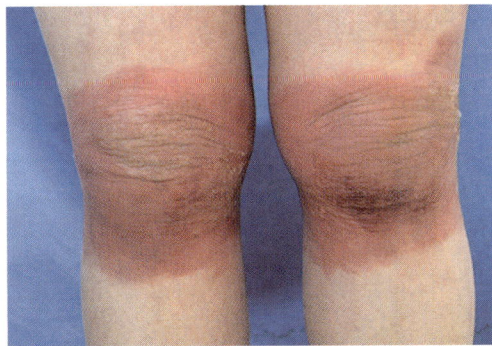

图9-5　接触性皮炎（外用药物）

2. **亚急性和慢性接触性皮炎**　若接触物的刺激性较弱，浓度较低，或反复接触致病因素，或急性期处理不当，可呈现亚急性和慢性接触性皮炎。亚急性接触性皮炎多表现为红斑、丘疹，界限不清。慢性接触性皮炎皮肤呈暗红色、粗糙、肥厚、干燥、脱屑、苔藓样变，类似慢性湿疹。有瘙痒、烧灼或胀痛感，少数严重病例可有发热、畏寒、头痛、恶心等全身反应。

特殊接触性皮炎：①化妆品皮炎。接触化妆品或染发剂后所致的急性、亚急性或慢性皮炎，在接触部位出现红肿、丘疹、丘疱疹，重者可在红斑基础上出现水疱、大疱、糜烂，甚至泛发全身。②尿布皮炎。尿布更换不勤，产氨细菌分解尿素产生的氨刺激引起，多累及婴儿会阴部、臀部，有时可蔓延至腹股沟及下腹部。皮损呈大片潮红，亦可发生斑丘疹和丘疹，边缘清楚，皮损形态与尿布包裹范围一致。③漆性皮炎。油漆或挥发性气体引起皮肤致敏,多累及暴露部位。表现为潮红、水肿、丘疹、丘疱疹、水疱,重者可融合成大疱。瘙痒或灼热。

三、诊断与鉴别诊断

根据接触史,皮损出现在接触部位,去除接触物后皮损很快消退,皮损较为单一,斑贴试验阳性等可诊断。接触性皮炎主要与湿疹鉴别。

四、预防与治疗

应详细询问病史,找出致病因素,避免刺激物。治疗原则是寻找致病因素,迅速脱离接触物,并积极对症处理。

1. 内用药物治疗 给予抗组胺药、维生素 C、钙剂等治疗。皮损严重泛发可短期应用糖皮质激素。若继发感染者可加用抗生素。

2. 外用药物治疗 急性期红肿明显时外用炉甘石洗剂,渗液不多可用氧化锌油,渗出明显时可用生理盐水、3% 硼酸溶液等冷湿敷。亚急性期有少量渗出时,可外用糖皮质激素糊剂或 30%~50% 氧化锌油,无渗出时用糖皮质激素霜剂。慢性期外用有抗炎作用的软膏如糖皮质激素软膏,有感染时可加用抗生素软膏如莫匹罗星、夫西地酸。

第二节 湿 疹

病例导学

病人,女,双手反复红斑、鳞屑伴瘙痒 1 年。1 年前无明显诱因于双手背出现红斑伴瘙痒,近 1 年反复就医,曾外用多种药膏,皮疹时轻时重,反复发作。体查:双手背侧拇指根部见红斑、小丘疹,其上伴鳞屑、结痂和皲裂,部分散在抓痕,瘙痒剧烈(图 9-6)。

问题:
1. 本病最可能的诊断是什么?
2. 本病如何治疗?

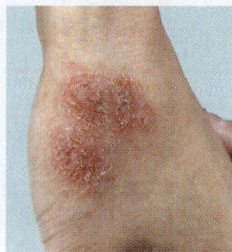

图 9-6 病人的左手

湿疹(eczema)是由多种内、外因素引起的真皮浅层及表皮的炎症性皮肤病。皮损特点为多形性、对称性、有明显渗出倾向,剧烈瘙痒,慢性经过,常反复发作。

一、病因与发病机制

病因比较复杂,常为多种内、外因素相互作用引起,发病与变态反应有关。

1. 内部因素 消化系统慢性疾病如消化性溃疡、胃肠功能紊乱等,神经精神因素如忧虑、精神紧张、情绪激动、失眠、过度疲劳、自主神经功能紊乱等,慢性感染病灶如慢性鼻窦炎、扁桃体炎、慢性胆囊炎、肠寄生虫病等,内分泌及代谢改变如妊娠、月经紊乱等因素,血液循环障碍如小腿静脉曲张,遗传因素如家族易发生湿疹和其他过敏性疾病等。

2. 外部因素 食物如鱼、虾、牛羊肉等,吸入物如花粉、尘螨、微生物等,日常生活用品如化妆品、肥皂、合成纤维等,环境因素如紫外线、潮湿、干燥等,动物皮毛。

二、临床表现

根据发病过程、皮损表现,可将湿疹分为急性、亚急性、慢性湿疹。

1. **急性湿疹**　发病较快,可发生于身体任何部位,常见于头、面、耳后、乳房、四肢远端及阴部等处。皮损呈多形性,初起红斑水肿基础上出现密集性粟粒大小丘疹、丘疱疹,疱破后形成糜烂,可有渗液、结痂、中心较重,向周围扩延,外周又有散在丘疹、水疱,境界不清(图9-7),常对称分布,严重时可扩展全身。瘙痒剧烈,常因搔抓和热水烫洗使病情加重,若继发细菌感染可出脓疱,可转为亚急性和慢性湿疹。

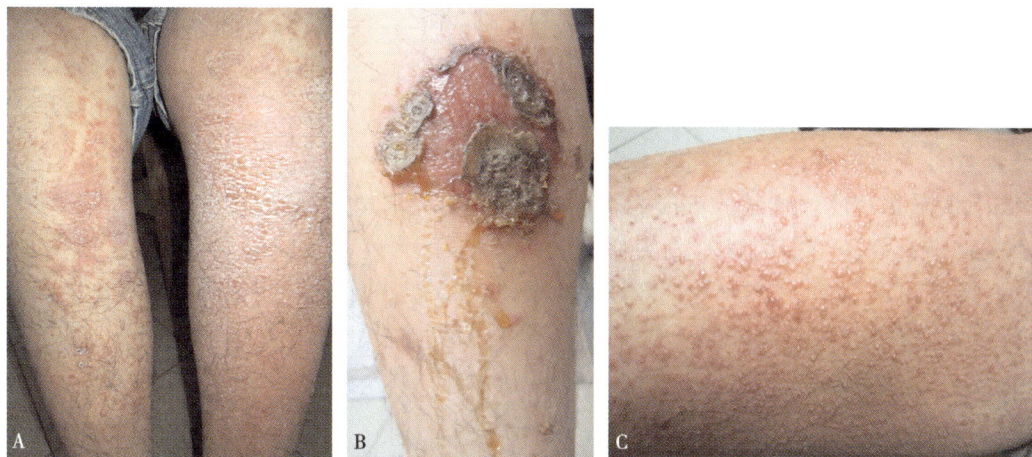

图 9-7　急性湿疹

2. **亚急性湿疹**　急性湿疹减轻或由慢性湿疹加重发展而来,皮损以红色丘疹、结痂、鳞屑为主,仅有少量丘疱疹及糜烂,伴有轻度浸润肥厚(图9-8),瘙痒较剧烈。再次暴露于致病因素、处理不当可导致急性发作,若经久不愈,则可发展为慢性湿疹。

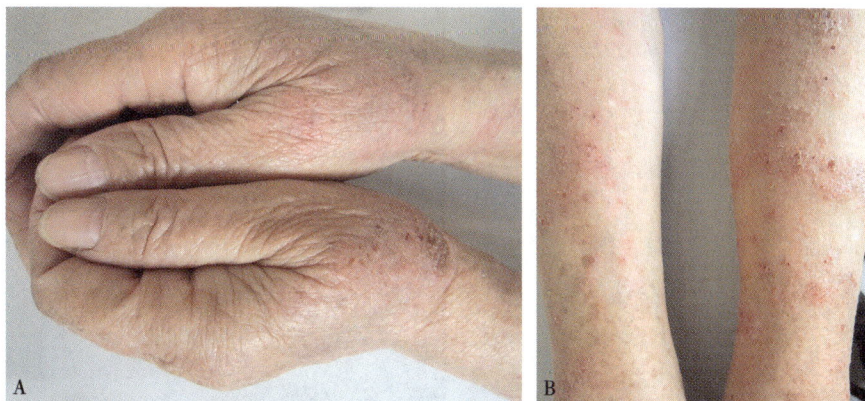

图 9-8　亚急性湿疹

3. **慢性湿疹**　多由急性或亚急性湿疹迁延而来,也可一开始就表现为慢性湿疹。多见于手、足、小腿、肘窝、腘窝、外阴、肛门等处,常对称分布。皮损为暗红色浸润肥厚性斑块,表面粗糙,有丘疹、少量鳞屑、抓痕、皲裂,有不同程度的苔藓样变,可伴有色素沉着或色素减退斑(图9-9)。瘙痒剧烈,病程可迁延数月或数年,遇刺激可急性发作。

4.特殊类型的湿疹

（1）**手部湿疹**：起病较慢，呈亚急性、慢性湿疹表现，好发于手背、指背、指端屈侧等部位，表现为暗红色斑、浸润肥厚、斑块，表面干燥粗糙，可有皲裂、少量鳞屑、苔藓样变，边界较清楚。瘙痒，冬重夏轻，常因过多水洗、肥皂或洗涤剂的影响而加重。

（2）**乳房湿疹**：多见于哺乳期妇女，好发于乳头、乳晕及周围处皮肤，大多数为双侧。皮损为暗红色斑，有丘疹、丘疱疹、糜烂、渗出、痂，可有皲裂。瘙痒、疼痛，易复发。

（3）**外阴、阴囊和肛周湿疹**：常为慢性湿疹表现，皮肤粗糙、浸润肥厚，有抓痕、皲裂、鳞屑、痂、苔藓样变、色素沉着或减退斑。剧烈瘙痒，可因搔抓、烫洗而出现红肿、糜烂、渗出。病程可迁延数月或数年，可急性发作。

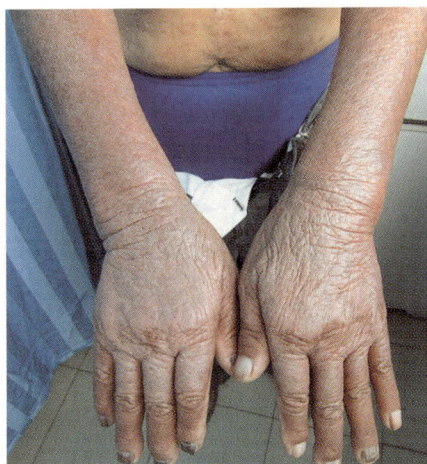

图 9-9　慢性湿疹

（4）**钱币状湿疹**：好发于四肢，皮损为直径 1~3cm、境界清楚的圆形、类圆形钱币样斑片，表面有密集的小丘疹或丘疱疹（图 9-10）。急性期红肿渗出明显，慢性期皮肤浸润肥厚，色素增加，表面有鳞屑、结痂，周围可见卫星状分布的丘疹、水疱。剧烈瘙痒。

（5）**干燥性湿疹**：又称裂纹性湿疹或皮脂缺乏性湿疹，主要由于气候干燥、寒冷或过度烫洗后致皮肤水分脱失、皮脂分泌减少所致。表现为红斑、干燥、脱屑及细小皲裂，好发于四肢，特别是老年人胫前，多见于冬季，有不同程度瘙痒。

（6）**小腿湿疹**：多对称发生于胫前或侧面，呈亚急性或慢性湿疹表现，有些常并发下肢静脉曲张，称淤积性皮炎或静脉曲张性湿疹。皮损为棕红色或暗褐色斑、斑片，表面有密集的丘疹、丘疱疹、糜烂、溃疡、渗出液、痂、瘙痒。反复发作，病程较长者有干燥脱屑、苔藓样变等，重者整个小腿皮肤增厚无弹性，伴色素沉着斑（图 9-11）。

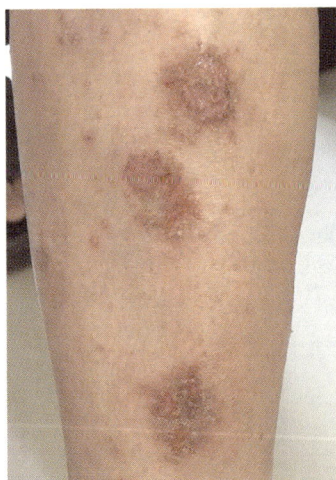

图 9-10　钱币状湿疹

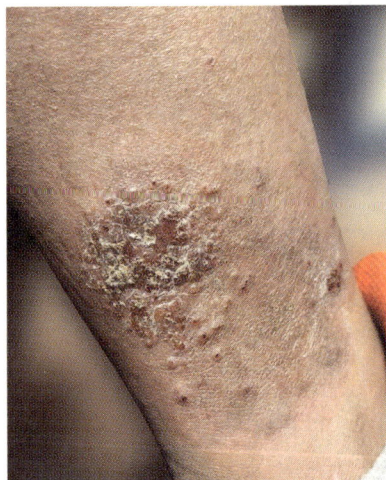

图 9-11　小腿湿疹

（7）**汗疱疹**：好发于掌跖和指（趾）侧，皮损为深在的针头至粟粒大小圆形小水疱，内含清澈浆液或变浑浊，可以融合成大疱，干涸后可形成衣领状脱屑，伴瘙痒或烧灼感。病程慢性，春秋季易复发。

三、诊断与鉴别诊断

根据急性期皮损多形性，以丘疱疹为主，有明显的渗出或渗出倾向，对称分布，境界不清，瘙痒剧烈;慢性期有浸润肥厚、苔藓样变等特点,可以诊断。急性湿疹应与接触性皮炎相鉴别(表9-1),慢性湿疹应与神经性皮炎相鉴别(表9-2),手足湿疹应与手足癣相鉴别。

表 9-1　急性湿疹与接触性皮炎的鉴别

	急性湿疹	接触性皮炎
病因	常不明确,以内因为主	常有明显治病外因,原发性刺激和变应原
发病部位	可发生在身体的任何部位	主要在接触部位或身体暴露部位
皮损特点	多形性、易渗出、对称性、不出现大疱、边界不清楚、炎症较轻	形态单一,可出现大疱及坏死,边界清楚、炎症重
症状	瘙痒、一般不痛	剧烈瘙痒、灼热或疼痛
病程	较长,有复发倾向	病程短,恢复快,不接触不复发
斑贴试验	常阴性	阳性

表 9-2　慢性湿疹与神经性皮炎的鉴别

	慢性湿疹	神经性皮炎
病因	多种内、外因素,不易查找	神经精神因素及物理刺激
病史	多由急性湿疹和亚急性湿疹发展而来,常先有皮损,后出现瘙痒	经久不愈,反复发作,急性期先有瘙痒后出现皮损,一般无渗出
好发部位	身体任何部位,常对称分布	颈、项、上睑、腰骶、腘窝等处,皮损不对称
皮损形态	融合成片,浸润肥厚,色素沉着	苔藓化明显,边缘可见扁平发亮的丘疹

四、预防与治疗

尽量找出病因并祛除。避免外界各种刺激,如搔抓、烫、擦洗。调整内分泌和消化道功能。生活要有规律。不要过劳和精神紧张。避免腥、辣、酒等刺激性食物及易过敏性食物。

1.内用药物治疗　可用抗组胺药,必要时两种配合或交替使用。非特异性抗过敏药:10% 葡萄糖酸钙 10ml,每日 1 次缓慢静脉注射。维生素 C 2~3g 加入葡萄糖溶液中静脉滴注。亦可使用 5% 溴化钙或硫代硫酸钠静脉注射。急性、泛发、严重湿疹经一般治疗效果不佳者,可酌情短期使用糖皮质激素。

2.外用药物治疗　急性期无渗出时可用炉甘石洗剂或糖皮质激素霜剂;渗出不多时,可用氧化锌油或糊剂,亦可与糖皮质激素霜交替外用;糜烂、渗出多时可用生理盐水或 3% 硼酸溶液冷湿敷。亚急期可选用糖皮质激素霜剂和氧化锌糊剂交替使用。慢性期可选用糖皮质激素软膏与焦油类软膏或非甾体抗炎药如乙氧苯抑胺软膏、丁苯羟酸软膏交替外用。顽固的局限性肥厚性皮损可用糖皮质激素皮损内注射。

第三节　特应性皮炎

特应性皮炎(atopic dermatitis,AD)又称"异位性皮炎""遗传过敏性皮炎",是一种与家族遗传素质有关的慢性炎症性皮肤病,除有湿疹的临床表现外,常有以下特点:①易患哮喘、过敏性鼻炎、湿疹的家族性倾向;②对异种蛋白过敏;③血清中 IgE 水平增高;④外周血中嗜酸性粒细胞增多。

一、病因与发病机制

尚不清楚,可能与遗传、免疫、环境、表皮屏障功能有关。

1. **遗传因素** 可能为多基因遗传。父母一方患特应性皮炎,其子女有 25% 在生后 3 个月内发病,有 50% 在出生后 2 年内发病。双亲均患特应性皮炎,则子女发病率高达 79%。

2. **免疫异常** 有许多免疫细胞及其产生的细胞因子、趋化因子及前炎症分子等参与,Th1/Th2 不平衡是特应性皮炎的主要免疫学机制。

3. **环境因素** 环境变应原(屋尘螨、花粉)、感染性变应原(如金黄色葡萄球菌、糠秕孢子菌)及蛋白质食物均可诱发特应性皮炎。某些病人变应原皮试可引起湿疹样反应。

4. **表皮屏障功能障碍** 皮损处甚至外观正常的皮肤,屏障功能都有受损。皮损部位神经酰胺含量减少,中间丝蛋白表达异常,导致皮肤经表皮水分丢失增加、皮肤干燥。

二、临床表现

不同年龄阶段有不同临床表现,通常分为三个阶段:婴儿期、儿童期和青年成人期。

1. **婴儿期** 多在出生后 2~3 个月发病,主要发生于面颊、前额及头皮,少数发展至躯干、四肢。临床可分为两型。肥胖伴有渗出体质的婴儿,皮损在水肿性红斑的基础上出现密集针尖至针头大小的丘疹、丘疱疹、水疱,搔抓、摩擦后形成糜烂、渗液、结痂,头部可呈黄色脂溢性痂,境界不清(图 9-12),有时可出现继发感染,瘙痒。体格瘦弱的婴儿,皮损为淡红或暗红色斑片,表面有密集的小丘疹和灰白色糠状鳞屑,无水疱,亦无明显渗出。婴儿期损害时轻时重,可因食品或环境因素加重,一般在 2 岁以内逐渐好转、痊愈。

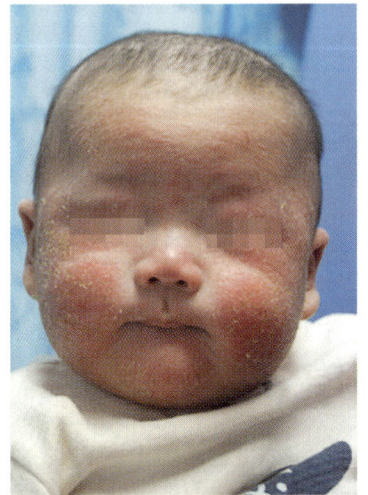

图 9-12 特应性皮炎(婴儿期)

2. **儿童期** 可由婴儿期演变而来,亦有不经过婴儿期而发病,多在 4 岁左右加重或发病,好发于肘窝、腘窝和小腿伸侧,其次为眼睑、颜面和颈部。皮损可呈急性或慢性湿疹改变,暗红色,渗出较婴儿期轻,搔抓后出现抓痕、血痂等,久之形成苔藓样变(图 9-13),常伴剧烈瘙痒。

3. **青年成人期** 12 岁以后的青少年及成人阶段的特应性皮炎,可由儿童期迁延而来或直接发生,好发于肘窝、腘窝、四肢及躯干,以屈侧为重。皮损常为局限性苔藓样变,有时呈急性、亚急性湿疹样改变,部分表现为泛发性干燥丘疹(图 9-14)。过冷、过热、出汗、情绪变化、接触丝毛织品等可激发瘙痒症状。

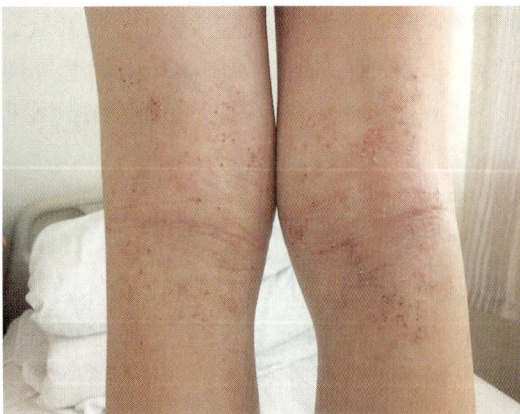

图 9-13 特应性皮炎(儿童期)

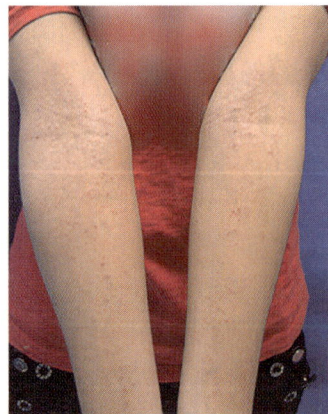

图 9-14 特应性皮炎(青年成人期)

三、诊断与鉴别诊断

根据不同时期临床表现,结合个人或家族史,皮损具有年龄阶段性特征,瘙痒剧烈,血液中 IgE 和嗜酸性粒细胞增多等,应考虑本病。目前国际上常用的特应性皮炎诊断标准为 Williams 标准,即皮肤瘙痒(父母诉病儿有搔抓或摩擦史)加上以下标准中的 3 项或更多:①2 岁以前发病(适用于大于 4 岁者)。②身体屈侧皮肤受累(包括肘窝、腘窝、踝前或颈部,10 岁以下儿童包括颊部)。③有全身皮肤干燥史。④个人史中有其他过敏性疾病如哮喘或花粉症,或一级亲属中有过敏性疾病史。⑤有可见的身体屈侧湿疹样皮损(4 岁以下儿童包括颊部/前额和远端肢体湿疹)。特应性皮炎应与湿疹、银屑病、慢性单纯性苔藓、接触性皮炎相鉴别。

四、预防与治疗

穿着衣物要轻柔、宽松,最好为淡色纯棉织品。温水洗澡,每日 1 次或两日 1 次,洗澡后外用皮肤润肤剂,避免过度清洗、烫洗及用力搔抓、摩擦。室内温度适宜,减少排汗刺激。对可疑致敏食物逐一排查,发病期间避免食用辛辣食物及饮酒。注意调节消化道功能,防止便秘等。

1. 外用药物治疗 糖皮质激素是控制病情、缓解症状的主要药物,婴儿可使用低效糖皮质激素,如 1%~2.5% 氢化可的松霜。年龄较大的儿童和成年人,可用中效糖皮质激素制剂,如曲安奈德。肥厚性斑块和苔藓样皮损可用强效糖皮质激素。钙调神经磷酸酶抑制剂对面颈部、眼睑、皱褶部位皮损及外用糖皮质激素易形成萎缩的部位更为合适。

2. 内用药物治疗 瘙痒可用抗组胺药。对于渗出较多及继发感染者,可酌情选用抗感染药物。病情严重,其他药物难控制时可短期使用糖皮质激素、免疫抑制剂。

此外,窄谱中波紫外线(NB-UVB)和 UVA1 可使用。

> **思考题**
>
> 1. 如何鉴别急性接触性皮炎与急性湿疹?
> 2. 简述湿疹的临床表现。
> 3. 试述婴儿期特应性皮炎的临床表现。

(张 敏)

练习题

第十章 | 荨麻疹与药物性皮炎

教学课件　　　　思维导图

> **学习目标**
>
> 1. 掌握:荨麻疹、药物性皮炎的临床表现、诊断及治疗。
> 2. 熟悉:荨麻疹、药物性皮炎的病因及预防。
> 3. 了解:荨麻疹、药物性皮炎的发病机制。
> 4. 能指导荨麻疹、药物性皮炎病人正确用药;做好药物性皮炎的预防工作。
> 5. 树立廉洁行医医疗行为规范,不滥用药物;尽可能减轻病人的负担。

第一节　荨　麻　疹

> **病例导学**
>
> 病人,男,18 岁,躯干、四肢出现"风疹块"伴瘙痒 2h。2h 前进食海鲜后出现"风疹块",局部瘙痒,初为前胸,很快发展至腹部、背部及四肢。体查:躯干、四肢间散在大小不等、形态不一鲜红色或者苍白的风团,部分融合成片(图 10-1)。
>
> **问题:**
> 1. 本病最可能的诊断是什么?
> 2. 本病如何治疗?

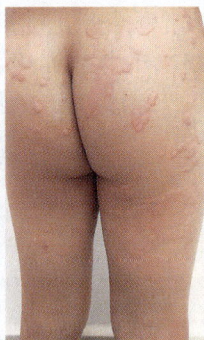

图 10-1　病人的臀部及大腿背面皮肤

荨麻疹(urticaria)是由于皮肤、黏膜小血管扩张、通透性增加引起的局限性水肿性皮肤病,是一种常见的皮肤病。

一、病因与发病机制

1. 病因　病因复杂、不确切,尤其是慢性荨麻疹。致病因素:①食物。动物蛋白类如鱼、虾、蟹、蛋类、肉类等,植物类如竹笋、茄子、菠菜、苹果、李子等蔬菜和水果,食品添加剂如调味品、颜料、防腐剂等。②药物。青霉素、链霉素、血清制剂、疫苗、阿司匹林、磺胺、血清制剂、解热镇痛药等。③感染。细菌、病毒、真菌、寄生虫等。④物理因素、化学性物质。摩擦、压力、日光、冷、热、甲醛、染料等。此外,与精神因素、遗传因素、内分泌因素也有关,一些系统性疾病如恶性肿瘤、系统性红斑狼疮、类风湿关节炎、风湿病等可伴发本病。

2. 发病机制　各种原因导致肥大细胞等多种炎症细胞活化,释放炎症介质,引起血管扩张、血管通透性增加、平滑肌收缩及腺体分泌增加,出现皮肤、黏膜、呼吸道和消化道的一系列表现。

引起炎症细胞活化的机制可分为免疫性和非免疫性。①免疫性机制:多数为 Ⅰ 型超敏反应,即

IgE 介导的荨麻疹。少数为Ⅱ型或Ⅲ型或Ⅳ型,分别指 IgG 介导的、免疫复合物介导及 T 细胞介导的荨麻疹。②非免疫性机制:主要是物理因素如冷、热、水、日光、震动、运动,某些分子的毒性作用如食物、药物、各种动物毒素,以及补体、神经递质等,通过肥大细胞膜表面的受体和配体间的直接作用导致。

二、临床表现

根据发病因素将荨麻疹分为自发性荨麻疹(无明确诱发因素)和诱导性荨麻疹(有明确诱发因素)。自发性荨麻疹分急性和慢性,诱导性荨麻疹分为物理性和非物理性。物理性荨麻疹有皮肤划痕症、冷接触性荨麻疹、日光性荨麻疹、延迟压力性荨麻疹、热接触性荨麻疹等;非物理性荨麻疹有胆碱能性荨麻疹、水源性荨麻疹、接触性荨麻疹等。

(一)自发性荨麻疹

1. 急性自发性荨麻疹　起病急,突然瘙痒,很快在瘙痒部位出现大小不等的红色风团,圆形或不规则形,可孤立或扩大融合成片。渗出急剧时,可压迫血管,风团呈苍白色,皮肤凹凸不平,呈橘皮样外观。水肿减轻,风团、红斑逐渐消失,不留任何痕迹(图 10-2、图 10-3)。皮损持续时间一般不超过 24h,但新的风团可此起彼伏,不断发生。剧痒、灼热,严重者可伴有心慌、气闷、烦躁、血压降低等过敏性休克症状。部分因累及胃肠黏膜,引起水肿而出现恶心、呕吐、腹痛、腹泻,伴里急后重及黏液样便。若累及气管、喉黏膜时,出现呼吸困难甚至窒息。若伴畏寒、发热、白细胞计数增高等全身表现,要注意有无感染。经过适当处理,多在数日至 3 周逐渐痊愈。

2. 慢性自发性荨麻疹　风团反复发生超过 6 周,时多时少,部位不定,瘙痒,病程常达数月或数年之久。全身症状一般较轻,部分病人有时间性,晨起或临睡前加重,有的则无一定规律。阿司匹林、非甾体抗炎药、青霉素、麻醉剂、乙醇、发热性疾病都会加剧荨麻疹。

(二)诱导性荨麻疹

1. 皮肤划痕症　又称人工荨麻疹(factitious urticaria),手抓或钝器划过皮肤后,沿划痕处出现风团,形状与划痕一致,不久后自行消退(图 10-4),常伴瘙痒。

2. 冷接触性荨麻疹　有获得性和家族性两种。获得性寒冷荨麻疹较常见,多见于青年女性,表现为接触到冷风、冷水或冷物后,暴露部位或接触部位产生风团,持续半小时至 3~4h,严重者出现胸闷、气短、心悸、腹痛、腹泻、手足麻木甚至晕厥、休克等,瘙痒,白细胞计数增高,冰块诱发试验阳性。家族性冷接触性荨麻疹为常染色体显性遗传,罕见,可从婴儿开始发病,持续终生,表现

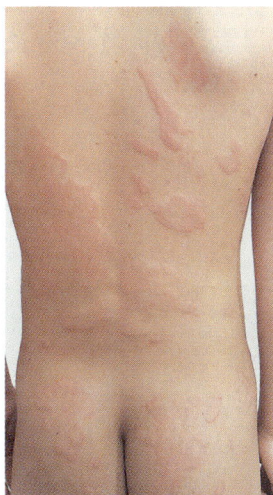

图 10-2　急性自发性荨麻疹(躯干)

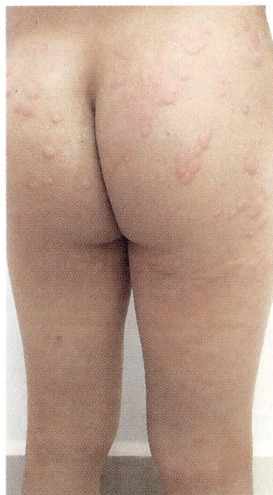

图 10-3　急性自发性荨麻疹(臀部及下肢)

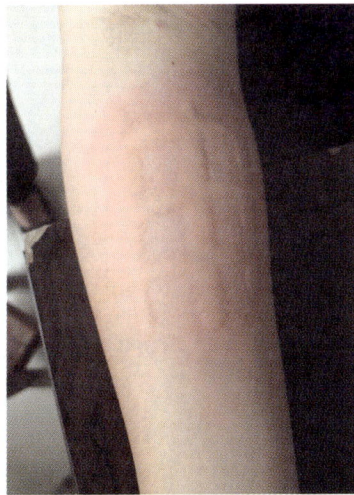

图 10-4　皮肤划痕症

为受冷后出现有烧灼感的红色风团样丘疹，不痒，可伴发热、关节疼痛、白细胞计数增高，冰块试验阴性。

3. 日光性荨麻疹 日光照射后数分钟在暴露部位出现红斑和风团，数小时消退，伴瘙痒、刺痛。以波长 300nm 左右的紫外线最为敏感，严重者可有畏寒、乏力、晕厥、痉挛性腹痛等全身症状。

4. 延迟压力性荨麻疹 皮肤受压后半小时至 1d，局部发生瘙痒性、烧灼样或疼痛性水肿性斑块，可持续数日，多发生在足底、臀部或其他易受压迫部位。

5. 热接触性荨麻疹 分先天性和获得性两种。先天性热接触性荨麻疹又称延迟性家族性热性荨麻疹，属常染色体显性遗传，幼年发病。43℃温水接触后 1~2h，在接触部位出现风团，4~6h 达到高峰，一般持续 12~14h。获得性热接触性荨麻疹又称局限性热性荨麻疹，装有 43℃温水的试管放在皮肤上，数分钟后即可在接触部位出现红斑和风团，有刺痛感，持续 1h 左右自行消退。

6. 胆碱能性荨麻疹 多见于青年，主要由于运动、受热、情绪紧张、进食热饮或乙醇饮料后，躯体深部温度上升，促进胆碱能神经冲动而释放乙酰胆碱，诱发肥大细胞或嗜碱性粒细胞释放组胺，除掌跖外，泛发 1~3mm 丘疹性风团，周围有红晕，散在分布，互不融合（图 10-5），持续半小时至 1h 消退，伴瘙痒。偶尔有乙酰胆碱引起的全身表现，如出汗、流涎、脉缓、瞳孔缩小、腹痛等，病程一般经数月或数年后逐渐缓解。

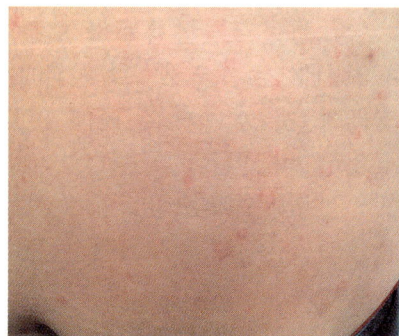
图 10-5　胆碱能性荨麻疹

7. 接触性荨麻疹 皮肤接触变应原后发生风团和红斑反应，可分为免疫性、非免疫性两种。接触性荨麻疹的诊断可采用致病物质做斑贴试验，15~30min 后局部出现风团即可确诊。

8. 水源性荨麻疹 在皮肤接触水的部位，即刻或数分钟后出现风团，与水温无关。皮损好发于躯干上半部分，伴瘙痒，持续时间 1h 内。

9. 血管性水肿（angioedema） 又称巨大荨麻疹，是发生于皮下疏松组织或黏膜的局限性水肿性疾病，分获得性和遗传性两种类型。①获得性血管性水肿：可由药物、食物、吸入物或物理性刺激等因素引起，主要发生于眼睑、口唇、舌、外生殖器、手和足等部位。皮损为局限性肿胀，边界不清，呈肤色或淡红色，表面光亮，触之有弹性感，多为单发，偶见多发（图 10-6、图 10-7）。痒感不明显，可有轻度不适。一般持续数小时至数日，消退后不留痕迹，可反复发作。偶可伴喉头水肿，引起呼吸困难，甚至窒息死亡。②遗传性血管性水肿：为常染色体显性遗传，多数在儿童或少年期开始发作，往往反复发作至中年，甚至终生，外伤或感染可诱发本病。多见于面部、四肢和生殖器等处，皮损为局限性、非凹陷性皮下水肿，常为单发，不痒。也可累及口腔、咽部、呼吸道及胃肠道黏膜等。

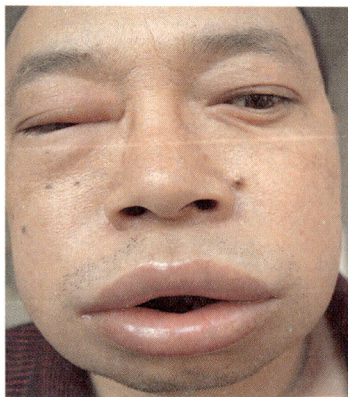
图 10-6　血管性水肿（眼睑、唇）

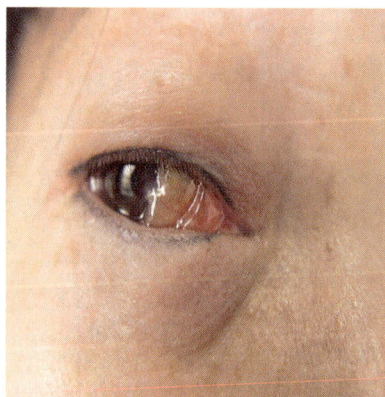
图 10-7　血管性水肿（眼睑、球结膜）

三、诊断与鉴别诊断

根据反复发生的风团,消退后不留痕迹,瘙痒等特点,可诊断。病因诊断比较困难,应详细询问病史、体格检查,做必要的实验室检查,进行全面综合分析。各种物理性荨麻疹和非物理性荨麻疹的诊断还需依赖各项特异性诊断试验如冰块试验等。

应与单纯性痒疹、荨麻疹性血管炎等鉴别;伴腹痛或腹泻者,应与急腹症及胃肠炎等进行鉴别;伴高热和中毒症状者,应考虑合并严重感染。

四、治疗

根本治疗是祛除病因,尽量减少各种诱因,选择适当的药物使疾病得到控制或治愈。

1. 内用药物治疗

（1）**急性自发性荨麻疹**:一般用抗组胺药物,首选第二代 H_1 受体拮抗剂,可第一代、第二代 H_1 受体拮抗剂联合应用,维生素 C 及钙剂与抗组胺药有协同作用。病情严重,伴有休克、喉头水肿及呼吸困难者,应立即抢救:①0.1% 肾上腺素皮下注射或肌内注射,必要时可重复使用,心脏病或高血压病人慎用,并迅速吸氧。②糖皮质激素肌内注射或静脉注射,可选用地塞米松、氢化可的松或甲泼尼龙,避免长期使用。③支气管痉挛严重时可静脉注射氨茶碱。④喉头水肿呼吸受阻时可行气管切开,心搏呼吸骤停时,行心肺复苏术。

（2）**慢性自发性荨麻疹**:以抗组胺药物为主,首选第二代 H_1 受体拮抗剂。一种抗组胺药物无效时,可两种抗组胺药物联合使用或多种交替使用,也可更换抗组胺药物种类,不同类型联用,如第一代与第二代 H_1 受体拮抗剂、H_1 受体拮抗剂与 H_2 受体拮抗剂联合使用,病情控制后逐渐减量至停药。也可酌情选用利血平、羟氯喹、雷公藤总苷。生物制剂、免疫调节剂治疗难治性慢性荨麻疹。

（3）**诱导性荨麻疹**:在抗组胺药基础上,不同类型联用不同药物。皮肤划痕症可联合使用酮替芬或者 UVA1 及窄波 UVB。冷接触性荨麻疹可联合使用赛庚啶、多塞平或进行冷脱敏治疗。胆碱能性荨麻疹可联合使用达那唑、酮替芬等。日光性荨麻疹可联合使用羟氯喹、UVA 或 UVB 的脱敏治疗。延迟压力性荨麻疹对抗组胺药物效果较差,可选择糖皮质激素、氨苯砜或柳氮磺吡啶等治疗。获得性血管性水肿治疗原则与其它荨麻疹相同,遗传性血管性水肿治疗比较困难。

2. 外用药物治疗
可用炉甘石洗剂、糖皮质激素或抗组胺药外用制剂,遮光剂对日光性荨麻疹有一定预防作用。

第二节 药物性皮炎

病例导学

病人,男,42 岁,上唇皮肤反复出现"红斑"伴瘙痒半年。半年前因口服抗感冒药后约 1 周上唇出现红斑,伴瘙痒,经抗过敏治疗红斑消退,但留有灰色斑。此后每次口服感冒药上唇均发生类似皮疹,1d 前皮疹再次复发。既往健康,未触及肿大浅表淋巴结,上唇胡须部位有境界清楚的水肿性灰红色斑,表面无水疱、糜烂、破溃等,棘层细胞松解现象检查阴性。

问题:

1. 本病最可能的诊断是什么?诊断本病的依据是哪些?

2. 引起该疾病的常见药物有哪些?

药物性皮炎（dermatitis medicamentosa）亦称药疹（drug eruption），是药物经过各种途径进入人体引起的炎症性皮肤病，严重者可累及其他系统。药物进入人体途径有口服、注射、吸入、灌注、点滴、含漱、熏蒸、涂抹及冲洗等。药物性皮炎是药物不良反应的一种表现形式。

一、病因与发病机制

1. 病因 引起药疹的药物种类很多，常见抗生素、解热镇痛药、镇静催眠药及抗癫痫药、中草药等，其他如抗痛风药、抗甲状腺功能药、吩噻嗪类药、异种血清制剂、疫苗和生物制剂等也可引起。不同个体对药物反应的敏感性差异较大，同一个体在不同时期对药物的敏感性也不尽相同。可能与遗传因素、个体生理或病理状态相关。

2. 发病机制 可分为变态反应和非变态反应，多由多型变态反应引起。各型变态反应均可参与药疹发生，出现不同的临床表现。变态反应性药疹的特点：①只发生于少数具有过敏体质者。②有一定的潜伏期，初次用药一般需 4~20d 出现临床表现，再次用药，数分钟至 24h 可发生。③病情轻重与药物剂量无相关性。④皮损呈多形性，某一病人常以一种为主。⑤存在交叉过敏及多价过敏现象。⑥停止使用致敏药物后病情常好转，糖皮质激素治疗常有效。

非变态反应性药疹较少见。可能的机制是药理作用、过量反应与蓄积作用、参与药物代谢的酶缺陷或抑制、药物不良反应及菌群失调、药物的相互作用、药物使已存在的皮肤病激发。

二、临床表现

药疹的临床表现繁多，不同药物可引起同类药疹，同一种药物在不同时期也可引起不同皮损，常见以下类型。

1. 固定型药疹 任何部位可以发生，但好发于口唇、咽、龟头、外阴等皮肤黏膜交界处。首次用药，常在 1~2 周发生皮损，再次用药，可数小时内在原处发生，也可在他处发生。皮损起初为圆形或椭圆形鲜红色斑，以后变为紫红斑，中央色深，边缘色淡，边界清楚，直径 0.2cm 至数厘米，常为 1 个，也可数个，红斑上可出现水疱或大疱，黏膜皱褶糜烂、渗出（图 10-8、图 10-9），轻度瘙痒、灼痛，常由解热镇痛类、磺胺类、巴比妥类药物引起。

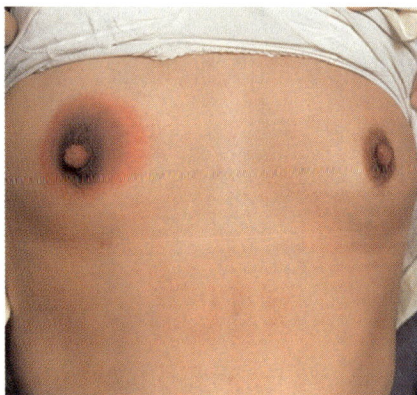

图 10-8 固定型药疹（乳房）　　图 10-9 固定型药疹（足）

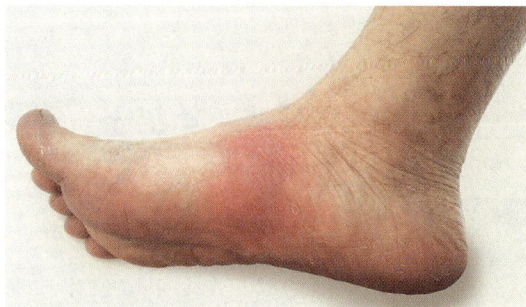

2. 麻疹型或猩红热型药疹 发病较突然，皮损泛发，全身症状较轻。麻疹型药疹皮损为针头到米粒大小红色斑丘疹，分散或密集，对称分布，躯干居多，可泛发全身，类似麻疹，瘙痒明显。猩红热型药疹，初起为小片红斑，很快相互融合，皮损由面颈、躯干、四肢而遍布全身，潮红，类似猩红热（图 10-10），瘙痒明显。停药后 1~2 周好转，继之出现糠状或片状脱屑，可向重症药疹如红皮病样药疹发展（图 10-11）。常由解热镇痛类、磺胺类、巴比妥类、青霉素等药物引起。

3. 荨麻疹型药疹 表现与急性荨麻疹相似,有大小不一的风团,红色,数目多,分布广泛,可融合成片,瘙痒,持续时间较长,可伴有血清病样表现,如发热、关节痛、淋巴结肿大、蛋白尿等,多由血清制品、呋喃唑酮、青霉素等引起。

4. 多型红斑型药疹 多发生于四肢远端、躯干,对称或不对称,皮损为水肿性红斑或紫红斑,黄豆或蚕豆大小,中央色稍深,有时出现水疱,与多形红斑相似,轻度瘙痒。重者有广泛红斑、丘疹,可形成大疱、水疱、糜烂、渗出(图10-12),疼痛剧烈,可伴高热,外周血白细胞计数升高,口腔、眼、肛门、外阴皮肤黏膜红肿、糜烂,肝、肾功能受损及继发感染,为重症多形红斑型药疹,重型药疹之一,病情凶险,可导致死亡。常由磺胺类、解热镇痛类、青霉素等药物引起。

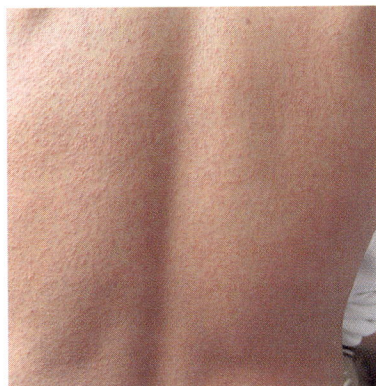

图 10-10 麻疹型药疹   图 10-11 红皮病型药疹   图 10-12 多形红斑型药疹

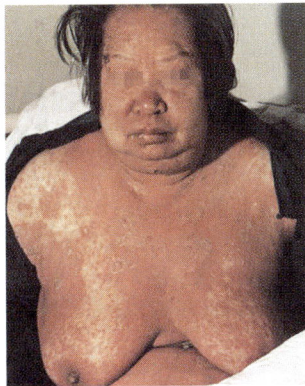

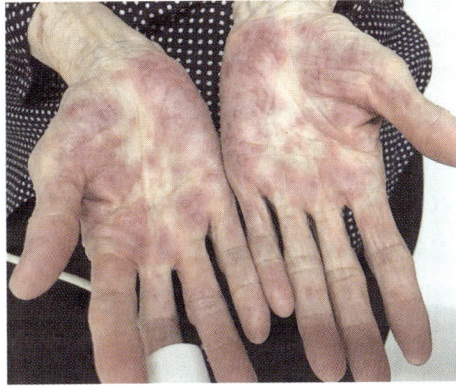

5. 大疱性表皮松解型药疹 重型药疹之一,起病急,进展快,皮损初起为弥漫性红斑,也可呈麻疹、猩红热或多形红斑样,迅速增多、扩大遍及全身,在红斑处出现大小不等的松弛性水疱或大疱,尼氏征阳性,可伴大面积的糜烂及渗出,似浅Ⅱ度烧伤,疼痛及触痛明显,口腔、眼、呼吸道、胃肠黏膜也可受累,出现糜烂、溃疡、睁眼及张口困难。常伴发热、恶心、呕吐、腹泻、白细胞增多等全身中毒症状,严重者发生电解质紊乱、肝肾衰竭、内脏出血等而危及生命。常由磺胺类、解热镇痛类、巴比妥类药物引起。

6. 剥脱性皮炎型或红皮病型药疹 重型药疹之一,多见于长期用药后,首次发病潜伏期多在20d以上,有全身不适、发热等前驱症状。初起皮损呈麻疹样或猩红热样,逐渐融合成全身弥漫性潮红、肿胀,可伴水疱、糜烂、渗液、结痂,尤以面部及手足为重,2~3周肿胀消退,出现大量鳞片状或落叶状脱屑(图10-13),手足皮肤呈手套或袜套状剥脱,严重者毛发及指(趾)甲脱落。口腔黏膜可充血、水肿、水疱、糜烂,进食困难,眼结膜充血、水肿,畏光。病程可迁延数月,常有寒战、发热、恶心、呕吐、浅表淋巴结肿大、蛋白尿、肝大、黄疸等,严重时有支气管肺炎、肾衰竭、粒细胞缺乏等,可继发感染或全身衰竭而死亡,常由磺胺类、巴比妥类、解热镇痛类、抗生素、抗癫痫类药物等引起。

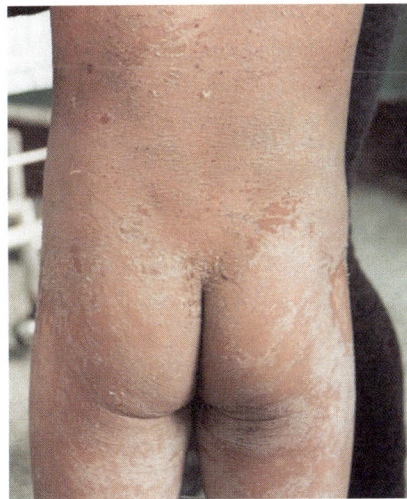

图 10-13 剥脱性皮炎型药疹

7. 药物超敏反应综合征 亦称伴嗜酸性粒细胞增多和系统症状药疹。常于首次用药后2~6周内发生,再次用药可在1d内发病,多见于环氧化物水解酶缺陷的个体,部分病人与病毒感染有关。诱发药物主要是抗癫痫药和磺胺类药,也可由别嘌醇、硫唑嘌呤、甲硝唑、特比萘芬、米诺环素、钙通道抑制剂及雷尼替丁等引起。初发表现为高热,皮损为很快波及周身的红斑、丘疹,可发展为剥脱性皮炎样皮损或红皮病,可有多形红斑样靶形皮损、肿胀性红斑、水疱,也可出现无菌性脓疱、紫癜,面部水肿具有特征性。内脏受侵,肝功能异常,可发生急性重型肝炎及肝衰竭而致死。血液系统出现嗜酸性粒细胞、非典型性淋巴细胞增多,也可见白细胞减少、粒细胞减少、Coombs 试验阴性溶血性贫血及再生障碍性贫血、低丙种球蛋白血症、不同程度淋巴瘤样变化(良性淋巴组织增生)。各脏器均可受累,死亡率在 10% 左右。

重型药疹病情较严重,死亡率较高,包括重症多形红斑型药疹、大疱性表皮松解型药疹、剥脱性皮炎型药疹及药物超敏反应综合征等。

此外,还有紫癜型、湿疹样型、痤疮型、光感型、血管炎型、扁平苔藓样型、玫瑰糠疹型药疹。

三、诊断与鉴别诊断

根据用药史、潜伏期、皮损类型及特点、瘙痒明显,排除与皮损相似的其他皮肤病和性病及发疹性传染病,可诊断。麻疹或猩红热样型药疹应与麻疹或猩红热鉴别,多形红斑型药疹应与非药物所致多形红斑鉴别,大疱性表皮松解型药疹应与葡萄球菌性烫伤样皮肤综合征鉴别,生殖器部位的固定型药疹出现破溃时,应与生殖器疱疹、硬下疳等鉴别。

四、预防与治疗

做好预防尤为重要。①用药前询问有无药疹史或其他药物过敏史,避免使用已知过敏药物及与其结构相似的药物。②易过敏药物做好药敏试验,做皮试前应备好急救药物,以应急需。③尽量选用致敏性较低的药物,用药过程中应注意药疹的早期表现,若局部和全身瘙痒,出现不明原因的红斑、丘疹、风团等,应及时停药。④已确诊为药疹者应记入病历,并告知病人以免使用该药。

治疗原则:①立即停用可疑致敏药物,当接受多种药物治疗时不必停用全部药物,应特别注意常见的致敏药物。②促进体内药物及代谢产物的排泄,多饮水或输液。③对症及支持治疗。④防治并发症。

1. 轻型药疹　可给予抗组胺剂、维生素 C 等,必要时口服泼尼松 30~60mg/d,皮损好转后逐渐减量至停药。若以红斑、丘疹为主,可外用炉甘石洗剂、糖皮质激素霜剂;如出现糜烂、渗出时,可外用 3% 硼酸或 0.1% 依沙吖啶溶液湿敷。

2. 重型药疹　应及时抢救,减少并发症及后遗症,加强护理,降低死亡率。

(1)**糖皮质激素**:及早足量使用,一般用氢化可的松 200~400mg/d 或地塞米松 10~20mg/d,加入5%~10% 葡萄糖溶液静脉滴注。若糖皮质激素足量,病情应在 3~5d 内得到控制,若病情不能得到控制,应加大糖皮质激素用量,增加原剂量的 1/3~1/2,待皮损颜色转淡、无新发皮疹、体温下降、症状缓解后可逐渐减量。

(2)**支持疗法**:及时纠正低蛋白血症、水电解质紊乱,给予高蛋白和多种维生素饮食,必要时可输血浆或蛋白以维持体内的胶体渗透压,减少渗出,酌情给予能量合剂。

(3)**防治感染**:若有细菌感染,选用不易产生过敏的抗生素,特别要注意交叉过敏或多价过敏。若抗生素治疗不佳,应注意真菌感染的可能,确诊后加用抗真菌药物。

(4)**静脉注射人血丙种免疫球蛋白**:中和抗体,一般每日 5~20g,连用 3~5d。

(5)**局部治疗**:红肿伴渗出的皮损,用 3% 硼酸溶液或生理盐水湿敷。大疱性表皮松解型药疹的糜烂面则以暴露干燥和创面湿敷交替为宜。

同时注意保温、通风、消毒、隔离,加强对皮肤、口腔、鼻腔、眼和外生殖器的清洁和护理工作。对皮损面积广、糜烂渗出重者,每日更换无菌床单、被罩。

1. 急性自发性荨麻疹如何治疗？
2. 简述药疹的诊断要点。
3. 如何治疗重型药疹？

练习题

（聂友源）

第十一章 | 物理性皮肤病

教学课件

思维导图

学习目标

1. 掌握:日光性皮炎、冻疮、鸡眼与胼胝的临床表现、诊断、治疗和预防。
2. 熟悉:多形性日光疹、夏季皮炎、痱子、手足皲裂的临床表现、诊断、治疗和预防。
3. 了解:各种物理性皮肤病的病因与发病机制。
4. 能正确指导各种物理性皮肤病的预防与治疗。
5. 养成良好生活习惯,对病人有同情心。

物理性皮肤病是由多种物理因素如机械性摩擦挤压、温度、湿度、光线、放射线等作用于人体引起的皮肤病。皮肤是人体最外层器官,受各种物理因素的影响很大,因此物理因素所致的皮肤病也较多。

第一节　日光性皮肤病

日光性皮肤病是日光照射皮肤引起的炎症性皮肤疾病。

光是一种连续的电磁波,波长越长,穿透力越强而能量越小。日光依据波长可分为紫外线、可见光、红外线,能引起皮肤病的有紫外线和可见光。根据波长不同,紫外线可分为短波紫外线(UVC)、中波紫外线(UVB)和长波紫外线(UVA),其中 UVB 和 UVA 是引起日光性皮肤病的主要作用光谱,UVB主要累及表皮,UVA 主要累及真皮。日光性皮肤病的发病机制主要是光毒性反应和光变态反应。

一、日光性皮炎

日光性皮炎(solar dermatitis)又称日晒伤(sunburn),是日光强烈照射皮肤后产生的一种急性光毒性炎症性皮肤病,表现为在日光曝晒部位出现红斑、水肿、水疱、灼痛等。

(一)病因与发病机制

皮肤接受了超过耐受量的紫外线,主要是中波紫外线(UVB)引起。紫外线照射后,细胞中蛋白质和核酸吸收大量紫外线,产生一系列复杂的光生物化学反应,表皮角质形成细胞坏死,释放产生多种炎症介质,如白细胞介素、组胺、前列腺素、激肽等。这些物质弥散入真皮,引起炎症、色素合成增加。炎症反应与肤色深浅、照射时间和范围、光线的强弱及体质等有关。

(二)临床表现

春夏季多见,好发于儿童、妇女、海水浴、水面作业者及浅肤色人群。日晒后 2~6h 出现皮损,24h 后达到高峰。日晒部位皮肤出现境界清楚的水肿性红斑,重者出现淡黄色浆液性水疱、大疱及糜烂(图 11-1),有瘙痒、灼痛,皮损广泛者可有发热、畏寒、头痛、乏力、恶心、呕吐等全身症状。数日逐渐消退,遗留脱屑及色素沉着斑。

(三)诊断与鉴别诊断

根据日光曝晒史,数小时后皮肤曝晒部位出现境界清楚的红斑、水肿、水疱、大疱等典型皮损,有灼热、疼痛感,可诊断,需与接触性皮炎鉴别。接触性皮炎有致病物质接触史,与日晒无关,可发生于任何季节,皮损发生于致病物质接触处。

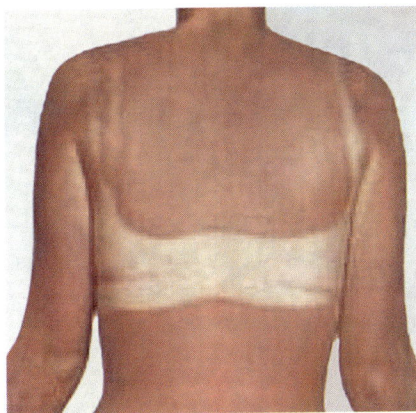

图 11-1　日光性皮炎

(四) 预防与治疗

　　避免曝晒,采取适当的防光措施,如使用太阳伞、穿长袖衣、戴宽檐帽或外涂遮光剂如 5% 二氧化钛霜、5% 对氨基苯甲酸霜、10% 氧化锌霜等。

　　治疗以对症为主,局部治疗以消炎、止痛、安抚为原则,可外用炉甘石洗剂、糖皮质激素霜剂、2.5% 吲哚美辛溶液、20% 苯唑卡因霜,有渗出者可用 3% 硼酸溶液、冰牛奶湿敷。全身治疗可口服抗组胺药、非甾体抗炎药,严重时可用糖皮质激素。

二、多形性日光疹

　　多形性日光疹(polymorphous light eruption)是季节性反复发作、有多形性皮损的慢性光变态反应性皮肤病。

(一) 病因与发病机制

　　尚不清楚,目前认为是一种日光诱发的迟发型变态反应,致病光谱较宽,包括 UVB、UVA 和可见光。可能与遗传、内分泌改变、免疫异常、代谢异常等有关。

(二) 临床表现

　　一般发生于春、夏季。多见于中青年女性,好发于曝光部位,如面部、颈部、前胸 V 形区、手背和前臂伸侧。皮损呈多形性,常见有丘疹、丘疱疹,水肿性红斑、斑块,常以一种皮损为主(图 11-2)。瘙痒,多无全身症状。秋冬季节可自然减轻,来年春季再发,可持续多年,由于反复发作,皮损可累及非曝光部位。

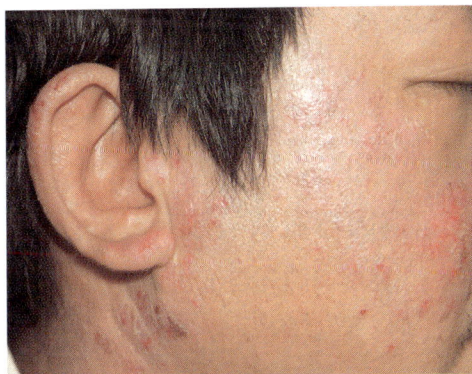

图 11-2　多形性日光疹

(三) 诊断与鉴别诊断

　　根据好发季节,典型临床表现,特别是皮损多形性,以某一类型为主,紫外线红斑反应试验异常,光激发试验阳性,部分病人光斑贴试验阳性等,可以诊断。本病应与湿疹、慢性光化性皮炎、接触性皮炎、盘状红斑狼疮等鉴别。

(四) 预防与治疗

　　应避免曝晒,可应用遮光剂,防止紫外线过度照射。易发病者可在发病前进行预防性光疗,先用小剂量紫外线照射皮肤或短时间日光浴疗法,逐渐增加剂量以提高皮肤对光线的耐受力。

　　内服药物以口服抗组胺药为主,避免使用氯苯那敏、异丙嗪等光敏药物。症状明显、反复发作者可口服羟氯喹、烟酰胺、β 胡萝卜素。严重者可口服糖皮质激素或硫唑嘌呤。外用药物应以糖皮质激素为主,也可外用钙调磷酸酶抑制剂。

第二节　夏季皮炎

　　夏季皮炎(dermatitis aestivale)是由于夏季高温引起的一种季节性、炎症性皮肤病。好发于夏季高温、湿热季节,成年女性多见,表现为四肢伸侧和躯干的红斑、丘疹、丘疱疹,伴剧烈瘙痒。

一、病因

持续高温、闷热引起发病,病情与气温和湿度密切相关,特别是持续高温、高湿时发病增多。

二、临床表现

好发于成年人,女性多见,均在夏季发病,气温下降或至秋凉后自然消退。常累及四肢伸侧和躯干,尤以双胫前多见,对称分布,皮损初起为点状红斑、小丘疹,继之出现丘疱疹,瘙痒剧烈,搔抓后出现抓痕、血痂,皮肤肥厚及色素沉着斑,无糜烂及渗出(图11-3)。可于每年夏季复发。

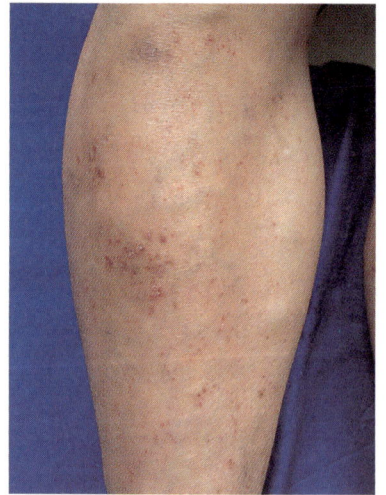

图 11-3 夏季皮炎

三、诊断与鉴别诊断

根据临床表现易诊断,应与痱子、夏季瘙痒症等疾病鉴别。

四、预防与治疗

以通风降温为主要原则,衣着宽大透气,保持皮肤清洁干燥。

局部治疗以清凉、止痒为主,可外用 1% 薄荷炉甘石洗剂、1% 薄荷酒精及糖皮质激素霜剂。瘙痒剧烈者可口服抗组胺类药物。

第三节　痱　子

痱子(miliaria)亦称粟粒疹,是在温热环境中汗液分泌多而排出障碍形成的一种表浅性、炎症性皮肤病。好发于夏季高温闷热环境,脱离高温环境可很快痊愈。

一、病因与发病机制

在高温闷热环境下出汗过多、角质层浸渍肿胀,汗管变窄或阻塞,汗液排泄受阻,管内压力增高致汗管破裂,汗液进入周围组织引起炎症。此外,皮肤表面葡萄球菌、微球菌大量繁殖参与发病。

二、临床表现

依据汗管损伤和汗液外出部位不同,可分为 4 种类型。

1. **白痱**　又称晶形粟粒疹(miliaria crystallina),汗液在角质层或角质层下汗管溢出引起,常见于卧床不起、术后体虚、高热病人,好发于躯干和间擦部位。皮损为成批出现的针尖至针头大小的浅表透明水疱,表面无潮红,疱壁薄容易破裂。无症状或有轻微瘙痒。1~2d 内吸收,遗留极薄的细小鳞屑。

2. **红痱**　又称红色粟粒疹(miliaria rubra),汗液在表皮螺旋形的汗管处溢出引起,多见于幼儿、家庭妇女、高温作业者,好发于腋窝、肘窝、额、颈、躯干。皮损为密集排列的针头大小丘疹、丘疱疹,周围绕以红晕。有瘙痒和灼热感,搔抓后可致皮肤破损和继发感染如毛囊炎、疖等。

3. **脓痱**　又称脓疱性粟粒疹(miliaria pustulosa),多由红痱发展而来,好发于幼儿皮肤皱褶处及头颈部。皮损为针头大的浅表脓疱或丘脓疱疹,细菌培养常为阴性。

4. **深痱**　又称深部粟粒疹(miliaria profunda),阻塞的汗管在真皮与表皮交界处破裂,表皮汗管常被反复发作的红痱破坏,使汗液阻塞在真皮内而发生。多累及热带地区反复发生红痱者,好发于躯干,也可波及肢体和面部。皮损为密集的、与汗孔一致的非炎性丘疱疹,出汗时皮损增大,可因汗腺导管阻塞而致出汗不畅或无汗。皮损广泛时可出现头痛、头晕、发热等症状。

三、诊断与鉴别诊断

根据发病季节、典型皮损等可以确诊,应与夏季皮炎、急性湿疹等疾病鉴别。

四、预防与治疗

保持通风降温,减少出汗,保持皮肤清洁干燥。避免搔抓,防止感染。

外用药物以清凉、收敛、止痒为原则,沐浴后外用痱子粉或含有薄荷、樟脑成分的粉剂、洗剂,脓痱可外用2%鱼石脂炉甘石洗剂、黄连扑粉。瘙痒明显者可口服抗组胺药。脓痱外用治疗效果不佳时,可口服抗生素。

第四节 冻 疮

病例导学

病人,女,15岁,手指、手背反复出现红、肿、水疱、糜烂、瘙痒、胀痛5年。5年前冬天,手指开始出现红、肿,逐渐发展至手背,有时出现水疱、糜烂,伴瘙痒、胀痛,天气转暖后自行好转,以后每年冬季发病。体查:双手指、手背水肿性紫红色斑、水疱、糜烂,皮温低,边界不清,压之褪色(图11-4)。

问题:本病诊断是什么? 本病如何预防与治疗?

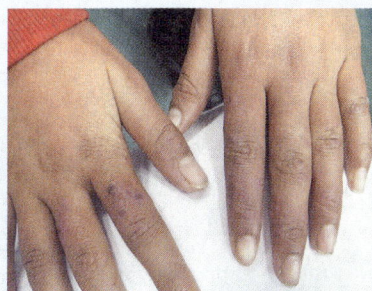

图11-4 病人双手局部

冻疮(perniosis)是由寒冷引起的末梢部位的炎症性疾病,在10℃以下的湿冷环境中易发生,常反复发生。

一、病因与发病机制

寒冷是冻疮的其病因,末梢血液循环不良、缺乏运动、手足多汗、营养不良、贫血、鞋袜过紧等为诱因或加重因素。长期暴露于寒冷、潮湿环境中,小动脉收缩,引起皮肤组织缺氧、细胞损伤,久之血管麻痹而扩张,导致淤血、毛细血管扩张、通透性增加,血浆渗入组织中而发病。

二、临床表现

易发于冬春季寒冷环境。儿童、妇女多见,好发于手指、手背、趾、足背、足跟、耳郭、鼻尖等末梢部位。皮损为局限性水肿性红色或紫红色斑,界限不清,按之褪色,触之冰凉。严重时可有水疱,可形成糜烂、溃疡,愈合后留有色素沉着斑或萎缩性瘢痕(图11-5)。瘙痒,暖热后加剧,溃烂后疼痛。气候转暖后可自行好转及痊愈,同一部位常反复发作。

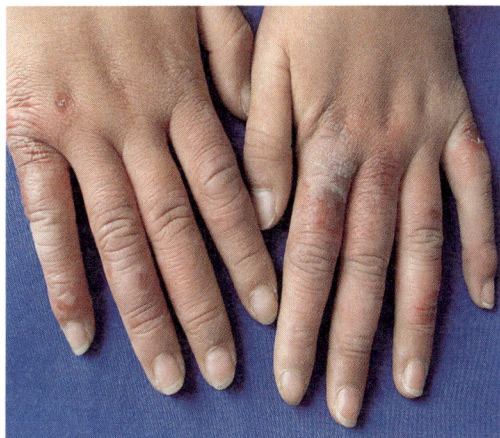

图11-5 冻疮

三、诊断与鉴别诊断

根据好发季节及临床表现易于诊断,应与多形红斑鉴别。

四、预防与治疗

加强体育锻炼,加强营养,注意保暖,保持鞋袜宽松,积极治疗有关疾病。

外用药物以消炎、消肿、促进血液循环为原则。未破溃者可外用复方肝素软膏、维生素 E 软膏、10% 樟脑软膏、辣椒酊等,已破溃者可用新霉素软膏、红霉素软膏、5% 硼酸软膏、莫匹罗星软膏等,同时配合音频电疗、二氧化碳激光或氦-氖激光照射。内用药物治疗可口服烟酸、硝苯地平、盐酸酚苄明等扩血管药物。

第五节　鸡眼与胼胝

鸡眼(clavus)与胼胝(callus)是由于长期压迫和摩擦引起的角质层增厚性皮肤病。发病均与长期压迫和摩擦相关。鸡眼好发于跖前中部及趾缘,为圆锥形角质栓,垂直压痛明显;胼胝多见于手足,为局限性角质肥厚性斑块。

一、病因与发病机制

与长期机械刺激如压迫、摩擦引起的角质层过度增生有关。

二、临床表现

1. **鸡眼**　皮损为嵌入皮内的圆锥形角质栓,表现为淡黄或深黄色、针头至黄豆大或更大的斑、丘疹或斑块,表面光滑,境界清楚,稍透明,削去角质可见角质栓,尖顶嵌入真皮(图 11-6)。多见于成人跖前中部、小趾外侧或踇趾内侧缘,也可见于足背及足跟。行走受压时疼痛。

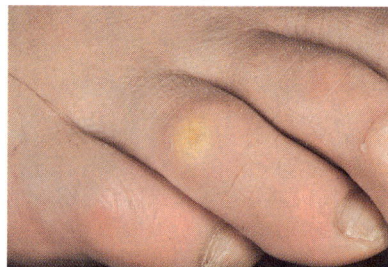

图 11-6　鸡眼

2. **胼胝**　皮损为蜡黄色斑或斑块,质地坚实、硬,表面光滑,皮纹清晰,边界不明显。斑块中央较厚、边缘薄(图 11-7)。多见于手足,多无症状,有时可有压痛。

三、诊断与鉴别诊断

鸡眼根据好发部位、临床表现易于诊断,应与跖疣鉴别。

四、预防与治疗

祛除病因,减少摩擦和挤压。鞋应适足。

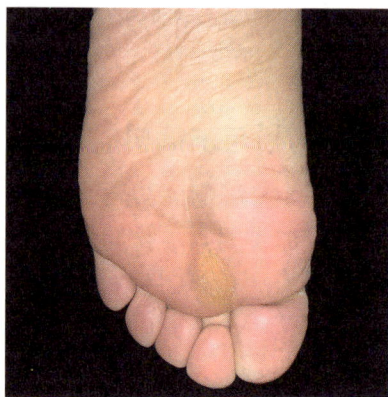

图 11-7　胼胝

鸡眼可外用鸡眼膏、40% 尿素软膏、30%~50% 水杨酸软膏等,应用时注意保护周围皮肤。也可用电烙、二氧化碳激光、液氮冷冻治疗及手术切除等。胼胝具有一定保护作用,一般无须治疗,减少摩擦多能痊愈。较厚皮损可先用热水浸泡再用刀削除,也可局部外用角质剥脱剂如硫黄水杨酸软膏、维 A 酸软膏。

第六节 手足皲裂

手足皲裂（rhagadia manus et pedis）是由多种原因引起的手足部皮肤干燥和深浅不一的裂隙性皮肤病，既可是一种独立的疾病，也可是某些皮肤病的临床表现。

一、病因与发病机制

主要是由于手足特别是掌跖部位皮肤较厚且无皮脂腺，缺乏皮脂润泽保护，在生活、工作中经常受到摩擦、接触酸碱或有机溶剂等因素影响，角质层增厚，脆性增加，弹性降低，在干燥季节或环境下，局部动作牵拉较大时，引起皮肤裂开。可继发于慢性湿疹、接触性皮炎、手足癣、掌跖角化病等疾病。

二、临床表现

多见于寒冷干燥季节，常见于体力劳动者及老年人，好发于指屈面、掌跖及其侧缘或经常受摩擦、牵拉的部位。皮损为深浅不一的裂隙，多沿皮纹方向（图11-8、图11-9）。根据裂隙深浅程度可分为三度，一度仅达表皮，无出血、疼痛等症状；二度达真皮浅层而有轻度疼痛，但不出血；三度深入真皮、皮下组织，常有出血和疼痛。

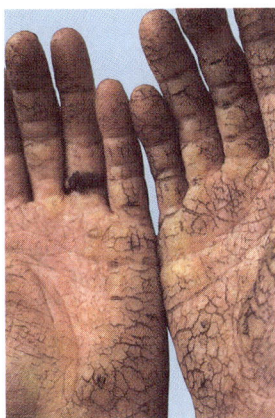 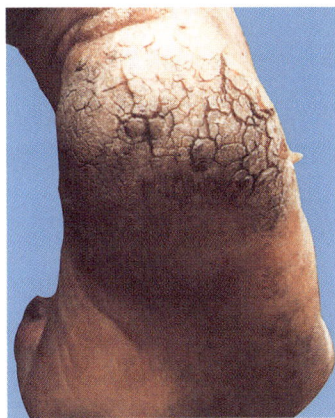

图 11-8 皲裂（双手）　　图 11-9 皲裂（足）

三、诊断与鉴别诊断

根据临床表现不难诊断。应与手足癣、掌跖角化病鉴别。

四、预防与治疗

寒冷干燥季节常用油脂保护皮肤，减少摩擦，注意保暖，避免接触酸碱或有机溶剂，积极治疗原发病。

可外用 10%~20% 尿素霜、10% 水杨酸或 0.1% 维 A 酸软膏。严重者先用热水浸泡患处，用刀片将增厚的角质层削薄，然后用药。

思考题

··········

1. 简述日光性皮炎的治疗。
2. 如何治疗冻疮？
3. 如何区别鸡眼、胼胝、跖疣？

练习题

（聂友源）

第十二章 | 瘙痒性皮肤病

教学课件

思维导图

> **学习目标**
>
> 1. 掌握：瘙痒症、慢性单纯性苔藓、痒疹的临床表现、诊断、治疗。
> 2. 熟悉：瘙痒症、慢性单纯性苔藓、痒疹的病因和预防。
> 3. 了解：瘙痒症、慢性单纯性苔藓、痒疹的发病机制。
> 4. 能初步对瘙痒症、慢性单纯性苔藓、痒疹诊断和治疗。
> 5. 具有理解病人、关爱病人的思想。

瘙痒性皮肤病是一组以瘙痒为突出表现的皮肤病，多数病因复杂，发病机制尚不明确，内因多为各种全身性疾病，外因多为理化、生物等因素。防治除药物治疗外，尚需积极查找病因，避免瘙痒诱因。

第一节　瘙　痒　症

瘙痒症（pruritus）是一种仅有皮肤瘙痒而无原发皮损，可伴发抓痕、血痂等继发皮损的皮肤病。

一、病因与发病机制

病因复杂，有内因或外因。全身性瘙痒症内因多与神经精神因素和系统性疾病有关，神经精神因素如神经衰弱、紧张、焦虑、恐惧、激动、忧虑、失眠等，系统性疾病如胆道梗阻、原发性胆汁性肝硬化、糖尿病、尿毒症、蛔虫病、淋巴瘤、白血病等，妊娠、内分泌失调、性激素下降等也可引起。外因与温度、日光、粉尘、酸碱制剂、金属物质、酒类、尘螨等物理、化学、生物性刺激有关。局限性瘙痒症常与局部刺激有关，如痔疮、阴道念珠菌病、阴虱病、阴道滴虫病、接触卫生垫等。有些全身性瘙痒症的原因也可引起局限性瘙痒症。

二、临床表现

一般无原发皮损，瘙痒为本病的特征性表现，可有烧灼、蚁行感等。搔抓后可有抓痕、血痂、色素沉着或减退、苔藓样变、湿疹样变等继发皮损。根据瘙痒的范围及部位不同，可分为全身性和局部性瘙痒症两类。全身性瘙痒症可开始即为全身性、不定位的剧烈瘙痒，或最初限于1处，继而扩展至全身，常为阵发性且夜间为重。局限性瘙痒症表现为局部阵发性剧痒，好发于女阴、阴囊、肛周、小腿和头皮等部位。

老年性瘙痒症多由于皮脂腺分泌功能减退，皮肤萎缩、干燥、过度烫洗等诱发。季节性瘙痒多由冬天干燥、寒冷，夏季高热、潮湿引起。

三、诊断与鉴别诊断

根据发病时仅有瘙痒，无原发皮损，可伴继发皮损，可诊断。若如出现继发皮损应与湿疹、疥疮、虱病、慢性单纯性苔藓等疾病鉴别。

四、治疗

积极寻找病因,治疗相应的疾病。避免热水、肥皂洗烫以及其他诱发或加重瘙痒的各种外界刺激。

1. **内用药物治疗** 可口服抗组胺药、镇静药、维生素 C,静脉缓慢注射葡萄糖酸钙或硫代硫酸钠,严重者可用普鲁卡因静脉封闭。老年性瘙痒症可用性激素治疗,男性病人用丙酸睾酮 25mg/次,肌内注射,每周 1~2 次,或口服甲睾酮 5mg/次,2 次/d;女性病人可口服己烯雌酚 0.5mg/次,2 次/d。影响睡眠时,可用地西泮 2.5~5mg,睡前服。

2. **外用药物治疗** 应以保湿、滋润、止痒为主,使用刺激性小的制剂。外用止痒剂,如 1% 苯酚酊、2% 薄荷酊、2% 樟脑霜;短期外用糖皮质激素霜剂或酊剂;表面麻醉剂,如利多卡因乳膏;也可外用免疫抑制剂如他克莫司等。

3. **物理疗法** 矿泉浴、糠浴、淀粉浴、小苏打浴及紫外线照射对部分瘙痒有效,皮肤干燥者可配合熏洗均有一定疗效。

第二节　慢性单纯性苔藓

病例导学

病人,女,30 岁,颈部、腰骶部皮肤增厚、粗糙伴瘙痒 3 年。3 年前无明显诱因颈部、腰骶部瘙痒,搔抓后逐渐出现增厚、粗糙,夜间瘙痒明显,情绪激动、焦虑、洗澡后加重。既往体健。体查:颈后部有一处皮肤增厚、粗糙,核桃大小,质地较实,淡褐色,周围有少许抓痕、血痂(图 12-1)。

问题:
1. 本病最可能的诊断是什么?
2. 如何治疗本病?

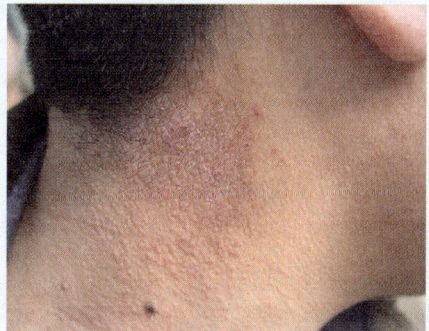

图 12-1　病人颈部(右后侧)

慢性单纯性苔藓(lichen simplex chronicus)又称神经性皮炎(neurodermatitis)是一种常见的以阵发性瘙痒及皮肤苔藓样变为特征的慢性炎症性皮肤神经功能障碍性皮肤病。

一、病因与发病机制

病因尚不明确,可能与诸多内外因素有关。神经精神因素如急躁、思虑过度、紧张、忧郁、睡眠不佳等,劳累,胃肠道功能障碍,内分泌失调,饮食不当如饮酒、进食辛辣食物和鱼虾等与发病有关。局部刺激如硬质衣领、毛织品、化学物质、感染病灶、汗水浸渍等,均可引起。搔抓和慢性摩擦可能是主要诱因或加重因素。

二、临床表现

多见于中青年人,老人及儿童少见,好发于颈项、上睑、腰骶部、肘关节伸侧、小腿、外阴等易搔抓的部位,也可发生于腕部、肘窝、股内侧、踝部、阴囊和肛周等部位,多局限于一处或两侧对称分布,也可广泛分布。常先为阵发性瘙痒,反复搔抓后出现抓痕、血痂、丘疹。丘疹针头至米粒大小,多角形,扁平状,淡红色、淡褐色呈正常肤色,质地较为坚实而有光泽,表面可覆有鳞屑,久之皮损渐融合扩大成斑块,并逐渐形成苔藓样变(图 12-2、图 12-3),常在局部刺激、烦躁时加剧。病程慢性,常反复发作。依据受累范围,可分为局限型和播散型。

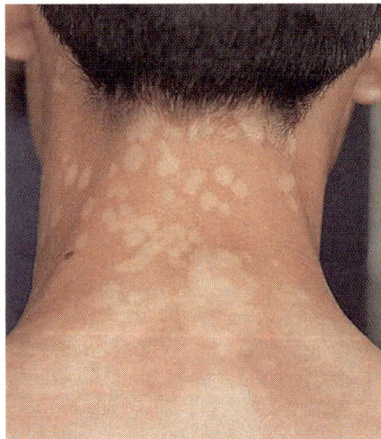

图 12-2 慢性单纯性苔藓(颈部)　　图 12-3 慢性单纯性苔藓(肘关节伸侧)

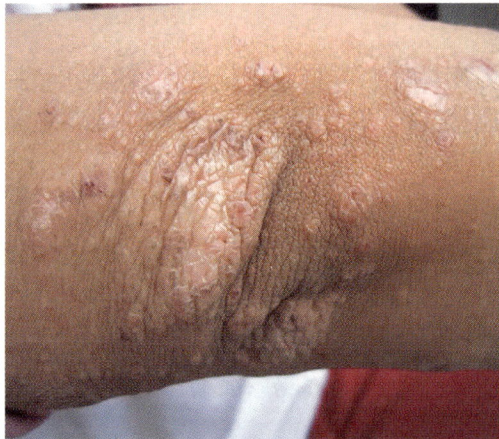

三、诊断与鉴别诊断

根据好发于颈项、上眼睑、腰骶部、肘关节伸侧等部位,皮损为苔藓样变,阵发性剧痒,病程慢性等,易诊断。需与慢性湿疹、特应性皮炎、扁平苔藓、局限性皮肤淀粉样变等鉴别。

四、预防与治疗

避免精神紧张,限制酒类、咖啡、浓茶及辛辣刺激性食物,避免搔抓、摩擦及肥皂、热水烫洗。

1. 外用药物治疗　根据皮损类型、部位及发病季节,合理选用药物种类如止痒剂、焦油类或糖皮质激素和剂型。苔藓样变明显者可用糖皮质激素软膏封包治疗。

2. 内用药物治疗　抗组胺药配合使用谷维素、复合维生素 B,若不能够控制,可于晚饭后或睡前加用镇静催眠药如地西泮、多塞平等,严重者可用普鲁卡因静脉封闭,皮损泛发可口服雷公藤总苷。

3. 物理疗法　选用液氮冷冻,浅层 X 线照射,放射性核素 ^{32}P、^{90}Sr 局部敷贴,也可酌情选用紫外线治疗、磁疗、矿泉浴等。

第三节　痒　疹

痒疹(prurigo)是一组以风团样丘疹、结节为主要皮损,伴剧烈瘙痒的炎症性皮肤病。

一、病因与发病机制

病因尚不明确,虫咬、感染病灶、食物、药物、胃肠道功能紊乱、内分泌功能障碍、神经精神因素、遗传过敏体质等因素可能与本病有关。发病机制与变态反应有关。

二、临床表现

1. 急性单纯性痒疹　即丘疹性荨麻疹,多与跳蚤、螨、蚊等某些节肢动物叮咬有关,少数与某些食物如蛋、虾、蟹、奶等有关,也可与肠道寄生虫、消化功能障碍有关,某些成人可能与内分泌障碍有关。病人常具有过敏性体质,多累及儿童、青少年,易于春、夏、秋季发病。好发于四肢、腰背部、臀部,皮损为红色风团样丘疹,直径1~2cm,呈纺锤状或圆形,常有丘疱疹,部分有大疱,多群集、散在,较少融合(图12-4、图12-5)。瘙痒,反复搔抓可继发感染。一般无全身症状,1~2周后皮损消退,遗留色素沉着斑,可反复发生。

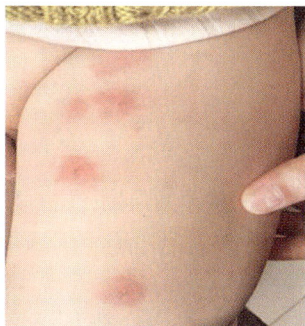

图12-4 急性单纯性痒疹(红色风团样丘疹)

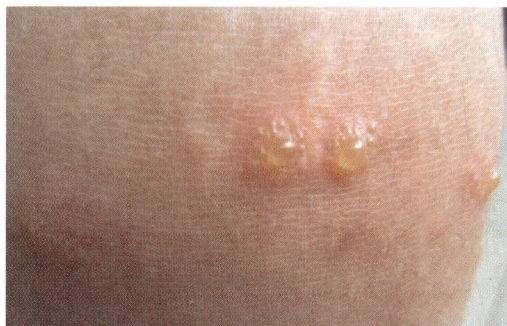

图12-5 急性单纯性痒疹(丘疱疹)

2. **成人痒疹** 又称暂时性或一过性痒疹,好发于中青年,以30岁以上女性多见,好发于躯干和四肢伸侧,也可累及面部、头皮、臀部。皮损为米粒到绿豆大小的淡红色或皮色坚实丘疹,可有丘疱疹、痂。群集或散在分布,不融合(图12-6)。瘙痒剧烈,搔抓后出现苔藓样,色素沉着。病程慢性,可长期不愈或愈后易复发。

3. **慢性小儿痒疹** 又称Hebra痒疹、早发性痒疹,多发生3岁以前儿童,好发于四肢伸侧,常发生在急性单纯性痒疹或荨麻疹后。皮损为粟粒至绿豆大小风团样丘疹,继而成为淡红色、肤色质硬丘疹或结节,即痒疹小结节,也可聚集成群(图12-7)。瘙痒剧烈,搔抓后可出现抓痕、血痂,久之皮肤出现苔藓样变、色素沉着,也可呈湿疹样改变,继发细菌感染而出现脓疱疮、腹股沟淋巴结肿大。可反复发作,呈慢性迁延。

4. **结节性痒疹** 多见于成年女性,好发于四肢,以小腿伸侧多见。皮损初起为水肿性红色坚实丘疹,随后呈黄豆大小或更大的半球状结节,继之顶部角化明显呈疣状增生,表面粗糙,转成暗褐色,触之有坚实感,常散在分布,数个到上百个,偶见密集成群(图12-8)。剧烈瘙痒,呈阵发性,常难以忍受,也可因搔抓致结节顶部出现抓痕、血痂、苔藓样变,可自行消退并遗留色素沉着或瘢痕。

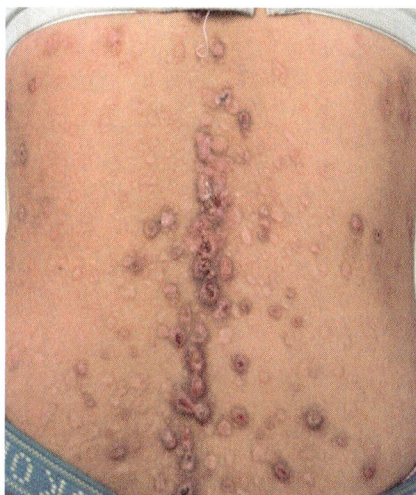

图12-6 成人痒疹

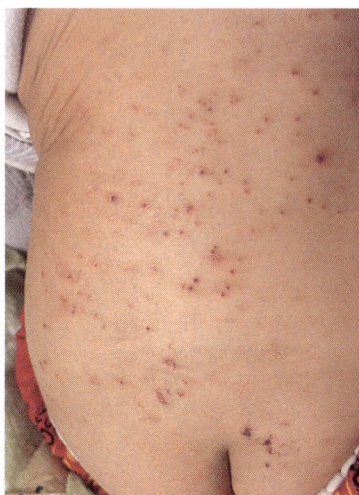

图12-7 小儿痒疹

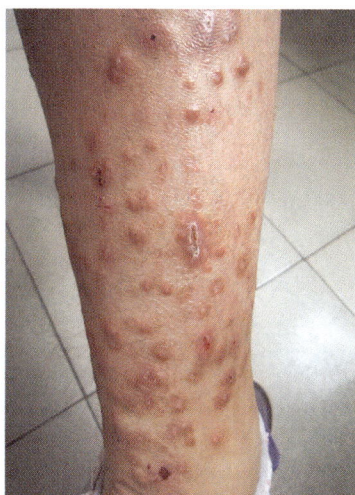

图12-8 结节性痒疹

三、诊断与鉴别诊断

根据发病年龄、病程、好发部位、皮损特征及剧烈瘙痒可诊断。急性单纯性痒疹应与水痘、荨麻疹鉴别。水痘皮损以水疱为主,周围有红晕,无风团,好发于面部、头部、躯干及四肢近端,对称分布,瘙痒,多伴有低热等全身性症状。荨麻疹以风团为主要皮损,突然发生,骤起骤落,此起彼伏,消退后一般不留痕迹,瘙痒剧烈。慢性单纯性痒疹应与特应性皮炎、慢性湿疹、疥疮等鉴别,结节性痒疹应与寻常疣、疣状扁平苔藓、原发性皮肤淀粉样变等鉴别。

四、预防与治疗

注意个人及环境卫生,治疗原发疾病,防止虫咬,避免搔抓,忌食辛辣刺激性食物。

1. 外用药物治疗 根据痒疹类型可选用炉甘石洗剂、糖皮质激素制剂和角质剥脱剂,封包可增加疗效。也可用黑豆馏油软膏、3% 水杨酸制剂等。

2. 内用药物治疗 可用抗组胺药、维生素 C 及钙剂,或同时服用镇静、抗焦虑药物。皮损广泛者可口服雷公藤总苷、沙利度胺,亦可用普鲁卡因静脉封闭。结节广泛和瘙痒难以忍受者可短期小剂量使用糖皮质激素,如泼尼松 30~40mg/d,口服。结节性皮损可用醋酸曲安奈德混悬液等激素皮损注射。

3. 物理治疗 结节性痒疹可用液氮冷冻、激光治疗,UVB 光疗或 PUVA 疗法对顽固性皮损有效。

> **思考题**

1. 全身性瘙痒症与哪些因素有关?
2. 简述慢性单纯性苔藓的皮损特点。
3. 各型痒疹的皮损有什么特点?

ER 12-3

练习题

(王 莲)

第十三章 | 红斑丘疹鳞屑性皮肤病

教学课件　　思维导图

红斑丘疹鳞屑性皮肤病是一组病因不明、临床表现以红斑丘疹鳞屑为主的皮肤病。

第一节 银 屑 病

病例导学

病人，男，60岁，全身红斑鳞屑20年，加重3个月。20年前，不明原因头皮出现瘙痒、脱屑、红斑，曾按"头癣、湿疹"治疗，可缓解，但易反复，逐渐在背部、上肢出现红斑、丘疹、鳞屑，未正规治疗。3个月前皮损逐渐在胸腹部、双下肢发生，有轻微痒，冬重夏轻。体查：头皮、躯干、四肢散在多个大小不一的圆形或椭圆形红斑、丘疹、斑块，上覆较厚鳞屑，可见多处束状发，双手多个指甲有点状凹陷（图13-1）。

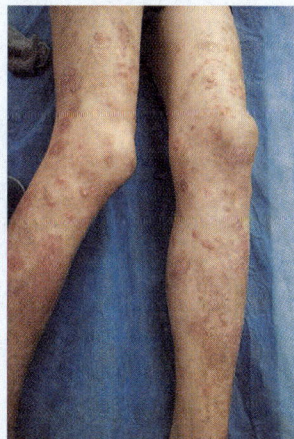

图13-1 病人的双腿

问题：

1. 本病最可能的诊断是什么？
2. 为明确诊断还需要哪些检查？
3. 本病如何治疗？

银屑病（psoriasis）是一种常见的慢性、复发性、以鳞屑性红斑、斑块为特征性皮损的炎症性皮肤病。发病率在世界各地差异大，与种族、环境等因素有关。自然人群的患病率为0.1%~3%，我国的总患病率为0.123%，北方多于南方，城市多于农村，性别差异不大，好发于青壮年。春冬季节易复发或加重，夏秋季节多缓解。

一、病因与发病机制

病因尚未清楚，可能是遗传与环境等多种因素相互作用的多基因遗传病，免疫介导引起角质形成细胞增殖可能是其主要的发病机制。

1. **遗传因素** 银屑病有较明显的遗传倾向,10%~30% 的病人有家族史,且有家族史者发病早于无家族史者,父母同患银屑病的病人发病年龄早于双亲正常的病人。HLA 系统中 I 类抗原 B13、CW6 等和 II 类抗原 DR7 在银屑病病人中表达的频率高于正常人。

2. **环境因素** 双生子研究显示同卵双生子共患银屑病约占 70%,发病一致率未达 100%,提示仅有遗传因素不足以引起发病,细菌感染、病毒感染、精神创伤、外伤、妊娠、药物等环境因素在诱发银屑病中起重要作用。如急性点滴型银屑病发病前常有咽部急性链球菌感染史,提示细菌感染与发病相关。

3. **免疫因素** 银屑病皮损局部淋巴细胞、单核细胞浸润,尤其是 T 淋巴细胞浸润,提示与免疫调节异常有关。Th1 细胞因子[IL-2、干扰素(IFN)-γ]过度分泌,可导致银屑病表皮基底层细胞过度增殖,细胞分裂周期缩短,出现颗粒层消失、角化不全,表现为红斑、斑块和鳞屑等。

二、临床表现

根据临床表现特征,可分为寻常型、关节病型、脓疱型及红皮病型 4 种类型,其中寻常型占 99%以上,其他类型多由寻常型银屑病外用刺激性药物、内用糖皮质激素或免疫抑制剂突然停药以及感染、精神压力等诱发。

1. **寻常型银屑病**(psoriasis vulgaris) 初起皮损为针尖至绿豆大小红色丘疹或斑丘疹,可逐渐扩展或融合成境界清楚的红色斑块,上覆厚层银白色鳞屑(图 13-2)。刮除厚层银白色鳞屑,鳞屑呈层状(蜡滴现象)。刮去鳞屑后可见淡红色发光半透明薄膜(薄膜现象)。剥去薄膜可见点状出血(点状出血现象),即 Auspitz 征,由真皮乳头顶部迂曲扩张的毛细血管被刮破所致(图 13-3)。蜡滴现象、薄膜现象和点状出血现象对银屑病有诊断价值。常有不同程度瘙痒。

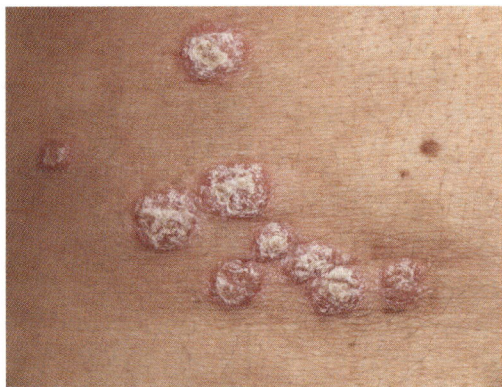

图 13-2 寻常型银屑病(典型皮损)

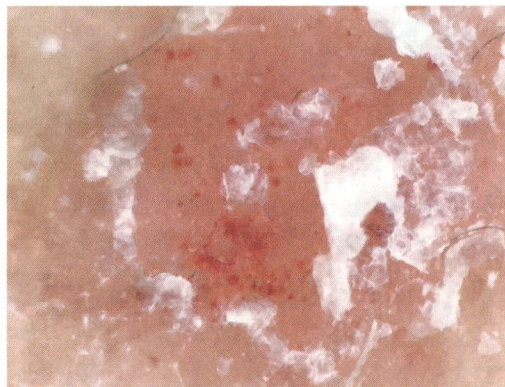

图 13-3 寻常型银屑病(Auspitz 征)

皮损可发生于全身各处,以四肢伸侧、头皮,特别是肘部、膝部和骶尾部最为常见,常呈对称性。皮损因不同发病时期、所在不同部位,呈多种形态。面部皮损为点滴状浸润性红斑、丘疹或脂溢性皮炎样改变。头部皮损为暗红色斑块或丘疹,上覆较厚的银白色鳞屑,境界清楚,常超出发际,头发呈束状(图 13-4)。腋下、乳房和腹股沟等皱褶部位皮损常由于多汗和摩擦,导致鳞屑减少并可出现糜烂、渗出及裂隙。少数损害可发生在唇、颊黏膜和龟头等处,颊黏膜损害为灰白色环状斑,龟头损害为境界清楚的暗红色斑块。甲受累多表现为顶针状凹陷。

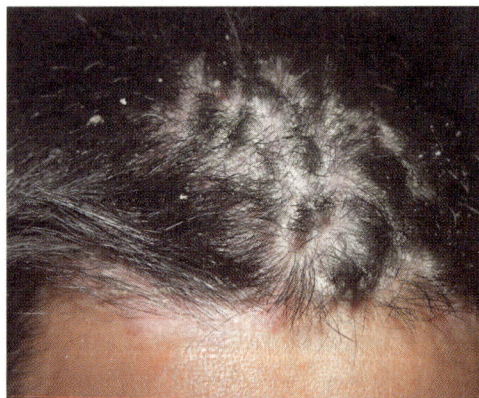

图 13-4 寻常型银屑病(束状发)

根据病情发展可分为 3 期。①进行期:旧皮损无消退,新皮损不断出现,皮损浸润炎症明显,周围可有红晕,鳞屑较厚,针刺、搔抓、手术等损伤可导致受损部位出现典型的银屑病皮损,称为同形反应(Kobner 现象);②静止期:皮损稳定,无新皮损出现,炎症较轻;③退行期:皮损缩小或变平,炎症基本消退,遗留色素减退或色素沉着。

急性点滴状银屑病常见于青年,起病急骤,发病前常有咽喉部的链球菌感染病史,皮损为直径 0.3~0.5cm 的红色丘疹、斑丘疹,少量鳞屑,数日可泛发全身。多经治疗后消退,少数可转为慢性。

若皮损较大。形如盘状或钱币状,称为盘状或钱币状银屑病。皮损不断扩大、融合,呈不规则地图状时,称为地图状银屑病。皮损鳞屑增厚变硬、呈蛎壳状时称为蛎壳状银屑病(图 13-5)。

2. 关节病型银屑病(psoriasis arthropathica) 好发于青壮年男性,除寻常型银屑病皮损外可出现关节病变,主要为非对称性外周多关节炎,以手、腕、足等小关节多见,肘、膝、踝、脊椎及骶髂关节也常受累,表现为关节红肿、疼痛,活动受限,严重时出现关节畸形,常伴有发热、贫血、肝脾及淋巴结肿大等全身症状,类风湿因子常为阴性。X 线显示软骨消失、关节边缘被侵蚀、关节腔狭窄及软组织肿胀,病情呈慢性经过,不易治愈。

3. 红皮病型银屑病(psoriasis erythrodermic) 是银屑病的严重类型,常由寻常型银屑病长期外用强效糖皮质激素、系统应用糖皮质激素等不规范治疗而诱发,或伴发其他系统疾病,泛发性脓疱型银屑病亦可发展而来。为全身皮肤广泛的融合性红斑,并伴有大量糠状鳞屑,原寻常型银屑病特征性皮损消失,其间可有片状正常皮肤(皮岛)(图 13-6),可伴有发热、浅表淋巴结肿大等表现,还可有白细胞增加及核左移、电解质紊乱、低蛋白血症、脱水等症状。病程较长,易复发。

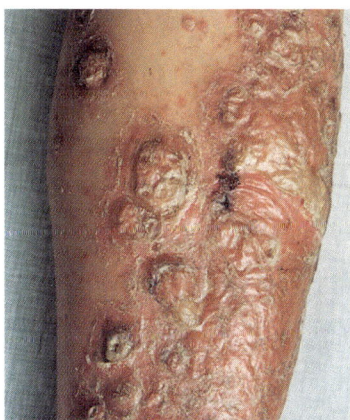

图 13-5 寻常型银屑病(蛎壳状)

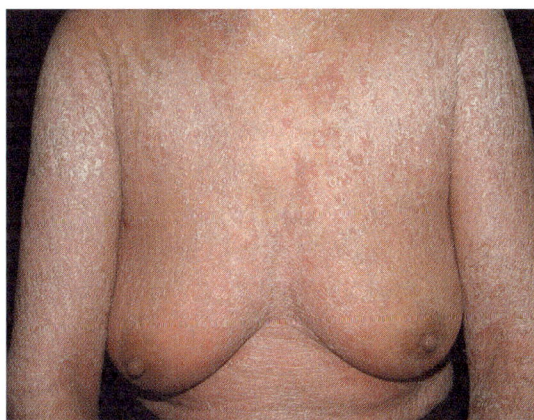

图 13-6 红皮病型银屑病

4. 脓疱型银屑病(pustular psoriasis) 以无菌性小脓疱为特征性皮损,可分为局限性和泛发性两种类型。局限性主要在掌跖,对称分布,掌部好发于鱼际、小鱼际,可扩展到掌心、手背和手指,跖部好发于跖中部及内侧,皮损为成批发生在红斑基础上的小脓疱,1~2 周后脓疱破裂,结痂、脱屑,新脓疱又可在鳞屑下出现,时轻时重,经久不愈(图 13-7)。甲常受累,甲板可有点状凹陷、增厚、横沟、纵脊、剥离等。泛发性是一种少见、严重类型,常急性发病,在寻常型银屑病皮损或无皮损的皮肤上迅速出现针尖至粟粒大小、淡黄色或黄白色的浅在性无菌性小脓疱,常密集分布,可融合形成片状脓湖,皮损可迅速发展至全身(图 13-8),有肿胀和疼痛感。常伴全身症状,出现寒战和高热。可反复不愈,出现水、电解质紊乱,甚至危及生命。

三、组织病理检查

寻常型银屑病表现为表皮角化过度伴角化不全,角化不全区可见 Munro 微脓肿,颗粒层明显减

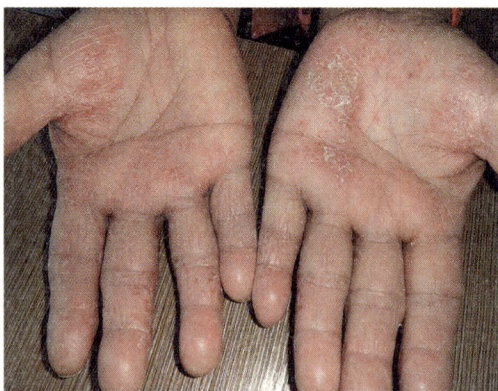

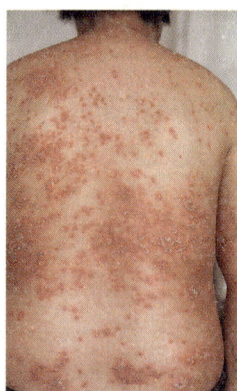

图 13-7　局限性脓疱型银屑病（掌）　　　图 13-8　泛发性脓疱型银屑病

少或消失，棘层增厚，表皮突向下延伸；真皮乳头上方棘层变薄，毛细血管扩张，周围可见轻度淋巴细胞浸润。红皮病型银屑病的病理变化主要为真皮浅层血管扩张更明显，其他与寻常型银屑病相似。脓疱型银屑病表现为 Kogoj 微脓肿，但角化不全及表皮突延伸不明显。

四、诊断与鉴别诊断

根据好发部位，病程慢性，夏轻冬重，反复发作，以鳞屑性红斑、斑块为特征性皮损，有蜡滴、薄膜及点状出血现象以及特殊的病理变化等，可诊断。应与脂溢性皮炎、二期梅毒、扁平苔藓等疾病鉴别。脂溢性皮炎皮损为边缘不清的红斑，上覆细小的黄色油腻鳞屑，毛发可稀疏、变细、脱落，但无束状发。二期梅毒患者有不安全性行为和硬下疳史，皮损广泛分布，典型皮损为掌跖部位斑丘疹，有鳞屑，梅毒血清反应阳性。扁平苔藓皮损为散在性多角形扁平紫红色丘疹，可融合成鳞屑性斑块，黏膜常受累，病程慢性。

五、治疗

应向病人解释病情，解除精神负担，尽量避免各种诱发因素。目前的治疗只能达到近期效果，不能防止复发。轻型银屑病对身体危害不大，不可盲目追求彻底治疗而采用导致严重不良反应的药物，如系统使用糖皮质激素、免疫抑制剂等，以免使病情加重。

1. 外用药物治疗

（1）**糖皮质激素**：有明显疗效，但不宜大面积、长期应用，常选用中效、强效或超强效制剂。中效的如糠酸莫米松软膏、醋酸曲安西龙尿素乳膏、哈西奈德乳膏，强效的如醋酸氟轻松乳膏，超强效的如丙酸倍他米松、丙酸氯倍他索、卤米松软膏或霜。应注意局部及全身不良反应，避免停药后诱发脓疱型或红皮病型银屑病。

（2）**维 A 酸类药物**：常用 0.025%~0.1% 维 A 酸霜，可与超强效糖皮质激素或紫外线照射联用治疗轻、中度银屑病，也可用 0.05%~0.1% 他扎罗汀凝胶。

（3）**维生素 D₃衍生物**：钙泊三醇可显著调节角质形成细胞的增殖，对轻、中度银屑病有效，应注意每次治疗不宜超过体表面积的 40%，且不宜用于面部及皮肤皱褶处。也可选用他卡西醇、骨化三醇。

（4）**角质促成剂或剥脱剂**：5%~10% 水杨酸软膏、2%~10% 煤焦油软膏、0.1%~2% 蒽林软膏、糊剂或乳剂等，因有局部刺激，不宜用于皱褶部位。

2. 内用药物治疗

（1）**免疫抑制剂**：适用于关节病型、红皮病型、脓疱型银屑病及其他药物治疗效果不佳时。甲氨蝶呤，成人每周口服 10~25mg，每周剂量不超过 50mg，或 2.5~5mg/次，每 12h 1 次，每周连服 3 次，每日剂量不超过 6.25mg,症状控制后,每周 2.5mg 巩固疗效,疗程 6~8 周;环孢素,成人初始剂量 2.5mg/(kg·d),2 周内若疗效不佳,可增加至最大量 5mg/(kg·d),病情控制后逐渐减量维持;还可选用他克莫司、雷公藤总苷。应用时需掌握此类药的禁忌证,防止不良反应。

(2)维 A 酸类药物:适用于各型银屑病,常用阿维 A 酯 0.75~1mg/(kg·d),分 2~3 次口服,最大剂量不超过 75mg/d。亦可用阿维 A,应注意此类药的不良反应。

(3)糖皮质激素:寻常型银屑病不宜用,红皮病型、急性关节病型和泛发性脓疱型银屑病且伴发全身症状时可考虑短期应用。与免疫抑制剂、维 A 酸类药物联用可减少剂量。

(4)抗生素:细菌感染明显如扁桃体炎、上呼吸道感染者,可用青霉素或红霉素。泛发性脓疱型银屑病可用克林霉素、甲砜霉素、头孢类抗生素。

(5)生物制剂:适用于重度银屑病、关节病型银屑病,目前常用的有抗细胞因子(TNF-α、IL-12/23)单克隆抗体,包括依那西普单抗、英夫利西单抗、阿达木单抗、优特克单抗;抑制 T 细胞和提呈细胞协同刺激作用的阿法西普单抗、依法利珠单抗。生物制剂价格昂贵,可导致潜在感染,诱发或加重结核,应严格掌握适应证和禁忌证。

3. 物理治疗

(1)光疗:窄谱中波紫外线照射用于中、重度银屑病和局部顽固性皮损的治疗,可单用或联用,一般每周治疗 2~3 次,剂量为最小红斑量。

(2)光化学疗法:内服或外用补骨脂素后用长波紫外线照射,初次剂量通过预先测定的最小光毒量确定,一般每周治疗 2~3 次。

(3)308nm 准分子激光治疗。

(4)浴疗:可酌情使用水浴、矿泉浴、焦油浴、糠浴、中药浴等。

ER 13-3

关爱"牛皮癣"

第二节　玫瑰糠疹

玫瑰糠疹(pityriasis rosea)是一种以覆有糠状鳞屑的玫瑰色斑疹为特征的炎症性自限性皮肤病。

一、病因与发病机制

病因与发病机制不明,多认为与病毒感染有关,细胞免疫反应可能参与本病的发生。

二、临床表现

好发于中青年,春秋季多见,发疹前可有轻微的全身不适,如头痛、低热、咽痛等前驱症状。初起为孤立的玫瑰色淡红斑,圆形或椭圆形,直径可迅速扩大至 2~3cm,边界清楚,覆有细薄的糠状鳞屑,称为前驱斑或母斑,可发生在躯干以及四肢近端任何部位。1~2 周后,颈、躯干以及四肢近侧端逐渐出现大小不一的红色斑,形同母斑,直径 0.2~1cm,常呈椭圆形,长轴与皮纹平行(图 13-9),覆有细薄的糠样鳞屑,常有不同程度的瘙痒。病程一般为 4~8 周,有自限性,也可持续数月甚至数年不愈,一般愈后不复发。

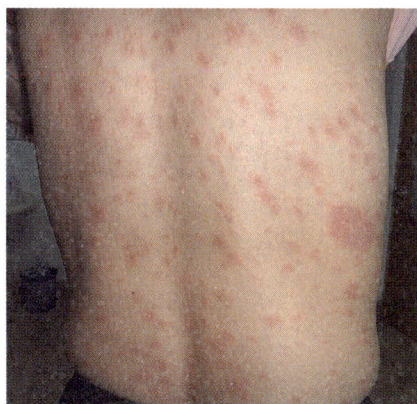

图 13-9　玫瑰糠疹

三、诊断与鉴别诊断

根据好发于中青年,春秋季多见,有自限性,皮损好发于躯干及四肢近侧端,为孤立的玫瑰红色母斑，后向心性出现子斑，椭圆形，长轴与皮纹平行，覆有糠样鳞屑，可诊断。需与体癣、银屑病、二期梅毒疹、药疹鉴别。

四、治疗

本病有自限性，一般不需要治疗，症状明显者可对症治疗，避免饮酒及食用辛辣刺激食物，局部避免搔抓、热水烫洗。可外用炉甘石洗剂或糖皮质激素制剂。瘙痒明显者可口服抗组胺药物，也可口服维生素 C、钙剂，病情严重或病程较长者可短期口服泼尼松 30~60mg/d。矿泉浴、紫外线照射等有一定疗效。

第三节　多形红斑

多形红斑（erythema multiforme）是一种以靶形或虹膜状红斑为典型皮损的急性炎症性皮肤病，常伴发黏膜损害，易复发。

一、病因与发病机制

病因未完全明确，可能与感染、药物、食物及物理因素如外伤、寒冷、日光、放射线等有关。单纯疱疹病毒感染是最常见的致病因素。某些疾病如自身免疫性疾病、风湿热、恶性淋巴瘤等也可出现多形红斑样皮损。病因不明的称特发性多形红斑，病因明确的称症状性多形红斑。

二、临床表现

多累及儿童、青少年女性。春秋季节易发病，病程自限性，但常复发。常起病较急，可有畏寒、发热、头痛、关节及肌肉酸痛等前驱症状。皮损呈多形性，可有红斑、丘疹、斑丘疹、水疱、大疱、瘀点、瘀斑和风团等。根据皮损形态不同可分为红斑-丘疹型、水疱-大疱型及重症型。

1. **红斑-丘疹型**　常见，病情较轻。好发于面颈部和四肢远端伸侧皮肤，口腔、眼等处黏膜较少受累。皮损主要为红斑，初起为直径 0.5~1cm 圆形或椭圆形水肿性鲜红色斑，境界清楚，可有丘疹、风团、瘀点、瘀斑。皮损向周围扩大，中央成暗红色或青紫色，严重时可出现水疱，形如靶形或虹膜样（图 13-10）。有瘙痒或轻度疼痛和灼热感。皮损 2~4 周消退，可留有暂时性色素沉着。

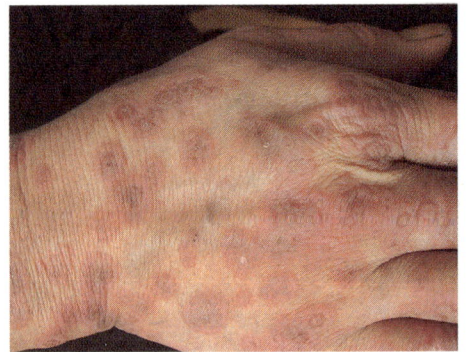

图 13-10　多形红斑（靶形红斑）

2. **水疱-大疱型**　常由红斑-丘疹型发展而来，常伴有全身症状。除四肢远端外，可向心性扩散至全身，口、鼻、眼及外生殖器黏膜也可出现糜烂。渗出较严重，皮损常发展为浆液性水疱。大疱或血疱，周围有暗红色晕（图 13-11）。

3. **重症型**　又称 Stevens-Johnson 综合征，发病急，全身症状严重。皮损为水肿性鲜红色或暗红色虹膜样红斑或瘀斑，迅速扩大，相互融合，其上很快出现水疱、大疱、血疱，尼氏征阳性。口鼻黏膜可发生糜烂，表面出现灰白色假膜、疼痛明显；眼结膜充血、渗出，甚至可发生角膜炎、角膜溃疡、全眼球炎及失明（图 13-12）；外阴、肛门黏膜可出现红肿糜烂；呼吸道、消化道黏膜受累可导致支气管肺炎、消化道出血等。可并发坏死性胰腺炎、肝肾功损害，也可因继发感染引起败血症，若不及时抢救，短期可进入衰竭状态，死亡率为 5%~15%。

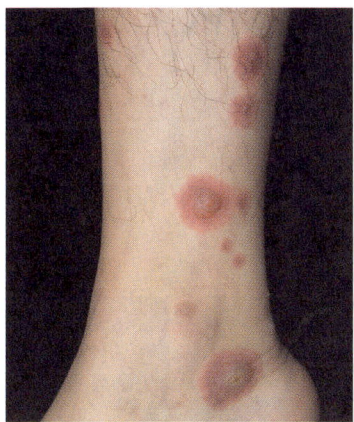

图 13-11 水疱-大疱型多形红斑

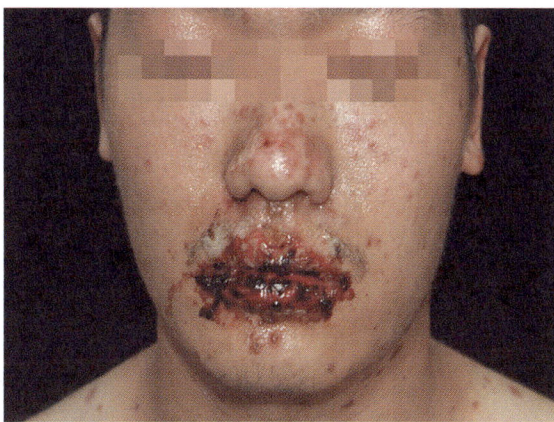

图 13-12 重症型多形红斑

三、诊断与鉴别诊断

根据好发年龄、典型临床表现可进行诊断和分型。本病应与冻疮、红斑狼疮、大疱性类天疱疮、二期梅毒等进行鉴别。

四、预防与治疗

应积极寻找病因,可能为药物引起者应停用一切可疑药物。轻症病人多在数周内自愈,仅需对症处理;重症型往往可危及生命,需积极治疗。

1. **外用药物治疗** 原则以消炎、收敛、止痒及预防感染。无糜烂处可外用炉甘石洗剂或糖皮质激素霜,有渗出糜烂时可用 3% 硼酸液或生理盐水湿敷,局部破溃者可外用 0.5% 新霉素霜、莫匹罗星等防止感染;加强口腔、眼部护理,防止眼睑粘连和失明。

2. **内用药物治疗** 轻症口服抗组胺药,重症应尽早给予足量糖皮质激素如泼尼松 1~1.5mg/(kg·d) 或等效剂量的氢化可的松、地塞米松等注射液,病情控制后逐渐减量,同时给予支持疗法,维持水、电解质平衡,保证热量、蛋白质和维生素的需要;若明确合并感染如 HSV 感染,及时给予抗病毒治疗。经常复发的 HSV 相关多形红斑病人,需给予至少 6 个月的抗病毒治疗。

第四节 扁平苔藓

扁平苔藓(lichen planus)是一种有多角形扁平紫红色丘疹、复发性慢性炎症性皮肤病,黏膜常受累。

一、病因与发病机制

病因尚不清楚,精神因素如精神紧张、焦虑,某些药物如奎尼丁、链霉素,自身免疫有关的疾病如白癜风、桥本甲状腺炎、溃疡性结肠炎等可能与扁平苔藓的发病和加重有关,遗传及病毒、细菌、真菌感染等也可能有一定关系。发病机制主要是细胞介导的免疫反应。

二、临床表现

多发于成年人,发病突然或隐匿,好发于腕屈侧及前臂,股内侧、躯干、腰及臀部等处。皮损为紫红色多角形扁平丘疹,粟粒至绿豆大小或更大,境界清楚,表面有蜡样薄膜,可见白色光泽小点或细浅的网状白色条纹,此条纹称 Wickham,为特征性皮损(图 13-13)。若在皮损表面涂擦液体石蜡等油类或热敷后在放大镜下进行观察更为清晰。皮损多呈散在分布,可密集成片或融合成斑块,急性期可出现同形反应,常有瘙痒。常累及黏膜、口腔颊黏膜损害呈白色网状条纹,可融合、增大及出现糜烂(图13-14)。白色网状条纹在皮肤镜下具有典型表现,更易发现。头皮损害可造成永久性脱发。甲受累引起甲板增厚或变薄,出现纵嵴、纵沟或甲翼状胬肉,还可因急行性萎缩引起脱甲(图13-15)。病程慢性,可持续数月至数年,多1~2年内自行消退,亦可数年内反复发作。个别长期不愈者皮损处可继发鳞状细胞癌。

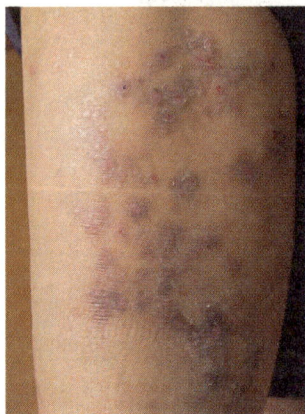

图 13-13　扁平苔藓(小腿)　　　　图 13-14　扁平苔藓(口腔)　　　　图 13-15　扁平苔藓(甲)

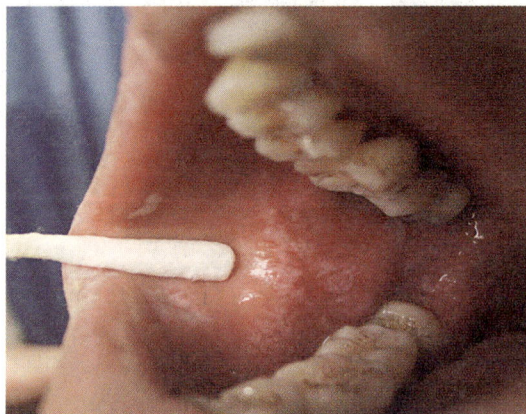

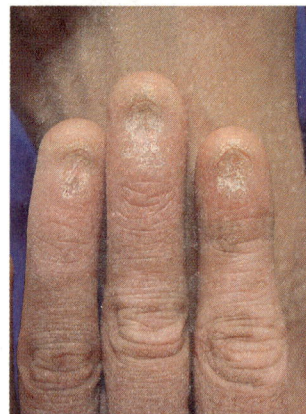

扁平苔藓还有一些特殊的类型,如急性泛发性扁平苔藓、肥厚性扁平苔藓、色素性扁平苔藓、大疱性扁平苔藓等。

三、组织病理检查

特征性的病理变化为角化过度,颗粒层呈局灶性楔形增厚,棘层细胞不规则增厚,表皮呈锯齿状,基底细胞液化变性,真皮上部淋巴细胞呈带状浸润,真皮乳头层可见胶样小体及嗜黑色素细胞。

四、诊断与鉴别诊断

根据多发于成年人,好发于腕屈侧及前臂,股内侧、躯干、腰及臀部,常累及黏膜,瘙痒,病程慢性,皮损为紫红色多角形扁平丘疹,境界清楚,表面有蜡样薄膜,可见 Wickham 纹,以及特征性病理变化等可诊断。需与银屑病、慢性湿疹、皮肤淀粉样变、慢性单纯性苔藓、黏膜白斑病、扁平苔藓样药疹等疾病鉴别。

五、治疗

目前尚无有效治疗,常采用综合治疗。

1. **外用药物治疗**　可用糖皮质激素软膏、0.05%~0.1% 维 A 酸制剂、5%~10% 煤焦油制剂、5% 水杨酸制剂等。口腔糜烂可用复方硼酸溶液、金霉素溶液、利多卡因漱口。

2. **内用药物治疗**　常用氯喹或羟氯喹,氯喹 250mg,2 次/d,口服,2 周后改为 250mg/d。皮损泛发及肥厚者可口服糖皮质激素,泼尼松 40~60mg/d;或维 A 酸类药物,皮损减轻后逐渐减量。也可酌情选用免疫抑制剂或免疫调节剂,适用于糖皮质激素及其他药物不敏感病例,免疫抑制剂如硫唑嘌呤、环磷酰胺等,免疫调节剂如胸腺素、转移因子等。抗组胺药用于严重瘙痒的病人。

3. **物理治疗**　可采用光化学疗法、液氮冷冻、氩离子激光治疗、二氧化碳激光治疗、浅层 X 线照射治疗等。

1. 银屑病如何治疗？

2. 简述玫瑰糠疹的临床表现。

3. 如何治疗扁平苔藓？

ER 13-4

练习题

（王　莲）

第十四章 | 大疱性皮肤病

教学课件　　思维导图

> **学习目标**
>
> 1. 掌握：天疱疮、类天疱疮的皮损特点、诊断。
> 2. 熟悉：天疱疮、大疱性类天疱疮的治疗。
> 3. 了解：天疱疮、大疱性类天疱疮的病因与发病机制。
> 4. 初步具备诊断、治疗天疱疮、大疱性类天疱疮的能力。
> 5. 具有严谨的工作态度。

　　大疱性皮肤病（bullous dermatosis）是一组发生在皮肤黏膜，以水疱及大疱为基本皮损的皮肤病。根据发病机制可以分为自身免疫性大疱病和遗传性大疱病，自身免疫性大疱病在血清及皮损处可以检测到致病性抗体，是器官特异性大疱性皮肤病。遗传性大疱病不能检测到自身抗体，发病多与遗传有关。

第一节　天　疱　疮

> **病例导学**
>
> 　　病人，女，45 岁，躯干、四肢水疱、糜烂 3 个月余。3 个月前病人胸背部出现蚕豆大小红斑及水疱，轻痒，水疱易破溃，形成糜烂，表面有结痂，糜烂不愈合，同样皮疹逐渐增多、扩大，渐延及四肢皮肤。体查：躯干、四肢见散在水疱及糜烂，水疱壁较薄，松弛易破，尼氏征阳性，糜烂基底潮红，表面湿润，周围及表面有黄色及黑褐色痂（图14-1）。
>
> 　　**问题：**
>
> 　　1. 本病最可能的诊断是什么？本病应做哪项检查确诊？
>
> 　　2. 本病主要的治疗药物是什么？

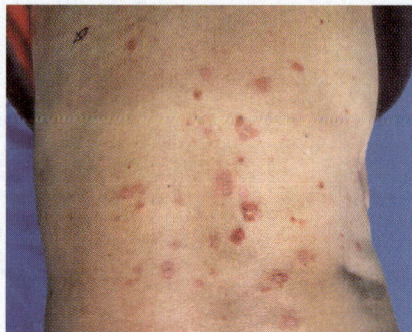

图 14-1　病人的背部

　　天疱疮（pemphigus）是一组累及皮肤、黏膜，以表皮内棘层松解性水疱为主要特征的自身免疫性大疱性皮肤病。

一、病因与发病机制

　　天疱疮是天疱疮抗体介导的自身免疫性大疱性皮肤病，病因及发病机制不明。可能由于病毒、紫外线、某些药物如青霉胺的作用,使机体产生抗角质形成细胞间抗原抗体(天疱疮抗体),主要是 IgG,少数是 IgA,抗体效价与病情的活动程度平行,天疱疮抗体与角质形成细胞间抗原结合后可激活细胞表面蛋白酶,从而导致细胞黏附分子裂解,引起表皮棘层松解。天疱疮抗原即桥粒黏蛋白,为棘细胞间桥粒的结构蛋白,属于钙依赖性细胞黏附分子家族成员。

二、临床表现

根据临床特点可分为寻常型天疱疮、增殖型天疱疮、落叶型天疱疮及红斑型天疱疮。

1. **寻常型天疱疮**(pemphigus vulgaris) 最常见,好发于中年人,儿童罕见。常发于口腔、胸部、背部、头颈部,可泛发全身,半数以上病人初发皮损在口腔黏膜,4~6 个月后才发生皮肤损害。皮肤损害为外观正常皮肤发生水疱或大疱,少数在红斑基础上出现浆液性大疱,疱壁薄,松弛易破,形成糜烂,渗出明显,部分可结痂,继发感染伴有臭味,尼氏征阳性(图 14-2)。若不及时有效治疗,大量体液丢失,发生低蛋白血症,并发感染、败血症及恶病质而危及生命。本型预后最差,可因长期大量应用糖皮质激素等免疫抑制剂后,引起感染等多种并发症及多脏器衰竭。

2. **增殖型天疱疮**(pemphigus vegetans) 少见,是寻常型天疱疮的良性型,其抗原成分与寻常型天疱疮一致。好发于鼻唇沟、四肢、腋窝、乳房下、腹股沟、外阴、肛门周围等部位。皮损初为薄壁的水疱,尼氏征阳性,破溃后在糜烂面上渐渐出现乳头状的肉芽增殖(图 14-3),边缘常有新生水疱,使皮损逐渐扩大,皱褶部位易继发细菌及真菌感染,常有臭味。陈旧的皮损表面干燥,呈乳头状。皮损病程缓慢,预后良好。

3. **落叶型天疱疮**(pemphigus foliaceus) 好发于中老年人,主要发生在头、面部及胸、背上部,口腔黏膜受累少见。水疱常发生在红斑的基础上,为松弛性大疱,壁更薄,极易破,尼氏征阳性。在浅表糜烂面上覆有黄褐色油腻性疏松的痂和鳞屑,如落叶状,由于痂下分泌物被细菌分解而产生臭味(图 14-4)。与寻常型相比,病情较轻,黏膜受累罕见而轻微。病情发展缓慢,渐及全身。

4. **红斑型天疱疮**(pemphigus erythematosus) 是落叶型天疱疮的亚型,主要发生于头面部、胸背部及上肢,很少累及下肢及黏膜。早期局部水疱常不明显,为红斑、鳞屑,然后出现水疱、糜烂、痂。面部损害为鳞屑性红斑,头皮及躯干损害为散在的红斑,红斑上发生松弛性水疱,壁薄易破,尼氏征阳性(图 14-5)。在糜烂面上常结成黄痂或脂性鳞屑,类似脂溢性皮炎。病程长,水疱此起彼伏,有时可发展成落叶型天疱疮。日晒后可加重,一般无全身症状。

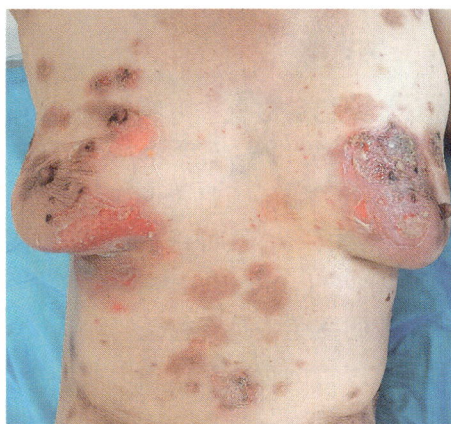

图 14-2 寻常型天疱疮

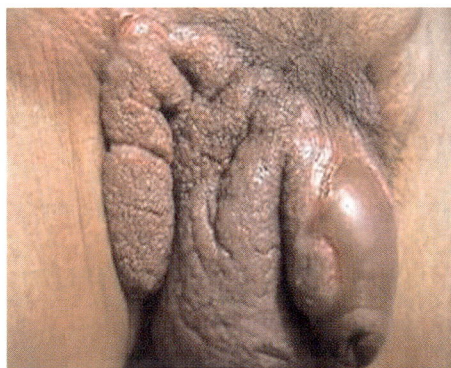

图 14-3 增殖型天疱疮

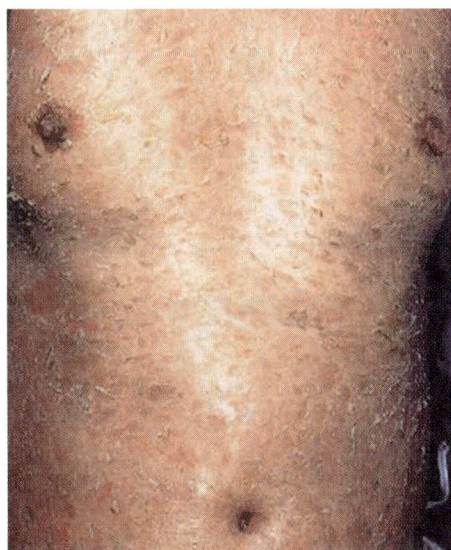

图 14-4 落叶型天疱疮

三、辅助检查

1. 细胞学检查　用玻片在疱底或糜烂面上轻压印片，或用钝刀轻刮糜烂面涂片，革兰氏染色，可见单个或成群的棘层松解细胞。细胞圆形或卵圆形，细胞间桥消失。细胞核圆形，大而深染，可见核仁。核周围有浅蓝色晕，胞质均匀，呈嗜碱性。

2. 间接免疫荧光检查　在病情活动期，90%以上的病例有高效价的抗桥粒黏蛋白的循环抗体，抗体效价与病情的严重程度基本平行。

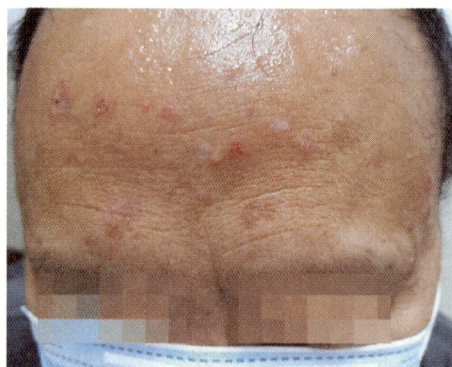

图 14-5　红斑型天疱疮（额部）

3. 组织病理与免疫病理检查　基本病理变化是棘层松解、表皮内裂隙和水疱，疱腔内有棘层松解细胞（图14-6、图14-7）。各型天疱疮棘层松解的部位不同，寻常型天疱疮的水疱或裂隙在棘层下方或基底层上方，疱底排列一层基底细胞，使突向表皮的真皮乳头呈绒毛状改变。增殖型天疱疮早期水疱或裂隙的发生与寻常型相同，但晚期有表皮角化过度，棘层肥厚，乳头瘤样增生。落叶型天疱疮的水疱、裂隙位于棘层上部或颗粒层，红斑型天疱疮与落叶型天疱疮相同。直接免疫荧光检查，角质形成细胞间有IgG、C3呈网状沉积，寻常型与增殖型网状沉积在棘层下方，落叶型与红斑型网状沉积在棘层上方及颗粒层。

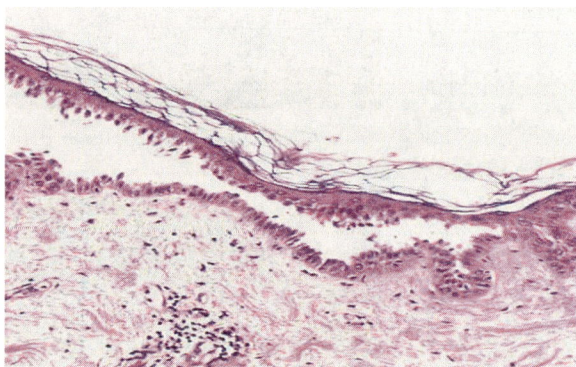

图 14-6　寻常型天疱疮（表皮内水疱）

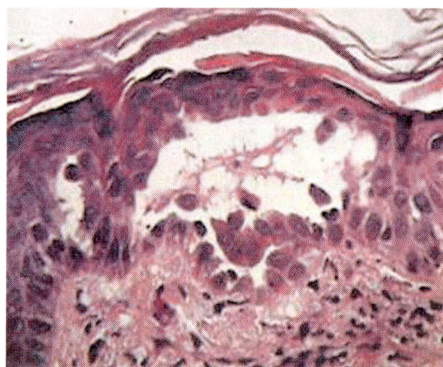

图 14-7　寻常型天疱疮（棘层松解细胞）

四、诊断与鉴别诊断

根据临床表现，结合组织病理检查可诊断。主要应与大疱性类天疱疮、重症型多形红斑、大疱性表皮松解型药疹鉴别。

五、治疗

避免不必要的超量使用糖皮质激素、免疫抑制剂，尽量避免使用可诱发天疱疮的药物等。治疗目的是控制新皮损的发生，防止继发感染。关键是合理使用糖皮质激素、免疫抑制剂，防止并发症。加强支持疗法，给予高蛋白、高维生素饮食，注意纠正水电解质平衡紊乱，全身衰竭者应给予适量的血浆白蛋白或少量多次输血或血浆。

1. 内用药物治疗

（1）糖皮质激素：首选药物，原则是及时应用、足量控制、正确减量、长期维持。一般首选泼尼松口服，根据病情初始剂量为1~2mg/（kg·d）。对皮损面积小于体表面积10%的轻症病人给予30~40mg/d，皮损面积占体表面积约30%中等程度病人给予40~80mg/d，皮损面积达体表面积50%

以上的重症病人给予80~120mg/d,更大剂量者可采用静脉给药。用药3~5d,根据有无新水疱出现、糜烂是否干燥、尼氏征是否转阴以及天疱疮抗体效价下降情况判断用药是否足量。如果治疗效果不好,则应酌情增加剂量。一般增加原用量的30%~50%,直至达到有效剂量。皮损消退2周后开始减量,起初每10~20d减一次,以后可2~4周减一次,减至维持量持续2~3年或更长。每次减量可减原剂量的1/6~1/10,维持量一般为5~15mg/d。病情严重,可采用冲击疗法。

（2）**免疫抑制剂**：对于病情较重者常采用免疫抑制剂与糖皮质激素联合应用,亦可单独用于对糖皮质激素治疗抵抗的病例。可选用硫唑嘌呤1~2.5mg/(kg·d),分次口服；环磷酰胺1.5~2mg/(kg·d)口服或2~4mg/kg静脉给药,隔日一次,总量为6~8g；甲氨蝶呤10~25mg肌内注射或静脉滴注,每周一次；环孢素3~7mg/(kg·d),分次口服,病情好转后改为2~3mg/(kg·d)。30~60mg/d,分次口服。应用免疫抑制药物须密切注意监测其胃肠道反应、骨髓抑制及肝肾功能损伤等不良反应,及时采取相应对策。

（3）**免疫球蛋白及血浆置换**：对糖皮质激素和免疫抑制剂治疗反应不好者可考虑采用大剂量丙种球蛋白静脉滴注和血浆置换疗法。口服氨苯砜,与糖皮质激素联合治疗可有一定疗效。可用抗CD20单克隆抗体治疗顽固性天疱疮。对增殖型天疱疮病人可用阿维A联合糖皮质激素治疗。合并细菌及真菌感染者应及时选用有效的抗生素或抗真菌药。

2. 外用药物治疗 对皮损广泛者采取暴露疗法。用1∶8 000高锰酸钾溶液或0.1%乳酸依沙吖啶溶液清洁创面,继发感染者选用有效的抗生素软膏。红斑或无明显感染处可外用糖皮质激素制剂,顽固不消退的局限性损害可局部或皮损内注射糖皮质激素。对口腔黏膜损害可用复方硼砂漱口液,外涂2.5%金霉素甘油或碘甘油。

第二节　大疱性类天疱疮

大疱性类天疱疮（bullous pemphigoid,BP）是多发生于老年人的自身免疫性大疱性皮肤病,也是累及皮肤器官的特异性免疫性疾病。

一、病因与发病机制

大多数病人血清中存在抗基底膜带的自身抗体,这些抗体主要是IgG,有IgG3和IgG4亚型。抗原主要为位于半桥粒斑块中的跨膜蛋白BP180大疱性类天疱疮抗原2（又称BP180）,动物被动转移实验阳性。而大疱性类天疱疮抗原1（又称BP230）属于胞质内蛋白,动物转移实验阴性。自身抗体与BP180结合,激活补体系统,形成过敏毒素C3a、C5a,趋化嗜酸性、中性粒细胞,释放溶酶体酶,损伤基底膜带,使基底细胞膜半桥粒和锚丝等断裂、消失,形成表皮下水疱。

二、临床表现

多发于中老年人,好发于胸腹、腋下、腹股沟及四肢屈侧。在外观正常的皮肤或红斑基础上发生浆液性水疱或大疱,疱壁厚而紧张,不易破裂,疱液初期澄清,后变浑浊(图14-8、图14-9)。有时为血疱,尼氏征阴性。水疱破裂后糜烂面不扩大,愈合较快,愈后有色素沉着,无瘢痕遗留。皮肤损害成批发生,此起彼伏。除紧张性水疱外,可出现红斑、丘疹或荨麻疹样损害,尤其在疾病的早期。8%~39%的有黏膜损害,多在皮损泛发期或疾病后期发生,主要侵犯舌、唇、腭、颊、咽,有时累及外阴、肛周等,表现为水疱或糜烂,糜烂面较易愈合。有不同程度瘙痒,一般无全身症状。

病程缓慢,反复发作,如果不予治疗,病程可持续数月至数年,可自发性消退或加重。预后较天疱疮好。但少数皮损泛发的严重病人会日益衰弱,可因继发感染等死亡。

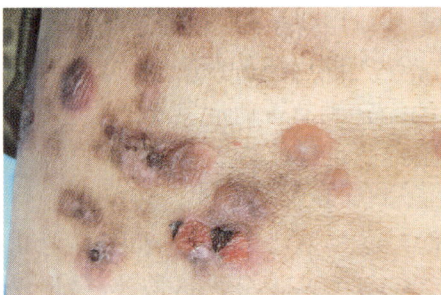
图 14-8　大疱性类天疱疮（躯干）

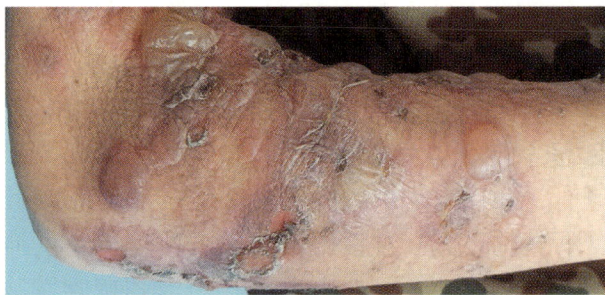
图 14-9　大疱性类天疱疮（上肢）

三、辅助检查

约半数病人外周血嗜酸性粒细胞增多,血清 IgE 水平增高,可以检测到病人血清中特异性抗 BP180 和 BP230 抗体,为 IgG 型或 IgE 型,后者与瘙痒、嗜酸性粒细胞增高及高 IgE 血症有关。

组织病理检查见表皮下水疱,疱内有嗜酸性粒细胞、中性粒细胞。疱底真皮乳头呈指状突入腔内。真皮大量炎症细胞浸润,主要为嗜酸性粒细胞,淋巴细胞、中性粒细胞亦可见到。直接免疫荧光检查,95% 以上活动期病人显示免疫球蛋白和补体呈线状沉积在表真皮基底膜带,主要为 IgG 和 C3,盐裂皮肤可见 IgG 和 C3 沉积在表皮侧。

四、诊断与鉴别诊断

根据临床表现及组织病理、免疫病理检查可诊断。本病需与疱疹样皮炎、重症多形红斑、线状 IgA 大疱性皮病、天疱疮等鉴别。

五、治疗

1. 内用药物治疗

(1) **糖皮质激素**:首选药物。一般应用中等量泼尼松即可。泼尼松 0.75~1mg/(kg·d),每日晨 8 时一次服药,病情控制后逐渐减量维持,维持量因人而异。一般 5~15mg/d。

(2) **免疫抑制剂**:可单独应用或与糖皮质激素联合应用。硫唑嘌呤 1~1.5mg/(kg·d)。环磷酰胺 1.5~2mg/(kg·d);每周甲氨蝶呤 5~12.5mg。

(3) **氨苯砜**:50~150mg/d,口服,可单独应用或与糖皮质激素联合应用。

(4) **四环素**:1~2g/d,或米诺环素 0.1~0.2g/d,单用,或与大剂量烟酰胺 0.5~1.5g/d 联合应用,对抑制表真皮处的炎症反应和增加表真皮联结有效。

(5) **生物制剂**:对于一般情况较差、有免疫抑制剂使用禁忌证及难治性病人可使用奥马珠单抗、度普利尤单抗及抗 CD20 单克隆抗体利妥昔单抗注射液等治疗。

2. 外用药物治疗
糜烂面可用 1:8 000 高锰酸钾或 0.1% 乳酸依沙吖啶溶液湿敷。局限性类天疱疮可外用高效糖皮质激素制剂。

> **思考题**

1. 各型天疱疮的皮损特点是什么?
2. 天疱疮如何治疗?
3. 大疱性类天疱疮如何治疗?

ER 14-3

练习题

（胡志帮）

第十五章 | 遗传性皮肤病

教学课件

思维导图

学习目标

1. 掌握：毛周角化病、鱼鳞病的临床表现、诊断和治疗。
2. 熟悉：汗孔角化病、掌跖角化病、家族性慢性良性天疱疮的临床表现、诊断和治疗。
3. 了解：毛周角化病、汗孔角化病、掌跖角化病、家族性慢性良性天疱疮、鱼鳞病的病因和发病机制。
4. 能对毛周角化病、汗孔角化病、掌跖角化病、家族性慢性良性天疱疮、鱼鳞病进行诊断、治疗及健康宣教。
5. 养成健康的生活习惯。

遗传性皮肤病由遗传物质改变引起，根据遗传因素的作用模式，可分为单基因遗传性皮肤病、多基因遗传性皮肤病、染色体病和线粒体病等，大多数无特效治疗。

第一节　毛周角化病

毛周角化病（keratosis pilaris）又称毛发苔藓，是一种慢性毛囊角化性遗传性皮肤病。

一、病因与发病机制

病因与发病机制尚未明确，可能为常染色体显性遗传，与角化细胞黏附障碍有关，内分泌异常对本病可能有影响。

二、临床表现

好发于青少年的上臂、股外侧和臀部，部分可累及腹部。皮损为针头至粟米大小、与毛孔一致的坚硬丘疹，不融合，皮肤色或呈暗红色，顶端有一个灰褐色或灰白色的圆锥状角质栓，其中有 1 根毳毛穿出或蜷曲，剥去角栓后顶端遗留一个微小的杯形凹窝，不久又可长出新的角质栓（图 15-1、图 15-2），常冬重夏轻。一般无症状，有时轻度瘙痒。

三、诊断与鉴别诊断

根据好发年龄及典型皮损易于诊断。本病须与维生素 A 缺乏症、小棘苔藓、毛发红糠疹等鉴别。

四、治疗

一般无须治疗。局部用药可减轻症状，如 10%~20% 尿素霜、5% 水杨酸霜、0.05%~0.1% 维 A 酸霜、5% 硫黄霜等。全身治疗可试用维生素 A 2.5 万 U 及维生素 E 50mg，每日 3 次。

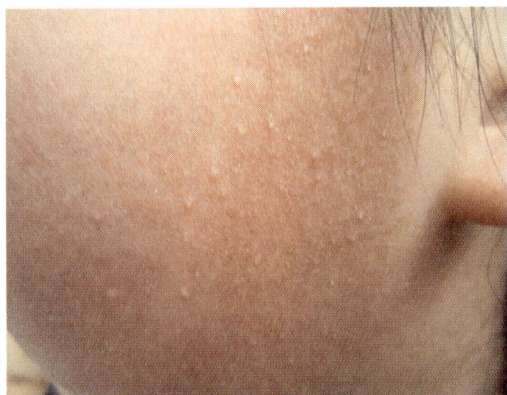

图 15-1　毛周角化病（耳前）　　　图 15-2　毛周角化病（股外侧）

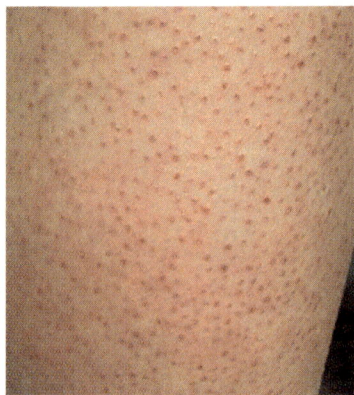

第二节　汗孔角化病

汗孔角化病（porokeratosis）是一种少见的遗传性角化性皮肤病。

一、病因与发病机制

病因不明，多有家族史，为常染色体显性遗传性疾病。日光曝晒可为部分病人的发病诱因。

二、临床表现

多于青少年发病。好发于四肢、面部、颈部等暴露部位，可以累及黏膜、甲、毛发等。皮损初期为米粒至扁豆大小灰褐色或棕褐色角化性丘疹，逐渐离心性扩大，呈环形或不规则环状，境界清楚。皮损边缘堤状隆起，有沟槽状角化物质，中央区皮肤光滑、干燥并有轻度萎缩，缺乏毳毛（图 15-3）。皮损大小不一，由数毫米至数厘米大小。皮损可为单发，也可为广泛对称分布，数目由数个至上百个不等。临床上可分为经典斑块型、浅表播散型、单侧线状型、播散性浅表性光化性汗孔角化症、掌跖合并播散性汗孔角化症等类型。一般无症状，部分病人可有皮损处瘙痒。病程缓慢，长期不愈。病程较长的汗孔角化病皮损偶可恶变，形成原位癌或鳞状细胞癌。

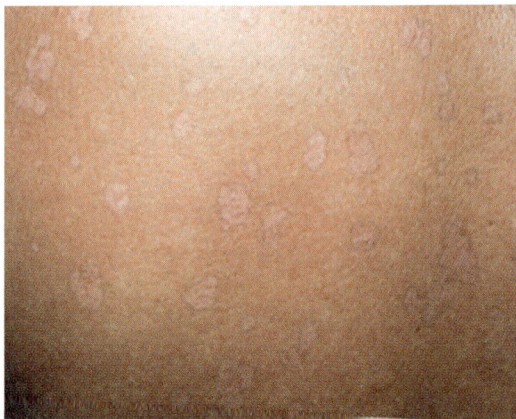

图 15-3　汗孔角化病

三、组织病理检查

取角化隆起的部位做组织病理检查，可见特征性的改变：在角质层内有一楔形的鸡眼样板，它是一个由角化不全细胞所组成的细胞柱，鸡眼样板下方的颗粒层减少或消失，棘细胞层内有胞质嗜酸性染、核深染的角化不良细胞。

四、诊断与鉴别诊断

根据本病特有的典型皮损和组织病理改变，易于诊断。本病需与扁平苔藓、疣、疣状痣、日光性角化症、疣状表皮发育不良、花斑癣和皮肤原位癌等病相鉴别。

五、治疗

皮损孤立、较小者可行激光、电灼、冷冻或手术切除,数量较多者可外用 5%~10% 水杨酸软膏、0.05%~0.1% 维 A 酸软膏或 2%~5%5-氟尿嘧啶软膏。可试用皮肤磨削术治疗,深度不能超过真皮乳头层,避免遗留瘢痕。有癌变趋势应立即行手术切除或相应治疗。

日晒病情加重者可口服氯喹或羟氯喹,皮损泛发者可口服阿维 A 酯或阿维 A 酸,停药后趋于复发。

第三节 掌跖角化病

掌跖角化病(keratosis palmaris)是以掌跖弥漫性或局限性角化过度为特点的一组遗传性皮肤病。

一、病因

绝大多数与遗传有关,常有家族史,可为显性遗传,也可为隐性遗传。

二、临床表现

本病有许多不同的临床类型。

1. 弥漫性掌跖角化病 为常染色体显性遗传。常在婴儿期开始发病,亦可儿童期。初期病变为局灶性,6 个月至 1 岁后掌跖出现弥漫性斑块,表面粗糙,色黄酷似胼胝,常因皮肤弹性消失而发生皲裂,引起疼痛,造成手足活动困难。皮损境界清楚,可达掌跖侧缘,与周围正常皮肤间有一潮红边缘。掌跖可单独或同时受累,一般不扩展至手足背面(图 15-4、图 15-5)。可伴有多汗,甲板增厚、浑浊,部分病人可合并先天性鱼鳞病或其他先天性异常。

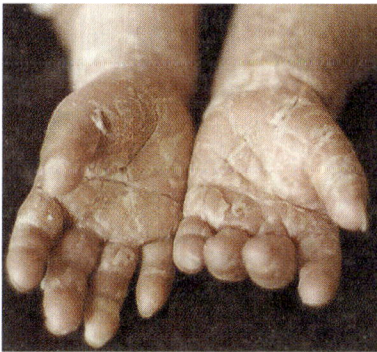

图 15-4 弥漫性掌跖角化病(掌)　　图 15-5 弥漫性掌跖角化病(跖)

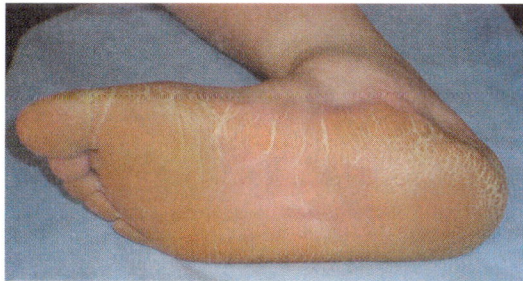

2. 点状掌跖角化病 为常染色体显性遗传,可发生于任何年龄,以 15~30 岁居多。皮损为多数圆形或椭圆形、粟粒至绿豆大小的角化性丘疹,散发于掌跖及指部,亦可排列成片或线状。少数病人手足背或肘膝亦可累及,外伤可使皮损增大。角质丘疹脱落后,可呈现火山口样小凹陷(图 15-6)。不伴发掌跖多汗。

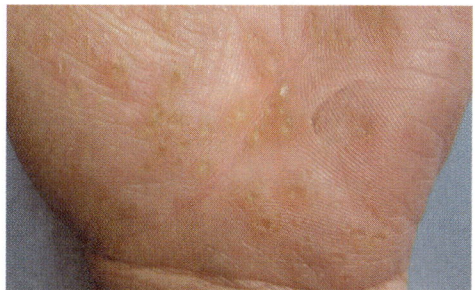

图 15-6 点状掌跖角化病

三、诊断与鉴别诊断

根据家族史及临床表现一般可诊断。应与获得性掌跖角化病或症状性掌跖角化病鉴别。获得性掌跖角化病为后天性角化病,无明显家族史,多在成年期发病,多数由系统性疾病(如恶性肿瘤、黑棘皮病等)或药物引起。症状性掌跖角化病常见于其他皮肤病如角化型手足癣、掌跖部慢性湿疹等。

四、治疗

治疗原则是减少角质层增厚,润滑皮肤,预防皲裂,减少压力和摩擦。

外用角质松解剂,如10%~20%水杨酸软膏外涂或封包,也可外用0.1%维A酸软膏。强效糖皮质激素软膏封包或硬膏外贴,可减轻角化过度。维A酸类药物需要终身服药,因有骨毒性,实际不常用,严重者可口服异维A酸或阿维A酯。

第四节　家族性慢性良性天疱疮

家族性慢性良性天疱疮(familial chronic benign pemphigus),又称 Hailey-Hailey 病,是一种很少见的常染色体显性遗传病,以皮肤皱褶部位反复出现水疱、糜烂、结痂为特征。

一、病因与发病机制

致病基因为编码新型钙离子泵基因 *ATP2C1*,该基因突变影响表皮角质形成细胞间桥粒相互作用,导致细胞黏附障碍,摩擦或感染后发生棘层松解。

二、临床表现

10~30岁多见,好发于间擦部位,如颈、腋窝、腹股沟,次为肛周、乳房下、肘窝和躯干,可同时累及多个部位。在红斑或外观正常的皮肤上发生松弛性水疱,疱壁薄易破,形成糜烂和结痂,尼氏征阳性,继发细菌与真菌感染可有臭味(图15-7、图15-8)。皮损中央先愈合,留有色素沉着,周边可出现新皮疹,病程久者可见颗粒状增生物。皮损一般经数周消退,同一部位可复发,夏季加重,愈后不留瘢痕。周期性发作和缓解交替,可有瘙痒和烧灼感。

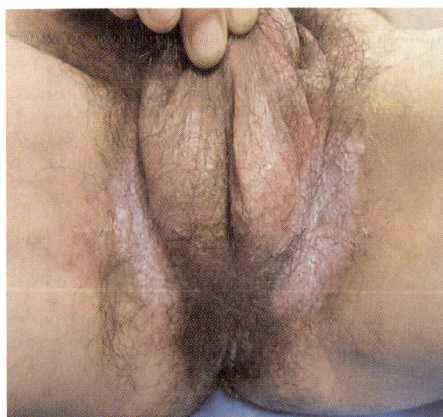

图 15-7　家族性慢性良性天疱疮(腹股沟)

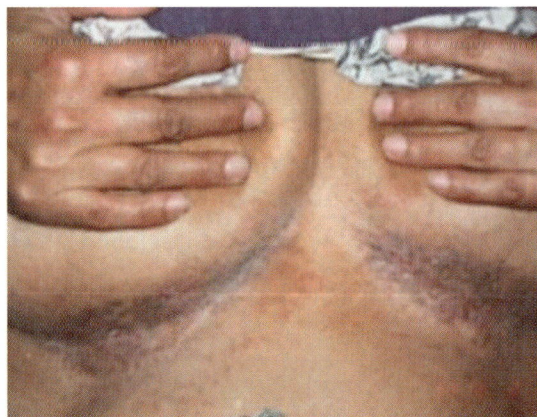

图 15-8　家族性慢性良性天疱疮(乳房下)

三、组织病理检查

基底层上方裂隙形成,以后形成水疱和大疱。真皮乳头伸长衬以单层基底细胞,向上突入疱腔,形成"绒毛"。疱腔内可见单个或成群的棘层松解细胞,似"倒塌的砖墙"。真皮内可见轻重不等的炎症反应。直接免疫荧光检查阴性,电镜检查显示张力细丝与桥粒分离。

四、诊断与鉴别诊断

根据家族史、临床表现特征、组织病理及免疫病理检查可明确诊断。本病需与寻常型天疱疮、毛囊角化病相鉴别。

五、治疗

治疗困难,避免诱因。外用抗生素、抗真菌制剂及糖皮质激素对部分有效。口服四环素、红霉素、米诺环素,氨苯砜对部分病人有效,严重时可用泼尼松,顽固者可用氨甲蝶呤。

第五节 鱼 鳞 病

> **病例导学**
>
> 病人,女,19 岁,双小腿皮肤干燥、粗糙 3 年。3 年前发现双小腿皮肤干燥、粗糙,冬季严重,外用润肤乳后缓解,近期感觉皮损加重。既往体健,无药物过敏史,家族中无类似病史。体查:各系统检查无异常,双小腿皮肤干燥、粗糙、脱屑,见少量淡褐色鳞屑,呈多角形,鳞屑中央固着,边缘游离(图 15-9)。
>
> **问题:**
> 1. 本病最可能的诊断是什么?
> 2. 本病如何治疗?

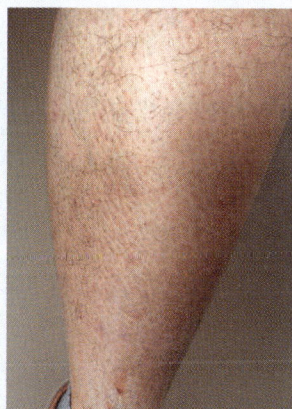

图 15-9　病人的右腿

鱼鳞病(ichthyosis)是一组以皮肤干燥伴有鱼鳞状鳞屑为特征的异常角化性遗传性皮肤病,主要表现为四肢伸侧或躯干部皮肤干燥、多角形鳞屑,包括寻常型鱼鳞病、性联鱼鳞病、先天性非大疱性鱼鳞病样红皮病、先天性大疱性鱼鳞病样红皮病、板层状鱼鳞病等。

一、病因

由遗传物质改变引起。寻常型鱼鳞病定位于 1q21 的基因突变,与 mRNA 不稳定有关,转录后控制机制缺陷。性联鱼鳞病基因定位于 Xp22.3,编码类固醇硫酸酯,基因缺陷或突变造成微粒体类固醇、硫酸胆固醇和硫酸类固醇合成障碍。先天性非大疱性鱼鳞病样红皮病由多个基因如 *TGM1* 基因、*12-R* 脂氧合酶基因、脂氧合酶 3 基因等突变引起。先天性大疱性鱼鳞病样红皮病是由于编码角蛋白 1 和角蛋白 10 的基因突变,导致角蛋白的张力细丝排列异常,引起角化异常及表皮松解。板层状鱼鳞病基因定位于 14q11.2,与谷氨酰胺转移酶 1 基因突变有关。

二、临床表现

1. **寻常型鱼鳞病**　最常见,常染色体显性遗传,皮损以四肢伸侧为主,淡褐色至深褐色菱形或多角形鳞屑紧贴于皮肤上,周边游离,如鱼鳞状,皮肤干燥。常幼年发病,皮损表现轻重不一,冬重夏轻,轻者仅皮肤干燥、粗糙,有细碎的糠秕样鳞屑(图 15-10、图 15-11)。一般无症状,可伴特应性皮炎、湿疹、哮喘等疾病。

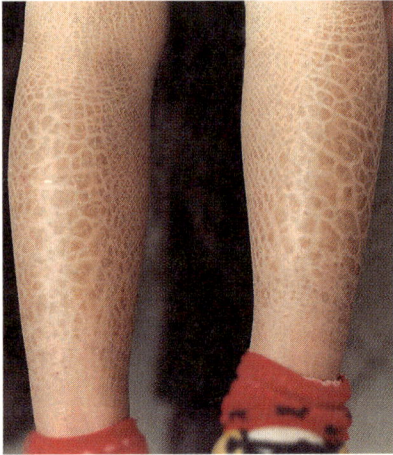

图 15-10　寻常型鱼鳞病(下肢)

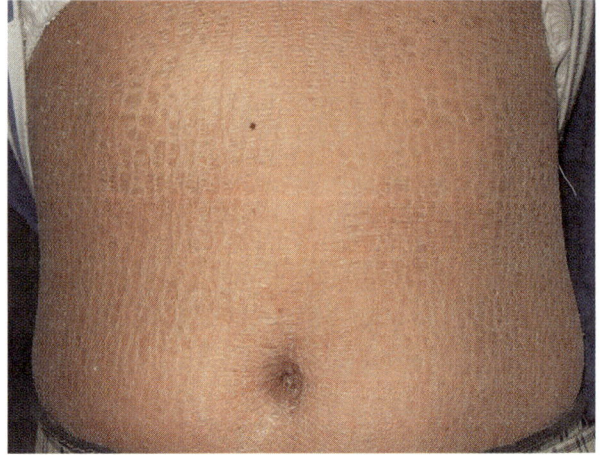

图 15-11　寻常型鱼鳞病(躯干)

2. **性联鱼鳞病**　较少见,性联隐性遗传,出生时或出生后不久即出现,仅见于男性,女性为基因携带者。皮损与寻常型鱼鳞病相似,但较严重,可累及全身,以四肢伸侧及躯干下部为重。皮肤干燥粗糙,鳞屑大而显著,呈黄褐色或污黑色大片鱼鳞状。病情不随年龄增长而减轻,可伴有角膜混浊、隐睾等。

3. **先天性非大疱性鱼鳞病样红皮病**　常染色体隐性遗传,出生时全身皮肤紧张、潮红,覆有细碎鳞屑,面部可累及,眼睑、口唇外翻少见。病情随年龄增长而减轻,青春期前后趋向好转。

4. **先天性大疱性鱼鳞病样红皮病**　常染色体显性遗传,出生时即有皮肤发红、湿润和表皮剥脱,受到轻微创伤或摩擦后则在红斑基础上发生大小不等的松弛性水疱,易破溃糜烂,其上再度形成鳞屑、红斑及水疱,随年龄增长而逐渐减轻(图 15-12)。指甲可有营养不良改变,新生儿常因继发感染引起败血症和水电解质紊乱而死亡。

5. **板层状鱼鳞病**　常染色体隐性遗传,出生时或生后不久即发生,皮损为大的灰棕色四方形鳞屑,中央黏着,边缘游离高起。轻者仅发生于肘窝、腘窝及颈部,重者出现红

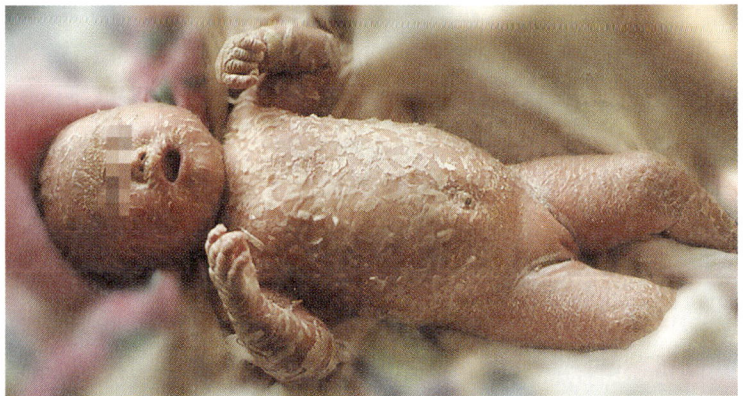

图 15-12　先天性大疱性鱼鳞病样红皮病

皮病样表现。常见掌跖中度角化过度,可伴有臭汗症,大多数病人的毛囊口如火山口样。1/3 病人出现眼睑外翻或唇外翻。

其他少见的类型还有火棉胶婴儿与胎儿鱼鳞病。

三、组织病理检查

寻常型鱼鳞病中度角化过度,颗粒层减少或者消失,汗腺、皮脂腺缩小并减少。性联鱼鳞病角化过度,颗粒层可增厚,真皮浅层血管周围淋巴细胞浸润。板层状鱼鳞病明显角化过度,轻度棘层增厚,颗粒层正常或轻度增厚,可有乳头瘤样增生伴银屑病样改变。先天性非大疱性鱼鳞病样红皮病角化过度,轻度角化不全,棘层增厚,真皮浅层可有炎症细胞浸润。先天性大疱性鱼鳞病样红皮病角化过度,棘层增厚,颗粒层内有粗大颗粒,颗粒层及棘层上部网状空泡化,表皮内可见水疱,真皮浅层可有炎症细胞浸润。

四、诊断

根据发病年龄、皮损特点及家族史易于诊断。

五、治疗

尚无特效疗法,对症治疗可缓解症状,所用药物应具有滋养皮肤、角质溶解、增加角质层含水量和促进正常角化等作用。

1. 外用药物治疗 温水浴数分钟,浴后在皮肤仍湿润时外搽凡士林或 10%~20% 尿素软膏。40%~60% 丙二醇溶液封包过夜,每周 2~3 次。外用 0.05%~0.1% 维 A 酸霜、3%~5% 水杨酸软膏、30% 鱼肝油软膏。钙泊三醇软膏外用,共 12 周,每周最大量为 100g,疗效较好。

2. 内用药物治疗 病情较重可用内用药物治疗,维生素 A 成人 2.5 万 U/次,3 次/d,小儿 2 000~4 000U/d。严重类型可口服异维 A 酸 1~2mg/(kg·d) 或阿维 A 酯 1mg/(kg·d)。

> **思考题**
>
> 1. 简述毛周角化病的皮损特点。
> 2. 汗孔角化病如何治疗?
> 3. 简述各型鱼鳞病的临床表现。

ER 15-3

练习题

(雷 鸣)

第十六章 | 代谢障碍性皮肤病

ER 16-1
ER 16-2

教学课件　　　思维导图

学习目标

1. 掌握:黄瘤病、原发性皮肤淀粉样变的临床表现、诊断和治疗。
2. 熟悉:肠病性肢端皮炎的临床表现、诊断和治疗。
3. 了解:黄瘤病、原发性皮肤淀粉样变、肠病性肢端皮炎的病因和发病机制。
4. 能在社区、农村开展代谢障碍性皮肤病的防治工作。
5. 帮助病人养成良好的饮食习惯。

第一节　黄　瘤　病

黄瘤病(xanthomatosis)是含脂质的组织细胞和巨噬细胞局限性聚集于皮肤或肌腱等处形成斑片、丘疹或结节的一组皮肤病,常伴有全身性脂质代谢紊乱。

一、病因与发病机制

脂蛋白代谢发生障碍、含量增高或结构异常时,可导致脂蛋白在组织中沉淀,如沉积于皮肤或肌腱中则被称为黄瘤病。可分为原发性黄瘤病和继发性黄瘤病,前者又可分为家族性和非家族性两类。家族性常有不同程度的血脂代谢障碍及系统表现,非家族性常为散发,一般无血脂代谢障碍及系统表现。继发性黄瘤病指由其他疾病引起血脂代谢障碍和血脂增高所致的黄瘤病,如糖尿病、骨髓瘤和淋巴瘤等。

二、临床表现

根据皮损形态、大小、好发部位等不同,黄瘤病主要有以下类型:

1. 扁平黄瘤(plane xanthoma)　为扁平或稍隆起、境界清楚的斑块,褐色或橘黄色。发生于上眼睑内眦部称睑黄瘤,最常见,对称分布,皮损较持久,呈进行性多发,并可互相联合(图 16-1),中年人多见,尤其多见于肝胆疾病的女性患者;发生于间擦部位者称间擦性黄瘤,为稍高起的黄色斑块,表面呈卵石样;发生于手掌者称掌纹黄瘤,为黄色至橙色不规则斑疹,好发于掌纹和手指掌面,呈线状分布。

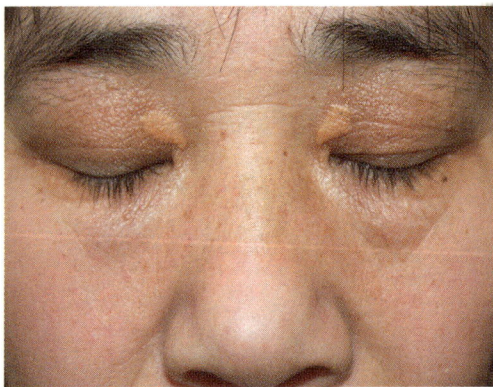

图 16-1　扁平黄瘤

2. 结节性黄瘤(xanthoma tuberous)　可发于任何年龄,皮损为扁平或隆起的圆形结节,黄色或橘黄色。小的皮损为丘疹,可有炎症,好发于关节伸面皮肤上,尤其是膝、肘关节。可以单发也可多发,早期损害淡黄色或红色,时间较长皮损可以纤维化变硬,并失去正常颜色(图 16-2)。病人常伴高脂蛋白血症 Ⅱ型或 Ⅲ型。发生于跟腱或指(趾)肌腱处者称为腱黄瘤,常提示有潜在的全身性疾病,如严重的高脂血症、冠状动脉粥样硬化等。

3. 发疹性黄瘤(eruptive xanthoma) 皮损为针头到火柴头大的橘黄色丘疹,迅速分批或骤然发生。初发时可有瘙痒,皮损周围有红晕,数周后红晕消失,丘疹呈蜡黄色,皮损可自行消退。多见于臀部和肢体伸侧面。

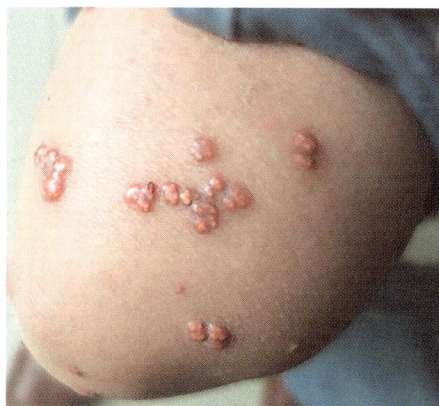
图 16-2 结节性黄瘤

三、组织病理检查

各型黄瘤的病理变化基本相同,主要是真皮内聚集吞噬脂质的组织细胞,称黄瘤细胞。早期损害常伴有炎症细胞,退行性损害则有成纤维细胞。冷冻切片用猩红或苏丹红染色,可显示泡沫细胞中存在胆固醇和胆固醇酯。

四、诊断与鉴别诊断

根据典型皮损,结合组织病理检查,可以诊断。应与各种组织细胞增生症、朗格汉斯细胞增生症、幼年黄色肉芽肿、进行性结节性组织细胞瘤鉴别。

五、预防与治疗

控制饮食,给予低脂肪、低胆固醇及低糖饮食,对高脂血症及内科疾病进行相应治疗,皮损可依大小及部位用电解、电凝、冷冻、激光或手术切除。

第二节 原发性皮肤淀粉样变

病例导学

病人,男,46 岁,两小腿前有密集坚实的小丘疹,瘙痒近 10 年。曾用多种药物治疗,无显著疗效,近 5 个月因日晒瘙痒加重。体查:双胫前有绿豆大小淡褐色、无光泽圆锥状或半球形丘疹,密集成片。组织病理检查:真皮切片中,见淀粉样蛋白团块沉积;电镜下发现淀粉样蛋白细丝(图 16-3)。
问题:
1. 本病诊断是什么?
2. 如何治疗本病?

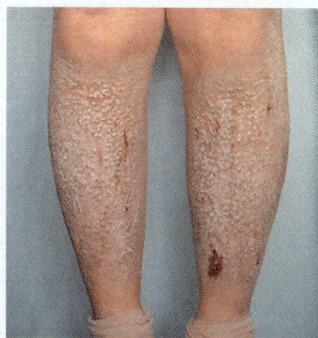
图 16-3 病人的双腿

原发性皮肤淀粉样变(primary cutaneous amyloidosis)是指淀粉样蛋白沉积于正常皮肤而不累及其他器官的一种慢性疾病。

一、病因与发病机制

病因与发病机制尚不明,许多细胞和组织可合成或衍化生成淀粉样蛋白,淀粉样蛋白沉积在真皮乳头后致病。

二、临床表现

根据临床表现特点可有多种类型,以苔藓样淀粉样变、斑状淀粉样变较常见。

1.苔藓样淀粉样变（lichen amyloidosis） 多累及中年,两性均可发病,男性多见。好发于小腿胫前,其次为臂外侧和腰背部。早期皮损为针头大小褐色斑,渐发展为绿豆大小半球形、圆锥形或多角形丘疹,密集而不融合,呈棕色、褐色、淡红或正常肤色,质硬,表面有少量鳞屑,角化、粗糙,顶端可有黑色角栓,剥离后顶部留脐形凹陷。小腿和上臂皮疹沿皮纹呈念珠状排列,具有特征性(图 16-4)。剧烈瘙痒,病程缓慢,可迁延数年至数十年。

2.斑状淀粉样变（macular amyloidosis） 多见于中年女性。常对称发生于肩胛间区,也可累及上臂伸侧、胫前及下肢等处。皮疹初为成群的直径 1~3mm 褐色、紫褐色、灰色或蓝色斑疹,可融合成特征性网状或波纹状色素沉着斑(图16-5)。可无症状或仅有轻度瘙痒。

上述两种皮损可同时存在或相互转变,称为双相型或混合型皮肤淀粉样变。

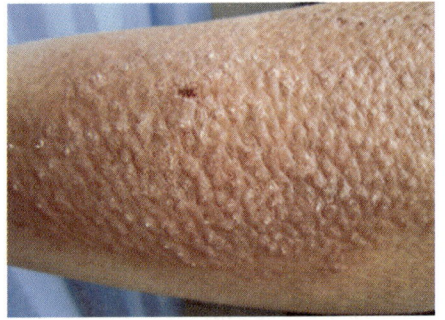

图 16-4 苔藓样淀粉样变

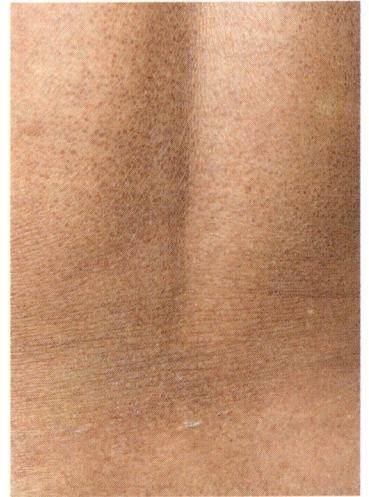

图 16-5 斑状淀粉样变

三、组织病理检查

淀粉样蛋白主要沉积于真皮乳头部,刚果红、结晶紫或硫黄素 T 染色呈阳性反应。苔藓样变有表皮棘层肥厚和角化过度。

四、诊断与鉴别诊断

根据发病部位、典型皮损,结合组织病理检查,不难诊断。苔藓样皮肤淀粉样变应与肥厚性扁平苔藓、慢性单纯性苔藓等鉴别。斑状皮肤淀粉样变应与皮肤异色病、蕈样肉芽肿、皮肌炎等鉴别。

五、治疗

无特效疗法。糖皮质激素霜外搽后封包或以其注射剂皮损内注射,能迅速缓解症状,但易复发。外用 0.1% 维 A 酸霜及糖皮质激素霜剂有一定疗效。少数病人口服阿维 A 酯疗效显著。瘙痒明显者可口服抗组胺药,皮损广泛和症状严重者可用普鲁卡因静脉封闭。

第三节 肠病性肢端皮炎

肠病性肢端皮炎（acrodermatitis enteropathica）是一种少见的婴幼儿营养代谢性皮肤病,因锌缺乏而发病,以腔口周围和四肢末端皮炎、伴脱发、慢性腹泻及情感淡漠为特征。

一、病因与发病机制

常染色体隐性遗传,与锌缺乏有关,机制不清,可能与肠道转运蛋白或锌结合蛋白缺乏或缺陷所致。

二、临床表现

起病隐匿,平均发病年龄为出生后9个月,以断奶前后发病居多,非母乳喂养者发病较早。临床表现主要有3方面。

1. 皮肤损害 皮损好发于口鼻、肛门、女阴等腔口周围及骨突起部位如肘、膝、踝、腕、指关节及枕骨等,对称分布。早期皮损为红斑基础上的群集性小水疱、大疱,尼氏征阴性,可因继发感染形成脓疱。疱破后形成糜烂、结痂及鳞屑,皮损可逐渐融合成境界清楚的鳞屑性暗红斑,类似银屑病,周围有红晕(图16-6、图16-7),愈后无瘢痕和萎缩。

2. 腹泻 发生率约90%,粪便呈水样或泡沫状,量多有恶臭,每日数次。还可出现厌食、腹胀、呕吐等消化道症状。由于慢性腹泻而致进行性营养不良,病人常有精神萎靡、倦怠、烦躁,严重者消瘦、发育迟缓,或间有发热、免疫功能低下。

3. 毛发和甲损害 毛发稀疏细软、色黄无光泽。脱发与皮损同时或稍后出现,呈弥漫性或片状脱发,严重者可致普秃。指(趾)甲肥厚、变形、萎缩或脱落,亦可继发甲沟炎。

图16-6 肠病性肢端皮炎(面部)

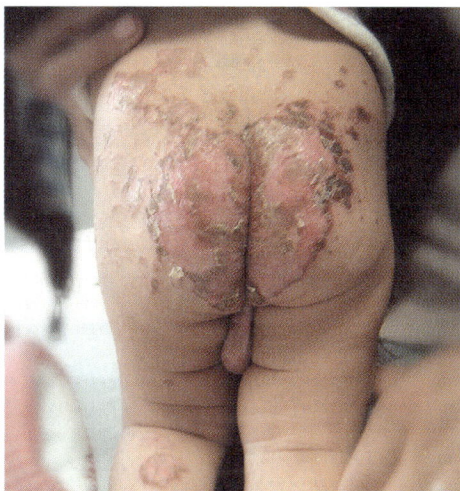

三、实验室检查

血清锌水平明显降低或缺乏(正常值9.18~19.89μmol/L)。碱性磷酸酶是含锌的酶,随血清锌缺乏而降低,因此肝功能正常者,碱性磷酸酶活性降低可作为缺锌的佐证。

图16-7 肠病性肢端皮炎(臀部)

四、诊断与鉴别诊断

根据婴幼儿发病,临床表现特征性,实验室血清锌水平低下即可诊断。本病应与大疱性表皮松解症、掌跖脓疱病及泛发性念珠菌病等鉴别。

五、治疗

如果不治疗,多数病人将死于营养不良和继发感染,存活者多伴有智力迟钝,生长缓慢。因此,应争取及时、合理治疗。

加强营养,提倡母乳喂养,补充维生素,纠正水、电解质紊乱。注意皮肤、腔口部位清洁卫生,防止继发感染。补充锌制剂,常用硫酸锌2mg/(kg·d)口服,一般用药24h后显效,腹泻减轻,2~3周皮损消退,连续用药3~4周可取得满意疗效。如有细菌感染可外用抗细菌药,有真菌感染外用抗真菌药。

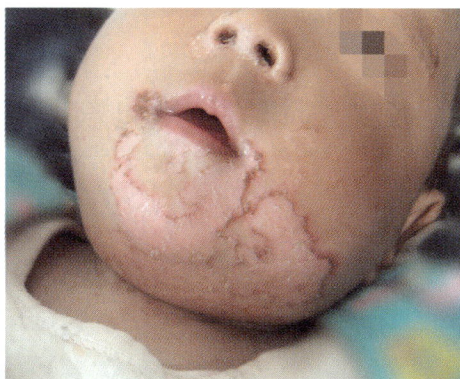

> **思考题**

1. 简述黄瘤病的临床表现。
2. 如何诊断原发性皮肤淀粉样变?
3. 如何治疗肠病性肢端皮炎?

(刘建华)

ER 16-3

练习题

第十七章 ｜ 血管性皮肤病

ER 17-1
教学课件

ER 17-2
思维导图

学习目标

1. 掌握：过敏性紫癜、变应性血管炎的临床表现、诊断和治疗。
2. 熟悉：结节性红斑、色素性紫癜性皮肤病的临床表现、诊断和治疗。
3. 了解：常见血管性皮肤病的病因及发病机制。
4. 能开展常见血管性皮肤病的防治工作，指导病人合理用药。
5. 具有严谨观察疾病的态度。

　　血管性皮肤病（vascular dermatoses）是指发生于皮肤动脉、静脉和毛细血管的疾病，皮肤血管炎占大多数。皮肤血管炎的主要病理变化为血管内皮细胞肿胀、血管壁纤维蛋白变性及炎症细胞浸润，受累血管大小、范围、炎症程度不同，临床表现不同。毛细血管和细小血管炎主要表现为水肿性红斑、瘀点、瘀斑、风团样丘疹、水疱、血疱、小结节；中等或较大血管炎表现为结节、坏死和溃疡等。血管炎可局限于皮肤，亦可同时累及其他系统，如关节、肾、肺、胃肠和神经系统等，可伴有发热、乏力等全身症状。

第一节　过敏性紫癜

病例导学

　　病人，男，14岁，四肢起皮疹伴腹痛 5d。5d 前无明显原因双下肢出现瘀点，伴腹痛及四肢关节痛，无发热、血尿及黑便。体查：双前臂、双下肢对称分布的粟粒至绿豆大小的瘀点、瘀斑（图 17-1），压之不褪色。腹软，无压痛及反跳痛。

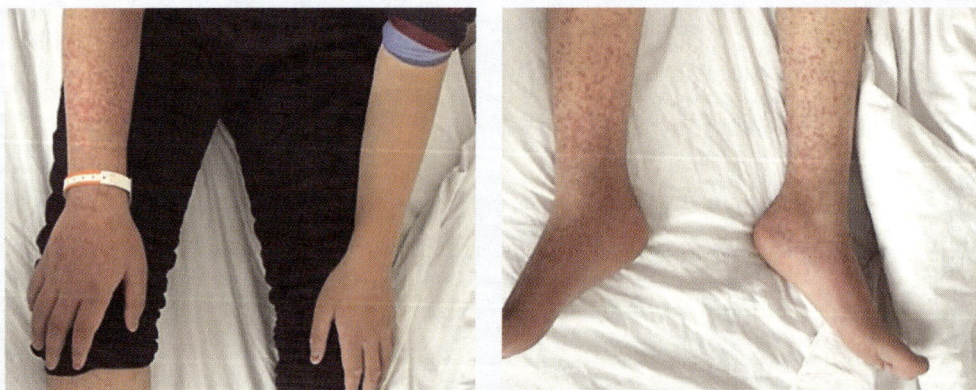

图 17-1　病人的前臂及小腿

过敏性紫癜(anaphylactoid purpura)是一种 IgA 抗体介导的变态反应性毛细血管和细小血管炎症性疾病,特征为血小板不减少,皮肤和黏膜均可出现瘀点、瘀斑,可伴有关节痛、腹痛和肾脏病变。

一、病因与发病机制

病因复杂,有一定遗传倾向。细菌如溶血性链球菌,病毒如流行性感冒病毒,食物如鱼、虾、鸡蛋、牛奶,药物如水杨酸类、抗生素类、巴比妥类等,均可导致发病。恶性肿瘤和自身免疫性疾病亦可导致本病。发病机制可能为Ⅲ型变态反应,IgA 在本病发病中起重要作用,抗原抗体(主要为 IgA 型)形成的免疫复合物直接沉积于受累血管壁或肾小球,激活补体,导致毛细血管和小血管壁及周围产生炎症,使血管壁通透性增高,产生临床表现。

二、临床表现

春秋季节多发,易累及儿童和青少年,男性发病率高。好发于下肢伸侧,可累及上肢及躯干。发病前常有上呼吸道感染表现,伴有低热、全身不适、头痛、关节疼痛、咽痛等症状,继之在四肢伸侧出现针头、米粒及指甲大小的散在瘀点、瘀斑,可稍隆起呈斑丘疹状,部分有融合倾向,还可出现风团、丘疹、血疱、糜烂、溃疡等,多对称分布。可扩展到踝部、膝部、臀部及上肢,经 2~3 周,颜色由暗红变为黄褐色而消退,但新皮损成批发生(图 17-2)。仅有皮损者,称单纯型紫癜或皮肤型紫癜。皮损伴发恶心、呕吐、腹泻、腹痛,严重时出现便血、肠套叠、肠穿孔者称腹型紫癜。皮损伴血尿、蛋白尿、管型尿等肾脏损害者称肾型紫癜,成人的肾脏损害常比儿童严重。皮损伴关节疼痛及关节肿胀者称关节型紫癜,以膝关节、

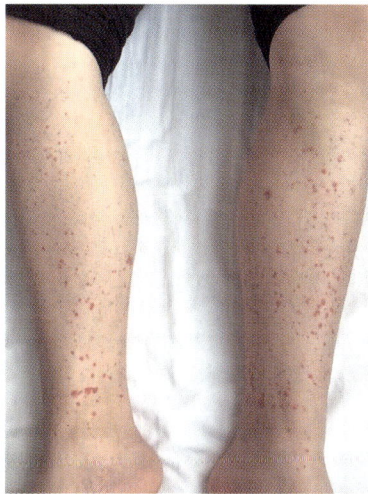

图 17-2 过敏性紫癜(双下肢)

踝关节为主,也可累及肘、腕、指关节。各型合并存在,称为混合型紫癜。病程长短不一,可数月或 1~2 年,常复发,除严重并发症外,一般预后良好。

三、实验室检查

白细胞计数正常或轻度升高,血小板及凝血因子正常,毛细血管脆性试验阳性,血沉正常或增快,血清 IgA 水平可升高,IgG、IgM 水平正常亦可轻度升高,抗核抗体及 RF 阴性,重症时血浆黏度增高。肾脏受累时可有血尿、蛋白尿和管型尿,累及胃肠道时大便隐血试验阳性。

四、诊断与鉴别诊断

根据对称性分布的瘀点、瘀斑,分批出现,以小腿伸侧为主,血小板正常及其他实验室检查,可以确诊。单纯型紫癜应与特发性血小板减少性紫癜鉴别,腹型紫癜应与急腹症鉴别,肾型紫癜应与其他肾脏疾病、系统性红斑狼疮鉴别。

五、治疗

寻找并祛除病因,注意休息,对可疑感染者给予抗生素,药物所致者应立即停用可疑药物。

本病常有自限性。单纯型紫癜可服用双嘧达莫、维生素 C、芦丁等。关节型紫癜可给予非甾体抗炎药如阿司匹林、吲哚美辛等。腹型、肾型紫癜,除上述治疗外,酌情使用糖皮质激素及免疫抑制剂等。

第二节 变应性血管炎

变应性血管炎(allergic cutaneous vasculitis),又称皮肤小血管炎、变应性小动脉炎、过敏性血管炎、结节性坏死性皮炎、白细胞碎裂性血管炎、皮肤坏死性血管炎等,是一种累及真皮浅层小血管及毛细血管的炎症性皮肤病,以双下肢出现瘀点、瘀斑、结节、溃疡为主的多形性皮损为特征,可伴有发热、乏力及关节痛,血沉快。

一、病因与发病机制

病因不明,链球菌、流行性感冒病毒感染,阿司匹林、磺胺类、青霉素等药物,石油产品、化学制剂等化品,恶性肿瘤,系统性红斑狼疮、类风湿关节炎等自身免疫病等可引起本病。发病机制与Ⅲ型变态反应有关。

二、临床表现

常急性发病,多见于中青年女性。好发于下肢、臀部,也可发生于上肢和躯干,常对称分布。皮损呈多形性,可为瘀点、瘀斑、红斑、丘疹、水疱、血疱、糜烂、结节、溃疡等,以瘀点、瘀斑、结节、坏死、溃疡为主要特征(图 17-3、图 17-4)。皮损消退处留有色素沉着斑或萎缩性瘢痕。有瘙痒、烧灼感,较大的丘疹、结节及溃疡伴有疼痛,可有轻度发热、头痛、乏力及全身关节酸痛等,部分可累及肾、胃肠道、肺及中枢神经系统,出现相应表现,称为变应性皮肤-系统性血管炎。慢性病程,常反复发作,迁延数月,甚达数年。

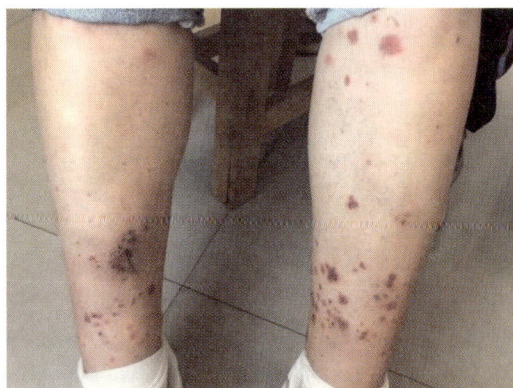

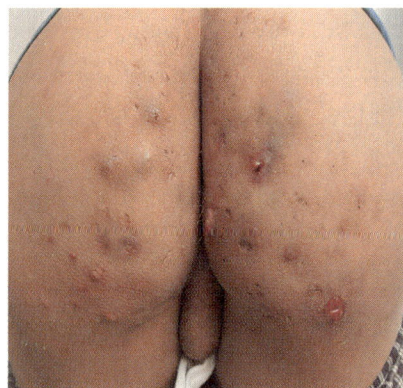

图 17-3 变应性血管炎(双下肢)   图 17-4 变应性血管炎(臀部)

三、辅助检查

实验室检查:血沉增快,急性发疹时有血小板计数暂时性降低,白细胞一般无明显变化,有时可增多,部分病人嗜酸性粒细胞增高,重症病人可出现贫血,肾脏受累可有蛋白尿、血尿及管型。

组织病理检查:真皮乳头下和网状层小血管的白细胞碎裂性血管炎,血管内皮细胞肿胀,管腔狭窄、闭塞,特别是有血栓形成,血管壁有纤维蛋白样变性及坏死。血管壁及周围有中性粒细胞浸润、核碎裂、核尘和红细胞。免疫荧光显示早期皮损处血管壁有 IgG、IgM 和 C3 沉积。

四、诊断与鉴别诊断

根据临床表现结合组织病理检查可以诊断。本病主要与过敏性紫癜进行鉴别，后者皮损单一，一般无结节和坏死，主要为瘀点、瘀斑及风团，血小板正常，免疫荧光显示血管壁 IgA 沉积。

五、治疗

大多有自限性，寻找并祛除可能的致病因素，适当休息，外用糖皮质激素或非甾体抗炎药。皮损广泛，病情严重者，给予糖皮质激素口服，可与沙利度胺或氨苯砜联合使用，症状减轻后逐渐减量。病情进展快伴有严重的系统受累，或糖皮质激素、非甾体抗炎药等无效时，可联合免疫抑制剂治疗，如环磷酰胺、秋水仙碱、氨甲蝶呤等免疫抑制剂。

第三节　结节性红斑

结节性红斑（erythema nodosum）是发生于皮下组织小叶间隔结节性炎症性疾病，典型表现为小腿伸侧的红色疼痛性结节和斑块。

一、病因与发病机制

病因未明，与细菌（溶血性链球菌、结核分枝杆菌）、病毒、衣原体、真菌感染密切相关，药物如磺胺类药物、溴剂、碘剂、口服避孕药也可引起，自身免疫性疾病如结节病、炎症性肠病、白塞病及肿瘤等常伴有结节性红斑。发病机制不明，多认为是血管迟发性变态反应。

二、临床表现

中青年女性多见，好发于秋冬季节。发病前常有上呼吸道感染，低、中度发热，伴肌痛、关节酸痛及乏力等。好发于小腿伸侧，亦可发生在大腿、上肢，甚至面部。初为疼痛性红色结节，直径1~5cm，数个至数十个，多对称性，散在分布，稍高出皮面，局部温度升高，疼痛、压痛（图 17-5），数日后皮损软化变平，逐渐由鲜红色变为紫红色、黄褐色，不破溃、不化脓，一般经 3~6 周结节自行消退，不留瘢痕，遗留暂时性色素沉着。常反复发作，部分病人皮损持久不退，持续 1~2 年亦不破溃，称为慢性结节性红斑或迁移性结节性红斑。

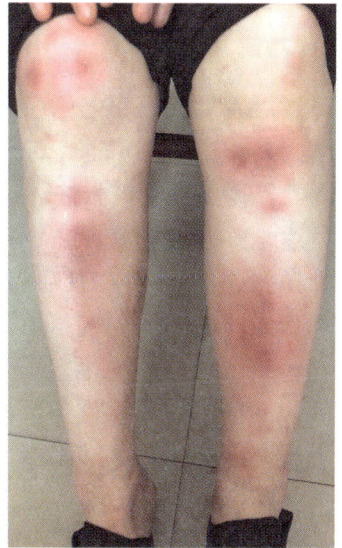

图 17-5　结节性红斑（双下肢）

三、组织病理检查

早期脂肪小叶间隔水肿，血管周围中性粒细胞、淋巴细胞浸润，红细胞外溢。晚期可见噬脂细胞和异物巨细胞构成的肉芽肿。

四、诊断与鉴别诊断

根据小腿伸侧红色疼痛性结节，不破溃，有压痛，发病前有感染史或服药史，结合组织病理可诊断，应与硬红斑鉴别。硬红斑好发于小腿屈侧，结节可融合，可形成溃疡，病程较长，愈后可形成萎缩性瘢痕，组织病理为小叶性脂膜炎，常可见结核样肉芽肿改变。

五、治疗

寻找并祛除病因,急性期卧床休息,抬高患肢,可选用羟氯喹、沙利度胺。有感染者积极给予抗生素治疗,疼痛明显者可服非甾体抗炎药如吲哚美辛、布洛芬、阿司匹林等,重症可用糖皮质激素。

第四节　色素性紫癜性皮肤病

色素性紫癜性皮肤病(pigmentary purpuric dermatosis)是以毛细血管炎为基本病变、瘀点为临床表现的一组皮肤病,包括进行性色素性紫癜性皮肤病、色素性紫癜性苔藓样皮炎和毛细血管扩张性环状紫癜。

一、病因与发病机制

病因不明,重力和静脉压升高是重要的局部诱发因素,药物如硫胺类药、阿司匹林等可能引起,接触染料、衣服过敏、摄入乙醇也是较常见的发病因素。发病机制可能是IV型变态反应,与毛细血管壁病变有关,毛细血管扩张、通透性增加甚至破裂。

二、临床表现

1. **进行性色素性紫癜性皮肤病**(progressive pigmentary purpuric dermatosis)　好发于成年男性的小腿伸侧,亦见于踝部、足背,多对称分布。皮损为群集的针尖大小瘀点,密集成片,中心因含铁血黄素沉着形成棕褐色色素沉着斑。新皮损不断出现,散在于新旧皮损内或其边缘,呈辣椒粉样外观(图 17-6)。一般无症状,或有轻度瘙痒,慢性经过,反复发作,持续数年可自愈。

2. **毛细血管扩张性环状紫癜**(purpura annularis telangiectodes)　好发于中青年女性的小腿伸侧,可逐渐发展至大腿,延及臀部、躯干及上肢,对称分布。皮损为紫红色斑,直径 1~3cm,边缘毛细血管扩张明显,中央出现瘀点,继之皮损中央逐渐消退,可有轻度萎缩,向周围离心性扩大呈环状、半环状或同心圆样,中心部位因含铁血黄素沉着而呈棕褐、紫褐、黄褐色斑(图 17-7)。一般无症状,偶有轻度瘙痒,病情慢性,可迁延数月至数年。

3. **色素性紫癜性苔藓样皮炎**(pigmented purpuric lichenoid dermatitis)　多见于中年男性,常发生于小腿胫前,也可累及大腿、躯干及上肢,对称分布。皮损为针尖至粟粒大小铁锈色苔藓样丘疹,

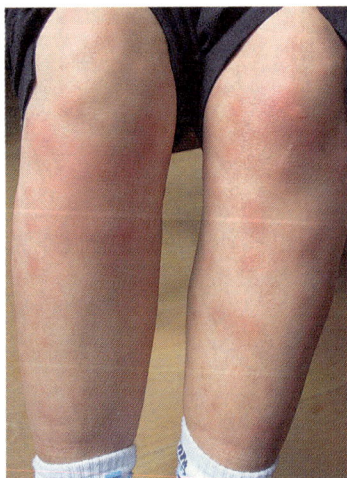

图 17-6　进行性色素性紫癜性皮肤病

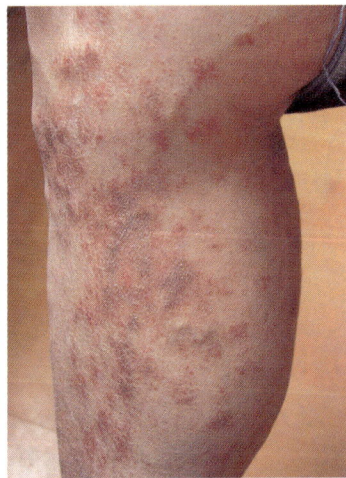

图 17-7　毛细血管扩张性环状紫癜

伴有瘀点、瘀斑,增大融合成境界不清的斑片或斑块,斑块内有橘红色、铁锈色、黄褐色等不同颜色的丘疹,表面有鳞屑(图17-8),常伴有瘙痒。病程慢性,可持续数月至数年。

图 17-8　色素性紫癜性苔藓样皮炎

三、组织病理检查

各型组织病理基本相似,表现为真皮乳头层毛细血管内皮细胞肿胀,血管周围有淋巴细胞、组织细胞,偶有少量中性粒细胞浸润,红细胞外溢,含铁血黄素及噬色素细胞。

四、诊断与鉴别诊断

根据典型临床表现易诊断。本病应与淤积性皮炎、过敏性紫癜、高球蛋白血症性紫癜鉴别。淤积性皮炎有明显下肢静脉曲张,病程长者可发生溃疡、湿疹样变。过敏性紫癜好发于儿童和青少年,皮损为高出皮面可触及的出血性瘀点、瘀斑,可有关节痛、腹痛、腹泻、肾脏的改变。高球蛋白血症性紫癜以血浆中多克隆 γ 球蛋白异常增高,直立性紫癜伴色素沉着为特征,多见于中老年妇女,好发于下肢,特别是足背。

五、治疗

尚无理想疗法,一般以支持疗法为主,适当休息,避免长久站立及持重,积极祛除下肢静脉压增高的因素。可使用维生素 C、芦丁、钙剂等药物,局部可外用糖皮质激素,严重病例系统应用糖皮质激素,但停药易复发。

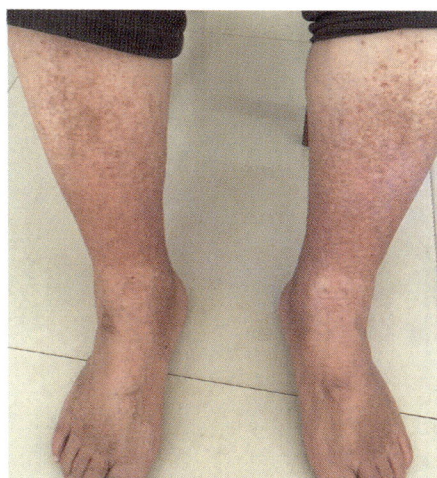

思考题

1. 如何治疗过敏性紫癜?
2. 简述变应性血管炎的皮损特点。
3. 如何治疗结节性红斑?

ER 17-3

练习题

(黄　晶)

第十八章 | 结缔组织病

ER 18-1 教学课件

ER 18-2 思维导图

学习目标

1. 掌握：红斑狼疮的临床表现、诊断与治疗。
2. 熟悉：皮肌炎、硬皮病的临床表现、诊断与治疗。
3. 了解：红斑狼疮、皮肌炎、硬皮病的病因与发病机制。
4. 初步具备红斑狼疮、皮肌炎、硬皮病的诊断能力，能根据诱因指导病人日常生活。
5. 具有关心、关爱病人的思想，对病人有耐心。

结缔组织病（connective tissue disease）是一组病因不明、与免疫有关、累及多器官多系统结缔组织的疾病，主要包括红斑狼疮、皮肌炎、硬皮病、类风湿关节炎、干燥综合征、风湿热及结节型多动脉炎等。

第一节 红斑狼疮

病例导学

病人，女，18岁，因面部红斑6个月余就诊。6个月前面部出现片状红斑，轻微发痒，之后红斑面部逐渐扩大，日晒后加重，外用"皮炎平"，口服"氯雷他定"治疗无明显效果。体查：面部见鼻周对称性分布红色斑片（图18-1），压之褪色，其余部位皮肤、黏膜及头发未见异常。

问题：

1. 本病最可能的诊断是什么？
2. 本病应做哪项检查明确诊断？
3. 本病如何治疗？

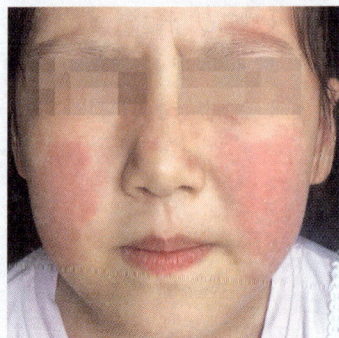
图 18-1 病人的面部

红斑狼疮（lupus erythematosus，LE）是一种具有多种临床表现、可累及全身脏器的自身免疫性疾病，多见于青壮年女性，慢性进行性，发作与缓解交替，包括以皮肤损害为主的皮肤型红斑狼疮（cutaneous lupus erythematosus，CLE）和以器官组织损害为主的系统性红斑狼疮（systemic lupus erythematosus，SLE）。皮肤型红斑狼疮包括急性、亚急性、慢性皮肤型红斑狼疮。慢性皮肤型红斑狼疮包括盘状红斑狼疮、深在性红斑狼疮和冻疮样红斑狼疮。

"红斑狼疮"的由来

"红斑狼疮"这一病名是从西方医学拉丁文翻译而来。1828年,法国医生贝特首先报道了一例病人:面部出现像狼咬后不规则的水肿性红斑,呈中间凹陷,边缘突起,表面光滑,有时带有鳞屑。因狼群打架时,常用牙齿撕咬对方脸部,被咬的脸部会形成大片红色瘢痕。红斑狼疮面部皮疹与之相似,故医学家称为红斑狼疮。以后越来越多的医生发现"红斑狼疮"不仅有皮肤损害,还有脑、心、肺、关节、肾、血液、肌肉等全身性病变,于是在100多年前美国医生奥斯勒提出了"系统性红斑狼疮"这一病名。

一、病因与发病机制

病因尚不清楚,可能与以下因素有关。

1. **遗传因素** 在同卵双胞胎人群,红斑狼疮患病的一致率高达50%以上。近年研究发现系统性红斑狼疮病人与MHC-Ⅱ、Ⅲ类等位基因、*TCR*基因、*Ig*基因存在相关性。

2. **性激素** 好发于育龄期女性,系统性红斑狼疮病人血清中雌二醇水平升高,睾酮水平降低,提示雌激素水平与本病发生可能有关。

3. **感染因素** 系统性红斑狼疮病人真皮中血管内皮细胞、成纤维细胞及肾脏受累的肾小球内皮细胞中发现病毒结构,同时病人血清中有多种抗病毒抗体,提示某些病毒感染可能是易感者SLE发病的激发因素。

4. **药物因素** 药物与载体蛋白结合所具有的免疫原性可能导致了药物性红斑狼疮的发生。

5. **环境因素** 紫外线可诱发或加重本病,可能与紫外线导致细胞DNA的抗原性增强,激发机体产生抗DNA抗体有关。另外,寒冷、外伤、精神创伤等都可促进本病的发生和发展。

具有易感基因的个体,在性激素及各种环境因素的作用下,使T细胞DNA发生病理性低甲基化,自身免疫相关基因过多表达,机体免疫系统发生紊乱。病人体内出现大量自身抗体,这些抗体与相应抗原通过各型变态反应引起组织系统损伤,导致红斑狼疮的发生。

二、临床表现

(一)盘状红斑狼疮

盘状红斑狼疮(discoid lupus erythematosus,DLE)早期皮损为钱币大小红斑,境界清楚,上覆黏着性鳞屑,鳞屑下方有毛囊角栓,剥离鳞屑可见扩张的毛囊口。病程慢性,红斑可扩大,周围有色素沉着,损害中心逐渐出现萎缩,微凹,色素减退。局限性DLE好发于面部,特别是两颊和鼻背(图18-2),也可发生于口唇、耳郭、头皮等处,口唇及口腔黏膜的红斑狼疮损害呈灰白色斑块,可形成糜烂及浅溃疡,最后出现萎缩。播散性DLE皮损可广泛发生于四肢、手背、手指、躯干。少数DLE皮损可自行消退,一般愈后遗留色素减退的萎缩性瘢痕,头皮则形成萎缩性脱发区。容易复发,有时在日晒或过度劳累后加重,少数经久不愈的陈旧损害因局部用药不当或长期慢性刺激可发展为鳞状细胞癌。

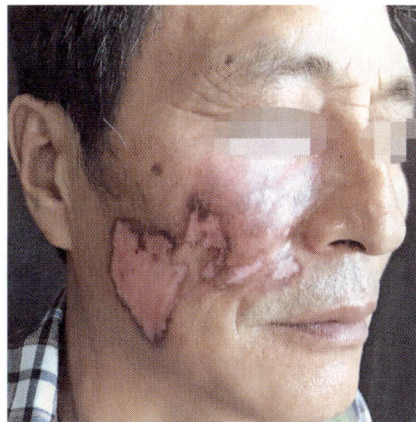

图18-2 盘状红斑狼疮

（二）亚急性皮肤型红斑狼疮

亚急性皮肤型红斑狼疮（subacute cutaneous lupus erythematosus，SCLE）是介于 DLE 和 SLE 之间的 LE 亚型，皮损明显而内脏病变轻微。

本病占 LE 病人总数的 10%~15%，女性多见，病人以中青年为主。皮损分布常较广泛，好发于光照部位如面、耳、颈前 V 形区，上肢伸侧。愈后不留皮肤萎缩和瘢痕。皮肤表现为丘疹鳞屑型和环形红斑型。丘疹鳞屑型初起为红色小丘疹或斑疹，逐渐扩大成斑块，表面覆有少许细薄鳞屑，无角栓，呈银屑病样或糠疹样（图 18-3）。环形红斑型初起为水肿性丘疹，渐向周围扩大，呈环形或弧形，可融合成多环形或脑回状，皮损中央消退，外周为轻度浸润的水肿性红斑，表面平滑或覆少许鳞屑，无明显毛囊口角栓。皮损消退后可留有暂时性色素沉着，或持久性毛细血管扩张和色素脱失（图 18-4）。

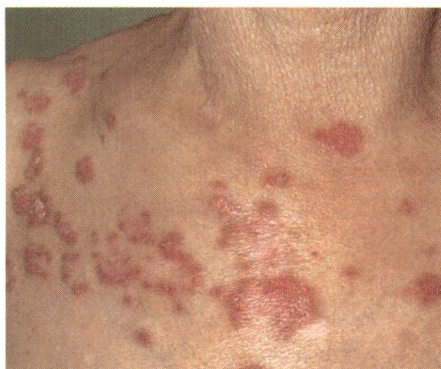

图 18-3　丘疹鳞屑型亚急性皮肤型红斑狼疮

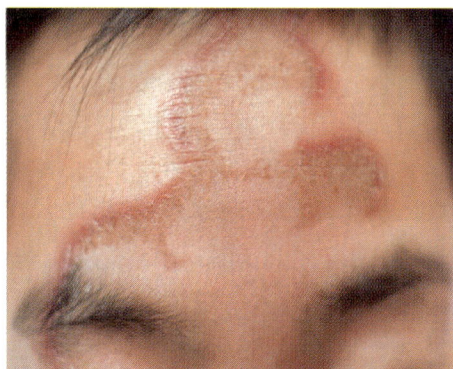

图 18-4　环形红斑型亚急性皮肤型红斑狼疮

病人常有不同程度的光敏、低热、乏力、关节酸痛、肌痛、脱发及雷诺现象等。较少累及肾和中枢神经系统等重要器官，预后相对较好。

（三）系统性红斑狼疮

男女之比约为 1∶9，临床表现较复杂，早期多种多样，受累器官并非一起出现，全身性症状可有低热、乏力、疲倦等，有时可长达数年查不出原因。

1. 皮肤黏膜　特征性皮疹：①面部和鼻背部水肿性蝶形红斑（图 18-5），日晒后加重。②四肢远端和甲周、指（趾）末端的紫红色斑疹、瘀点、毛细血管扩张及指尖点状萎缩等血管炎样损害（图 18-6）。

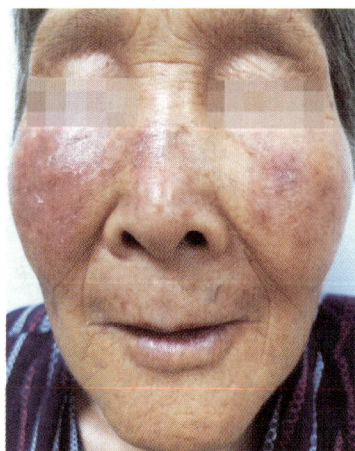

图 18-5　蝶形红斑

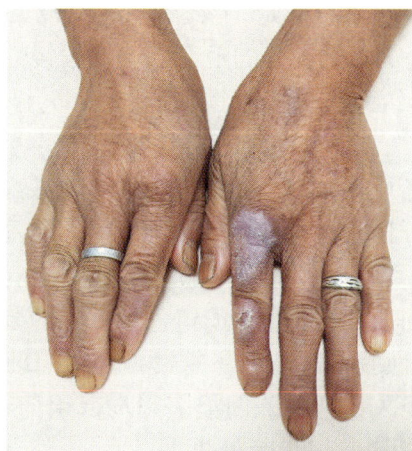

图 18-6　甲周及指尖特征性改变

③额部发际毛发干燥,参差不齐、细碎易断(狼疮发)。④DLE 样皮损见于 10%~15% 的病人。⑤口鼻黏膜溃疡。非特征性皮疹为雷诺现象、大疱、网状青斑、荨麻疹样血管炎、紫癜、皮下结节等。

2. 关节和肌肉 常在多系统累及前出现,90% 以上病人有不同程度的关节症状,晨僵和关节痛最常见,伴肌肉疼痛。少数病人可发生缺血性骨坏死,以股骨头最常见。

3. 肾脏 约半数以上病人发生肾脏损害,表现为肾炎和肾病综合征,称狼疮性肾炎。随着病情的进展,可发展成尿毒症、肾衰竭危及生命。肾脏损害是 SLE 致死的主要原因。

4. 心血管系统 以心包炎最常见,可有心包积液,也可见心肌炎、心内膜炎,多数病人感到心前区不适、气急,心前区可听到心包摩擦音,心血管系统损害可导致充血性心力衰竭与心律失常。

5. 中枢神经系统 SLE 可侵犯中枢神经系统,表现为各种各样的神经、精神症状。主要为举止行为模式的细微变化、情绪变化、精神分裂症、癫痫样发作、小脑共济失调等,是 SLE 病情严重的一种表现。

6. 呼吸系统 主要为间质性肺炎、胸膜炎及胸腔积液,表现为胸痛、咳嗽、活动后呼吸困难或无明显症状。X 线表现为两肺纹理增粗及片状浸润,肺出血则较严重。

7. 消化系统 恶心、呕吐、腹泻、腹痛等,甚至出现呕血、便血,肝脏、胰腺亦可受累出现变化。

约半数以上病人有全身淋巴结肿大,部分病人可有视网膜渗出及视盘水肿,女性病人可有月经紊乱及闭经。

三、辅助检查

1. 实验室检查 约 1/3 的 DLE 病人抗核抗体阳性,但一般效价较低。播散型 DLE 有时可有白细胞减少,血沉轻度增快,类风湿因子阳性,球蛋白增高。

SCLE 可有贫血、白细胞减少、血小板减少、血沉增快。60%~80% 病人抗核抗体阳性,大多数病人抗 Ro/SSA 和抗 La/SSB 抗体阳性,也可有抗 dsDNA 及抗 Sm 抗体阳性。

SLE 可有全血细胞减少,血沉增快,丙种球蛋白水平增高,Coombs 试验和类风湿因子阳性。有蛋白尿、血尿及管型尿,24h 尿蛋白定量是判断狼疮性肾炎病情活动的重要指标。其他内脏器官受累时,可以做相关检查。抗核抗体阳性率为 90%,高效价有诊断意义,可作为病情活动的参考指标之一,但特异性较差。抗 dsDNA 抗体和抗 Sm 抗体特异性高,为 SLE 的标志抗体。活动期血清总补体、C3、C4 下降,循环免疫复合物水平升高。

2. 组织病理检查 DLE 表皮角化过度,毛囊口及汗孔有角质栓,表皮变薄,表皮突变平,基底细胞液化变性,真皮上部水肿、黏蛋白沉积,血管扩张及轻度红细胞外漏,可见色素失禁。受损皮肤直接免疫荧光试验(狼疮带试验)阳性率达 75% 以上,在表皮-真皮交界处有免疫球蛋白沉积,通常为颗粒型。

SCLE 的组织病理改变与 DLE 相似,基底细胞液化变性较明显,毛囊角栓不明显,角化过度及附属器周围淋巴细胞浸润较 DLE 轻。皮损区狼疮带试验阳性率约为 60%。

SLE 的组织病理改变与 DLE 基本相似,但真皮水肿及基底细胞液化较明显,胶原纤维间可见黏蛋白沉积,小血管的血管炎及管壁纤维蛋白样变性。皮损区与非皮损区狼疮带试验阳性率分别高达 90% 和 70%。

四、诊断与鉴别诊断

DLE 的诊断主要依据皮疹特点及组织病理检查,必要时可做狼疮带试验诊断。病人须做血、尿常规等检查,以排除是否有系统受累。应与扁平苔藓、银屑病、多形红斑、脂溢性皮炎及冻疮等鉴别。

SCLE 的诊断主要依据皮疹特点和轻至中度的全身症状,结合抗核抗体阳性及组织病理特征。丘疹鳞屑型应与银屑病及玫瑰糠疹鉴别,环形红斑型则需与环形红斑鉴别。

SLE 的诊断主要依据病史、临床表现及实验室检查综合确定。目前一般采用美国风湿病学会（ARA）1997 修订的 SLE 分类诊断标准：①蝶形红斑。②盘状红斑。③光敏感。④口腔溃疡。⑤非侵蚀性关节炎。⑥浆膜炎（心包炎或胸膜炎）。⑦肾病（蛋白尿>0.5g/d 或细胞管型）。⑧中枢神经系统病变（无其他原因解释的抽搐或精神病）。⑨血液学异常（溶血性贫血伴网织红细胞增生或白细胞减少，白细胞计数低于 4×10^9/L，达 2 次以上；或淋巴细胞减少，淋巴细胞计数低于 1.5×10^9/L，达 2 次以上；或血小板计数低于 100×10^9/L）。⑩免疫学异常：红斑狼疮细胞阳性，抗 dsDNA 抗体阳性或抗 Sm 抗体或抗心磷脂抗体阳性。⑪ANA 阳性。11 项中有 4 项或更多相继或同时出现，即可诊断为 SLE。本病应与皮肌炎、硬皮病、风湿热和类风湿关节炎等鉴别。

五、预防与治疗

（一）盘状红斑狼疮

避免日晒，外出宜外用防晒剂。保持心情愉快，避免过度疲劳、寒冷及外伤。

1. 外用药物治疗 糖皮质激素软膏，或封包，或皮损内注射糖皮质激素，亦可外用 0.1% 他克莫司软膏或 1% 吡美莫司乳膏。

2. 内用药物治疗 局部治疗效果不理想或皮损广泛及伴有全身症状者，可配合系统治疗。

氯喹及羟氯喹疗效较好，可用磷酸氯喹或硫酸羟氯喹，病情控制后逐渐减量，用药期间应每 3~6 个月定期检查眼底。沙利度胺对多数病人有效。糖皮质激素对皮损广泛，伴有全身症状或单用上述药物疗效不理想时可配合小剂量使用。

（二）亚急性皮肤型红斑狼疮

应避免日晒，外出时外用防晒霜，局部外用糖皮质激素，内用药物治疗为主。内用药物主要有沙利度胺、氯喹或羟氯喹、氨苯砜、雷公藤总苷等，皮损广泛或伴有全身症状者可配合中小剂量的糖皮质激素治疗。

（三）系统性红斑狼疮

消除病人的恐惧心理，树立和疾病作斗争的信心，同时使病人重视疾病，配合治疗，避免过度日晒、寒冷及劳累等，加强营养，病情活动时应注意休息。

1. 糖皮质激素 首选药物，剂量视病情轻重而异，必要时给予冲击治疗。病情明显改善后渐减至维持量。在激素治疗过程中须给予胃黏膜保护剂，补钙、钾等辅助治疗，注意激素的不良反应。

2. 免疫抑制剂 单用糖皮质激素疗效不满意，或有禁忌证不能大剂量使用时，可联用免疫抑制剂，或单独使用。常用的有环磷酰胺、硫唑嘌呤，环孢素、吗替麦考酚酯、他克莫司、雷公藤总苷等也可用。

3. 抗疟药、非甾体抗炎药 全身症状轻微，仅有皮损、关节痛者可仅用抗疟药、非甾体抗炎药。

静脉注射人血丙种免疫球蛋白、生物制剂、血浆置换、血液透析和自体骨髓干细胞移植可依病情试用。

第二节 皮 肌 炎

皮肌炎（dermatomyositis）是一种主要累及皮肤和肌肉的自身免疫性结缔组织病。儿童皮肌炎多发生在 10 岁以前，常伴钙质沉积，预后相对较好。成人皮肌炎在 40~60 岁时高发，常伴恶性肿瘤。

一、病因与发病机制

病因尚不明确，可能与下列因素有关。

1. 自身免疫 部分病人体内可检测到多种肌炎特异性抗体，如 Jo-1 抗体、抗 PL-7 抗体、抗 Mi

抗体、抗核抗体及类风湿因子。另外,70%的皮肌炎/多发性肌炎病人可以发现循环免疫复合物的存在。

2. 感染　病毒和细菌感染可产生异常免疫反应。病人肌肉和皮肤的炎症常伴有针对环境中亲肤性感染因子的异常自身免疫反应。

3. 遗传　病人某些 HLA 抗原,尤其是 HLA-B8,DR3 频率增高,Jo-1 抗体与 HLA-DR3 密切相关。

4. 恶性肿瘤　约 20% 病人合并恶性肿瘤,以实体肿瘤多见,尤其是 40 岁以上发病者。

二、临床表现

1. 皮肤表现　皮肤损害多样,特征性皮损:①双上眼睑为中心的水肿性暗紫红色斑,具有很高的诊断特异性(图 18-7)。②Gottron 丘疹和 Gottron 征:Gottron 丘疹为掌指/指(趾)关节伸侧的紫红色丘疹,其中心可发生萎缩并有色素减退和毛细血管扩张。Gottron 征为掌指/指(趾)关节伸侧、肘、膝关节伸侧及内踝对称融合的紫红色斑,伴或不伴水肿(图 18-8)。非特异性皮损:①皮肤异色症:部分病人面、颈、上胸部在弥漫性鳞屑性红斑的基础上逐渐出现褐色色素沉着、点状色素减退、点状角化、皮肤萎缩及毛细血管扩张,呈皮肤异色症样改变,称异色性皮肌炎(图 18-9)。②技工手:为非瘙痒性、角化过度性皮损伴鳞屑、皲裂和色素沉着,皮损沿拇指尺侧和手指桡侧对称分布,示指和中指较明显,偶可扩展至手掌,外观类似手工劳动者结茧的手。③面部、头皮、前胸 V 形区、上背部和颈肩部红斑,甲周皮肤潮红,常有毛细血管扩张、瘀点,皮肤可有光敏性,可无明显症状,亦可瘙痒甚至剧痒。儿童皮肌炎易在皮肤、皮下组织、关节周围及病变肌肉处发生钙沉着,30% 病人可有雷诺现象。

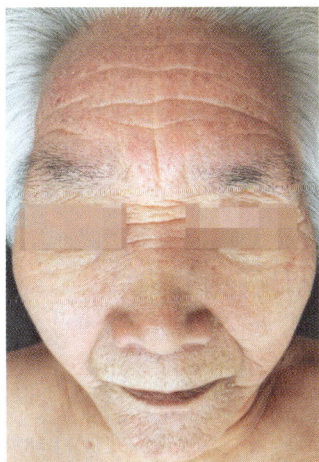

图 18-7　皮肌炎(面部皮损)　　图 18-8　皮肌炎(Gottron 征)　　图 18-9　皮肌炎(背部皮损)

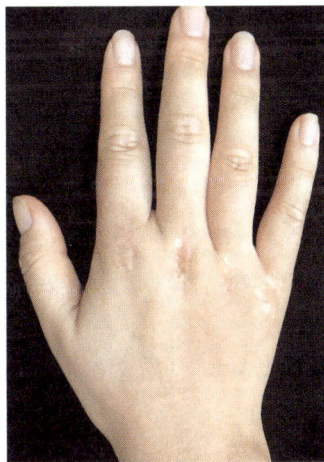

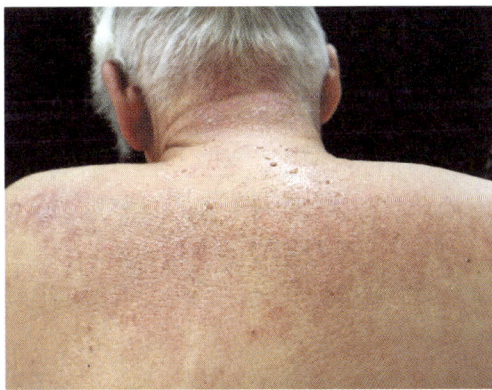

2. 肌肉表现　对称性近端肌无力,最常侵犯的肌群是四肢近端肌群、肩胛带肌、颈部和咽喉部肌群。急性期表现为肌无力、肿胀、肌肉疼痛和压痛,以后逐渐出现相应肌群受累的临床症状,如举手、下蹲、上台阶、抬头、吞咽困难及声音嘶哑或带鼻音、进流食呛咳等,甚至发生气管异物而危及生命。眼肌受累时则出现复视。严重时可累及呼吸肌和心肌,出现相应表现。

3. 伴发恶性肿瘤　皮肌炎可先于肿瘤 2 年左右,或同时,或后于肿瘤出现,鼻咽癌、肺癌、胃肠道癌、乳腺癌、宫颈癌等常见,也可出现血液系统恶性肿瘤。成人皮肌炎病人特别是 40 岁以上者应注意排除恶性肿瘤。

其他可有发热、关节炎、间质性肺炎、淋巴结肿大、肝脾大等。肾脏损害少见。

三、辅助检查

1. 组织病理检查 皮肤病理变化早期类似SLE,晚期类似硬皮病。肌肉基本病理变化为肌纤维变性和间质血管周围炎性病变,可见肌纤维透明变性、颗粒变性及空泡变性,肌纤维肿胀,横纹消失,肌纤维断裂,肌纤维间水肿及淋巴细胞浸润,晚期肌纤维萎缩,部分消失,并被结缔组织所代替。

2. 实验室检查 可有轻度贫血、白细胞增多、轻度蛋白尿和血沉增快。部分病人抗核抗体阳性,α_2和γ球蛋白水平升高。抗PM-1抗体、抗Jo-1抗体可呈阳性,但阳性率不高。有诊断意义的是肌酸激酶(CK)、醛缩酶(ALD)、乳酸脱氢酶(LDH)、天冬氨酸氨基转移酶(AST)等显著升高,其中CK和ALD特异性最强。24h尿肌酸排泄量>200mg,常达400~1 200mg,肌酐排泄量减少。肌电图呈肌源性损害有助于诊断。

四、诊断与鉴别诊断

根据典型皮疹、肌肉症状结合血清肌酶、24h尿肌酸定量、肌肉组织病理检查和肌电图呈肌源性损害可以诊断。皮肌炎皮损需与SLE、系统性硬皮病等鉴别。肌肉损害应与重症肌无力、进行性肌营养不良症、旋毛虫病等鉴别。

五、预防与治疗

急性期应卧床休息,加强营养,给予高蛋白、高维生素饮食。避免日晒,注意保暖。积极治疗合并的恶性肿瘤。

(一)内用药物治疗

1. 糖皮质激素 选用不含氟糖皮质激素,常用泼尼松,剂量取决于疾病活动程度,病情控制后逐渐减量。

2. 免疫抑制剂 可与糖皮质激素联合使用或单独使用,如氨甲蝶呤、环磷酰胺、硫唑嘌呤、环孢素。雷公藤总苷也有一定疗效。

丙种球蛋白静脉滴注疗效肯定。蛋白同化剂如苯丙酸诺龙肌内注射对肌力恢复有一定作用。重症皮肌炎可用血浆置换疗法。肌肉症状严重者可配合理疗及针刺疗法。儿童皮肌炎采用糖皮质激素合并抗生素治疗可取得良好效果。维生素E、维生素C、三磷酸腺苷等可配合使用。

(二)外用药物治疗

可用遮光剂、润肤剂、他克莫司、吡美莫司软膏及糖皮质激素制剂。

第三节 硬 皮 病

硬皮病(scleroderma)是一种以皮肤及内脏器官进行性硬化的结缔组织病,可分为局限性和系统性两型。局限性硬皮病主要局限于皮肤,内脏一般不受累,预后较好;系统性硬皮病有广泛的皮肤硬化及多器官、多系统受累,预后不定。局限性者多在11~40岁发病,系统性者多在20~50岁发病,均以女性好发,与男性病人之比为3∶1。

一、病因与发病机制

病因不明,有自身免疫学说、血管病变学说和胶原合成异常学说,其中局限性硬皮病可能与外伤或感染有关。发病机制的核心为各种致病因素激活了成纤维细胞,引起胶原合成过多,导致皮肤和内脏的纤维化,从而导致了组织硬化。

二、临床表现

（一）局限性硬皮病

局限性硬皮病（localized scleroderma）又称硬斑病，根据皮损特点分为斑块状、线状、点滴状及泛发性四种类型。

1. 斑块状硬斑病（plaque morphea） 较常见，可发生于任何部位，以躯干多见。初起呈圆形或不规则形淡红色或紫红色水肿性斑片，数周或数月后扩大，直径可达 1~10cm 或更大，逐渐变为淡黄或象牙白色，具蜡样光泽，周围绕以紫红色晕，触之有皮革样硬度。有时伴毛细血管扩张，局部无汗，亦无毛发。数年后，硬度减轻，局部萎缩、变薄，留有色素沉着或色素减退（图 18-10），一般无症状。头皮损害可致硬化萎缩性斑状脱发。

2. 线状硬斑病（linear morphea） 多累及儿童和青少年，好发于四肢、肋间及额部，常沿一侧肢体、肋间神经呈线状或带状分布，局部皮损显著凹陷，常开始呈萎缩性，可累及皮下脂肪、肌肉和筋膜，甚至骨骼，相互粘连硬化。发生于头皮和额部一侧的硬皮病，呈长条状，纵行排列，凹陷明显，形似刀砍伤（图 18-11）。严重者可伴同侧面部萎缩及同侧舌萎缩。波及手指、腕、足、踝等处可致畸形，可使关节活动受限。

3. 点滴状硬斑病（guttate morphea） 较少见，多发于颈、胸、肩、背等处。损害为黄豆至分币大小簇集性或散在排列的小斑点，圆形，有时稍凹陷，表面光滑发亮，呈珍珠母样或象牙白色，病变活动时周围有紫红色晕。早期质地硬，后期质地变软或有"羊皮纸"感觉。

4. 泛发性硬斑病（generalized morphea） 罕见，皮损形态与斑块状硬斑病相同，但特点为分布广泛，可相互融合。好发于躯干及四肢近端，其他部位亦可受累。可伴头痛、关节痛、腹痛、神经痛和精神障碍，但无明显系统性损害，少数病人可转变为系统性硬皮病。

（二）系统性硬皮病

系统性硬皮病（systemic scleroderma）又称进行性系统性硬化症，好发于中青年女性，不仅侵犯皮肤，同时可累及内脏器官，根据临床表现分为肢端型和弥漫型两型。肢端型约占系统性硬皮病的95%，皮肤硬化始于肢端、面部，渐发展至前臂、颈、躯干，进展速度较慢，内脏损害较轻，预后较好。弥漫型约占系统性硬皮病的5%，开始即为全身弥漫性硬化，病情发展迅速，内脏损害严重，多在 2 年内发生全身皮肤和内脏广泛硬化，预后差。

1. 皮肤损害 常自手、足和面部开始，逐渐扩展至前臂、颈、躯干上部，对称性。皮损依次经历水肿期、硬化期和萎缩期。水肿期皮肤有肿胀紧绷感，压之无凹陷。经数月或更长时间肿胀消退进入硬化期，表现为皮肤变硬、变紧，不易捏起，有蜡样光泽；手指硬化呈腊肠样，手指伸屈受限，半屈曲呈爪形手（图 18-12）；面部皱纹减少或消失，开口、闭眼受限，鼻尖锐似"鹰钩"，唇变薄，口周出现放射状沟纹，表情固定，呈假面具样外观；胸部皮肤受累时似铠甲，可影响呼

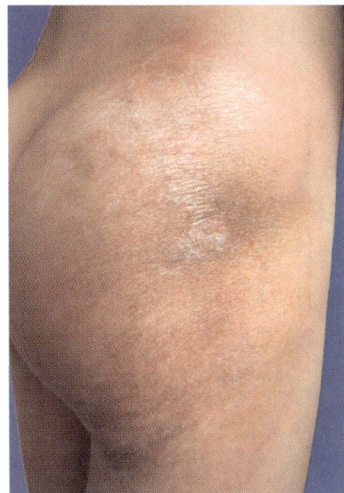

图 18-10 斑块状硬斑病

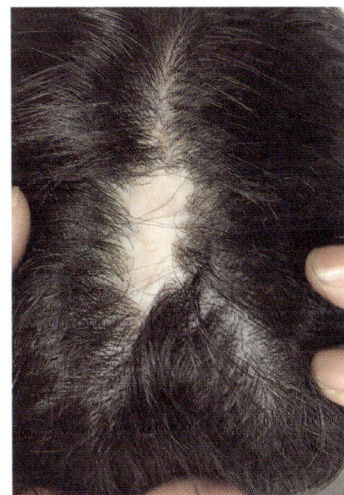

图 18-11 线状硬斑病（头皮）

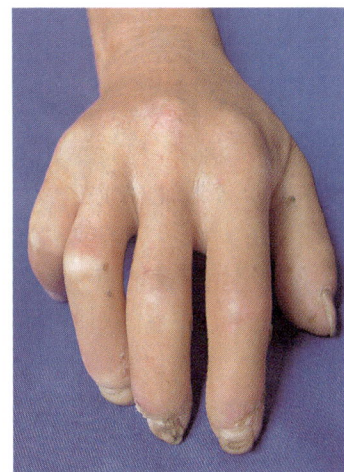

图 18-12 肢端硬化型系统性硬皮病

吸运动(图18-13)。进一步发展进入萎缩期,皮肤、皮下组织及肌肉明显萎缩,犹如一层皮肤紧贴骨骼,皮肤干燥脱屑,呈"皮包骨"样改变。指端、关节处极易发生鸟眼状溃疡,不易愈合。部分病例可出现毛细血管扩张。

2. **系统病变**　食管最常受累,表现为吞咽困难、食物反流及胸骨后灼痛或上腹部饱胀感。胃肠受累常表现为腹痛、腹泻与便秘交替,有类似麻痹性肠梗阻的表现及吸收障碍综合征。血管病变有血管内膜增生、管腔狭窄,并引起心、肺、肾功能受损,对寒冷及情绪刺激的舒缩反应异常,主要表现为雷诺现象,即在寒冷、情绪激动等诱发因素作用下,以双手指皮肤苍白、青紫而后潮红为特征的改变,是系统性硬皮病的特征表现之一。心脏受累可表现为心功能不全、心律失常、心绞痛,甚至心力衰竭。肺间质纤维化时,发生进行性呼吸困难及肺源性心脏病。肾损害可发生硬化性肾小球肾炎,伴有高血压、氮质血症,严重时可致急性肾衰竭。多数病人有多发性对称性关节疼痛、肿胀和僵硬,近端肌无力、肌痛。

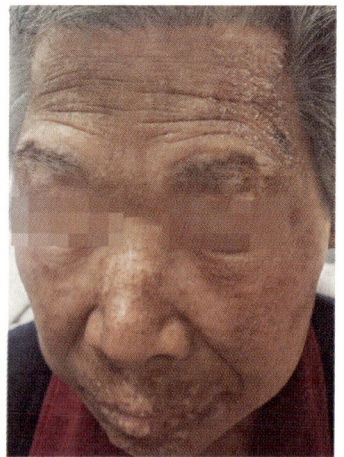

图 18-13　系统性硬皮病(面部皮损)

CREST 综合征是肢端型硬皮病的一种亚型,包括皮肤钙质沉着(calcinosis,C)、雷诺现象(Raynaud phenomenon,R)、食管受累(esophagus,E)、指(趾)硬皮病(sclerodactylia,S)和毛细血管扩张(telangiectasis,T),由于系统受累有限,病程缓慢,故预后较好。

> **知识拓展**
>
> ### 雷诺现象
>
> 雷诺现象是一种由微血管系统紊乱所引起的细小动脉痉挛性现象,在寒冷或情绪紧张等刺激下,指、趾等部位皮肤出现苍白、发绀和潮红,并伴有疼痛和异样感。雷诺现象可分为原发性和继发性。原发性雷诺现象原因不明,可能为血管收缩和舒张功能的失衡;继发性雷诺现象则主要由其他疾病如自身免疫性疾病(进行性系统性硬化症、系统性红斑狼疮、类风湿关节炎、皮肌炎等)、周围血管病、物理、化学或情绪压力所激发。治疗主要在于根治诱发雷诺现象的基础病,此外还可使用内皮素受体拮抗剂、磷酸二酯酶抑制剂等。

三、辅助检查

1. **实验室检查**　局限性硬皮病无明显异常,少数泛发性硬斑病可有嗜酸性粒细胞占比升高。系统性硬皮病可有缺铁性贫血、血沉增快、外周血中性粒细胞增多、γ球蛋白血症、抗核抗体阳性、抗Scl-70抗体阳性(阳性率约为20%,系统性硬皮病的标志抗体)、抗着丝点抗体阳性(CREST综合征的标志抗体),伴雷诺现象者常可检测到U1RNP抗体。胸部、食管、骨关节X线检查可有异常改变。

2. **组织病理检查**　主要为胶原纤维与小动脉改变。可分为早期(炎症期)和晚期(硬化、萎缩)。早期为真皮纤维肿胀与均一化。在胶原纤维间与血管周围有淋巴细胞浸润为主。可以有血管壁水肿及弹力纤维断裂。晚期损害有真皮胶原纤维硬化增厚,真皮血管壁也增厚,以血管内膜增厚显著,管腔狭窄甚至闭塞。汗腺及皮脂腺萎缩,脂肪层变薄,可有钙质沉积。

四、诊断与鉴别诊断

局限性硬皮病根据局限性的斑状、带状、点滴状水肿,硬化性皮损及组织病理变化诊断,应注

第十九章 | 色素障碍性皮肤病

教学课件

思维导图

学习目标

1. 掌握：白癜风、雀斑的临床表现、诊断和治疗。
2. 熟悉：黄褐斑、太田痣的临床表现、诊断和治疗。
3. 了解：白癜风、雀斑、黄褐斑、太田痣的病因和发病机制。
4. 具备诊断、治疗白癜风、雀斑、黄褐斑、太田痣的能力。
5. 具有尊重病人、爱护病人的精神。

黑色素是决定皮肤颜色的主要色素，血液中氧合及还原血红蛋白的含量、胡萝卜素以及皮肤的厚薄也与皮肤颜色有关。由于黑色素减少或增多引起的皮肤颜色改变性疾病，称为色素障碍性皮肤病。

第一节 白 癜 风

病例导学

病人，男，20岁，皮肤起白斑2年。2年前于左手背出现豌豆大小乳白色斑，不痛不痒，未予治疗。3个月前皮疹范围扩大，身体多处出现同样白斑，数量不断增多。体查：左上肢、胸部、背部可见大小不一乳白色斑片（图19-1）。

问题：
1. 本病最可能的诊断是什么？
2. 本病如何治疗？

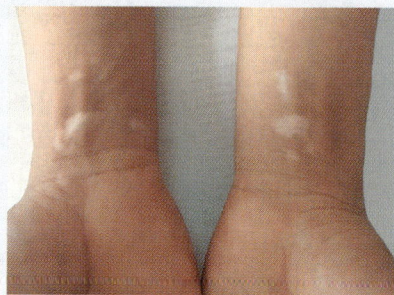
图 19-1 病人的双侧手腕

白癜风（vitiligo）是一种常见的后天性皮肤黏膜色素脱失病，皮肤颜色深的人比浅的人患病率高，世界范围内发病率为0.1%~2%，我国人群患病率为0.56%，其中9.8%的病人有家族史。

一、病因

病因与发病机制尚不完全清楚，可能在多种因素的作用下，诱发免疫功能、神经精神、内分泌代谢异常等，从而抑制酪氨酸酶系统或破坏黑色素细胞，引起皮肤色素脱失。

1. 遗传因素 发病与遗传有一定关系，部分病人伴有家族聚集现象，可能是一种多基因遗传疾病。研究认为白癜风具有不完全外显率，基因上有多个致病位点。

2. 自身免疫学说 主要依据：①50%~80%病人血清中存在抗黑色素细胞抗体，效价与病变程度呈正比。②部分白癜风病人可以合并自身免疫性疾病，如甲状腺疾病、糖尿病、慢性肾上腺功能减退、恶性贫血、风湿性关节炎等,血清中还可以检出多种器官的特异性抗体。③活动期白斑边缘有淋巴细胞为主的单一细胞聚集,特别是黑色素细胞特异性毒性 CD8⁺T 淋巴细胞浸润。④部分病人内服、外用糖皮质激素有效。

3. 黑色素细胞自毁学说　可能是表皮黑色素细胞功能亢进,促使其耗损而早衰,或黑色素在合成过程中的某些中间产物如多巴、5,6-二羟色胺等过量积聚,造成黑色素细胞损毁。对苯二酚、苯酚、儿茶酚胺等对黑色素细胞也有损伤作用,接触或吸收这些物质可诱发白癜风。

4. 氧化应激　皮损区存在氧化还原失衡,皮损区 H_2O_2 含量升高,过氧化氢酶、谷胱甘肽-S-转移酶等抗氧化酶水平降低,可影响黑色素细胞代谢、增殖和分化,引起线粒体功能异常和细胞凋亡。

5. 神经化学因子学说　发病与神经精神、过度劳累、焦虑有关。部分白斑损害对称或沿神经节段分布,可能与黑色素细胞周围的神经化学递质儿茶酚胺类(去甲肾上腺素、多巴胺等)增加使黑色素合成受阻有关。

二、临床表现

任何年龄均可发生,儿童和青年多见。任何部位皮肤可发生,以额面部、颈部、躯干部和四肢等暴露及摩擦损伤部位多见,口唇、阴唇、龟头及包皮内侧黏膜亦可累及,部分病人白斑沿神经节段分布,少数病人泛发全身。皮损为乳白色色素脱失斑,即白斑,大小、数目不等,呈圆形、椭圆形或不规则形,中央可见正常皮肤,白斑处毛发也可变白(图 19-2)。在进展期,因发展较快,当邻近皮肤有压力、摩擦、外伤后可发生同形反应。在稳定期,白斑呈现静止状态,边界清楚,边缘色素增加。一般无症状,病程慢性,可持续终身,亦可自行缓解。

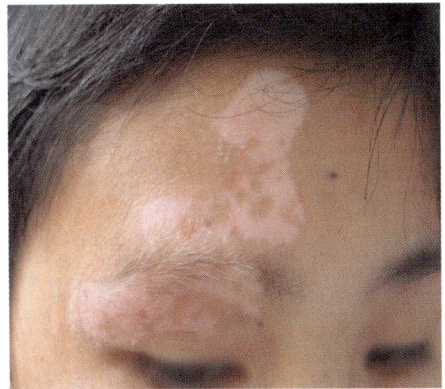

图 19-2　白癜风

根据皮疹范围和分布可分 4 型。

(1) **节段型白癜风**:沿某一皮神经节段单侧分布,完全或部分匹配皮肤节段,少数呈双侧或同侧多节段分布。儿童易发,早期毛囊受累及白发形成,病情在进展后期相对稳定。

(2) **非节段型白癜风**:包括散发型、泛发型、面肢端型和黏膜型。散发型白斑≥2 个,面积为 1~3 级;泛发型为白斑面积 4 级(>50%);面肢端型白斑主要局限于头面、手足,尤其好发于指(趾)远端及面部腔口周围,可发展为散发型、泛发型;黏膜型白斑分布于 2 个或以上黏膜部位。

(3) **混合型白癜风**:节段型和非节段型并存。

(4) **未定类型白癜风**:指单片皮损,面积小于体表面积的 1%,就诊时尚不能确定为阶段型或非阶段型。

三、辅助检查

1. Wood 灯检查　进展期皮损呈灰白色荧光,边界不清。稳定期呈高亮的蓝白色荧光,边界清楚,可见色素岛或边缘色素沉着。

2. 皮肤影像学检查　RCM 检查:进展期,皮损表皮-真皮交界处色素环失去完整性,与周边正常皮肤边界不清,周围可见高折光性细胞;稳定期,表皮-真皮交界处色素环完全缺失,边界清楚,无炎症细胞浸润。

3. 组织病理检查　进展期皮损内黑色素细胞减少,周围处黑色素细胞异常增大,真皮浅层可有淋巴细胞浸润,后期皮损内无黑色素细胞。

4. 实验室检查　临床诊断白癜风的病人可进一步检测抗甲状腺球蛋白抗体等相关抗体,对提示合并自身免疫性疾病或综合征病人,应进行相应的自身抗体检测。

四、诊断与鉴别诊断

根据后天性乳白色色素脱失斑,境界清楚,无症状,可诊断。主要与下列疾病鉴别。

1. **贫血痣** 为先天性色素减退斑,常出生时即有,儿童或成人期发病,表现为大小不一的苍白色斑,摩擦或遇热后白斑周围皮肤充血发红,而白斑不变。

2. **无色素痣** 出生时或生后不久即有局限性色素减退斑,局灶或沿神经节段分布,境界模糊,边界不甚规则,周围无色素沉着,持续终身。

3. **单纯糠疹** 多见于儿童面部的局限性色素减退斑,而非色素脱失斑,皮疹常为圆形,境界模糊,表面可有细碎鳞屑。

4. **花斑糠疹** 夏季发病,多见于躯干、上肢及颈部,婴儿多见于前额,为圆形或椭圆形色素减退斑,表面可见细小鳞屑,真菌镜检阳性。

5. **炎症后色素减退** 有原发疾病史,如湿疹、皮炎、银屑病等,色素减退局限在原发疾病皮损部位,一般为暂时性,能自行恢复。

五、治疗

本病为慢性疾病,治疗周期长,疗效不一。治疗目标为控制皮损发展,促进白斑复色,维持治疗防止再脱色。治疗前应首先明确白癜风的型别和分期,进而选择治疗方法和药物。进展期控制病情发展,稳定期促进色素再生。

1. **内用药物治疗** 泛发性、进展期皮损,特别是对于应激状态下病情进展迅速并伴免疫性疾病的病人,可内用糖皮质激素,无效停药,亦可辅以免疫调节剂、中药等治疗。

2. **外用药物治疗** ①糖皮质激素制剂:涂抹于白斑,范围宜小于体表面积的10%,进展期疗效较好。注意长期局部应用引起的皮肤萎缩、毛细血管扩张等不良反应。②钙调磷酸酶抑制剂:适用于成人及儿童,尤其面部、黏膜及薄嫩部位,可选择0.03%、0.1%他克莫司软膏或1%吡美莫司乳膏。③维生素 D_3 衍生物:外用卡泊三醇或他卡西醇软膏,与 NB-UVB 联用可增强疗效。④氮芥乙醇:盐酸氮芥、异丙嗪及甘油溶于 95% 乙醇中外用。需新鲜配制,冰箱内保存。

3. **光疗** NB-UVB 和 308nm 准分子激光适用于各型(黏膜型除外)各期白癜风的治疗。大面积照射时需注意眼、面部及外生殖器的防护。

4. **移植疗法** 适用于稳定期节段型和未分类病人,可将自体表皮或黑色素细胞移植到脱色区,以达复色目的。与光疗联合可提高疗效。

第二节　黄　褐　斑

> **病例导学**
>
> 病人,女,35 岁,双侧面颊部褐色斑片 5 年,加重 1 个月。5 年前分娩后双面颊出现片状黄褐色斑,深浅不一,形似蝴蝶,逐渐扩大,未诊治。1 个月前外出日晒后颜色加深,病人姐姐有类似皮损。既往体健。体查:面颊部对称分布黄褐色及深褐色不规则斑片(图 19-3)。
>
> **问题:**
> 1. 本病最可能的诊断是什么?
> 2. 本病如何治疗?

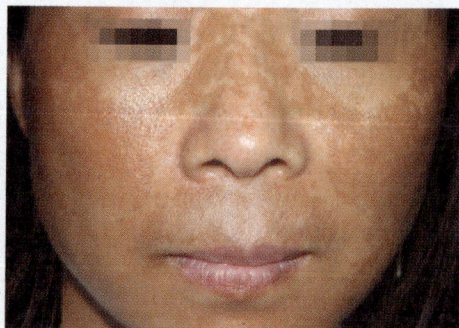

图 19-3　病人的面部

黄褐斑（melasma）是多见于中青年女性面部的黄褐色斑片的色素沉着性皮肤病。

一、病因与发病机制

多种原因可致黄褐斑，如紫外线照射、化妆品、妊娠、内分泌紊乱、种族及遗传等。黑色素代谢障碍、表皮通透屏障功能受损、炎症反应、血液淤积是主要发病机制。妊娠期雌、孕激素作用使色素生成增加。长期紫外线照射后表皮屏障受损，炎症细胞因子释放增多，使酪氨酸酶活性增加，促进黑色素合成及转运。皮损区真皮血管数量增多，局部血管内皮生长因子表达升高，血液淤积也参与黄褐斑的发生。

二、临床表现

好发于中青年女性，尤以妊娠期常见，男性也可发生。皮疹为黄褐色或深褐色斑片，大小不一，边缘较为清楚，常对称分布于颧部、颊部，呈蝴蝶形，或位于前额、鼻、口周和颏部，呈不规则形（图19-4）。色斑深浅与季节、日晒、内分泌因素有关，精神紧张、睡眠不足、劳累可加重皮损。

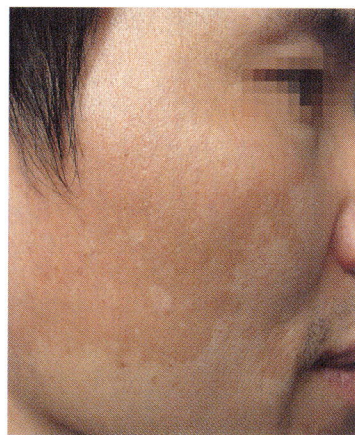

图 19-4　黄褐斑

三、辅助检查

1. **皮肤影像学检查**　RCM检查，表皮和真表皮交界处可见圆形或椭圆形黑色素颗粒。部分真皮浅层可见散在、折光强的噬黑色素细胞。

2. **组织病理检查**　表皮基底层、棘层黑色素形成活跃，黑色素增加，但无黑色素细胞增殖。真皮上部可见游离黑色素颗粒，或被嗜黑色素细胞所吞噬，无炎症细胞浸润。

四、诊断与鉴别诊断

根据典型皮疹、中青年女性尤其妊娠期妇女多见、无症状等易于诊断。需与颧部褐青色痣、雀斑、瑞尔黑变病等色素性疾病鉴别。

五、预防与治疗

针对原因预防，对光照影响明显者，应避免日光照射，外出时可外用遮光剂，如5%二氧化钛霜、氧化锌软膏、5%奎宁软膏等。

1. **外用药物治疗**　可酌情用脱色剂，如2%~5%氢醌霜、4%曲酸、15%~20%壬二酸霜等。0.025%~0.1%维A酸、超氧化物歧化酶（SOD）有一定疗效。亦可用果酸进行化学剥脱并加用脱色剂治疗，改善面部皮肤的血液循环，促进药物吸收，加速色斑的消退。

2. **内用药物治疗**　口服维生素C、维生素E和氨甲环酸，严重者可用大剂量维生素C静脉注射。

3. **激光或IPL治疗**　Q开关的大光斑低能量激光及IPL对黄褐斑有一定的治疗效果，但应注意不良反应。

第三节 雀 斑

雀斑（freckle）是好发于女性日晒部位的针头至粟粒大小黄褐色斑的色素沉着性皮肤病。可能常染色体显性遗传，紫外线照射或日晒可使皮疹变大，数量增多，颜色加深。

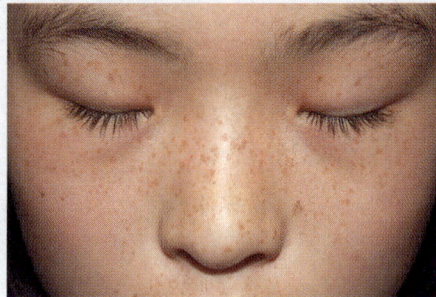

图 19-5 病人的面部

> **病例导学**
>
> 病人，女，21 岁，面部淡褐色点状斑疹 8 年。8 年前无明显原因面部出现淡褐色小斑疹，每年夏季皮疹颜色加深。既往体健，母亲有类似病史。体查：面颊部可见散在分布的针头至粟粒大小淡褐色点状斑，呈圆形、卵圆形或不规则形（图 19-5）。
>
> **问题：**
> 1. 本病最可能的诊断是什么？
> 2. 本病如何治疗？

一、临床表现

女性较多，多在 3~5 岁出现皮损，数目随年龄增长而逐渐增加，至青春期达高峰，老年后又可减轻。皮损主要位于鼻梁部、颧部、颊部，也可累及下颌、颈部、手背、前臂伸侧及肩部，表现为黄褐色或黄棕色的针头至米粒大小的斑，圆形或椭圆形，数目不一，常对称分布，散在或群集，孤立不融合，无症状（图 19-6）。受日晒影响，常于春夏季加重，秋冬季减轻，常有家族史。

二、组织病理检查

皮损处黑色素细胞体较大，树枝状突起明显，但黑色素细胞数目未见增多，在基底细胞内黑色素颗粒数量亦增多。

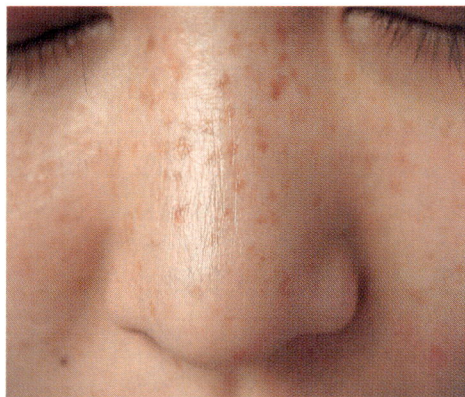

图 19-6 雀斑

三、诊断

根据好发部位皮肤的密集或散在淡褐色至褐色小斑点，不难诊断。

四、预防与治疗

避免日晒，外出时外用遮光剂。脱色剂有一定疗效，腐蚀、化学剥脱剂可使雀斑剥脱。目前常用的治疗包括 Q 开关波长 694nm 的红宝石激光、波长 755nm 的翠绿宝石激光或 IPL 治疗，疗效较好，术后应注意避光。

第四节 太 田 痣

太田痣（nevus of Ota），又称眼上腭部褐青色痣，是一种眼、上颌三叉神经分布区域的蓝灰色或灰褐色斑片状色素性沉着性疾病。

一、病因与发病机制

可能与遗传有关,属常染色体显性遗传,在胚胎发育期间,黑色素细胞由神经嵴向表皮移行时发生障碍而滞留在真皮内。也有可能是一种与蓝痣类似的错构瘤或痣样损害,并非黑色素细胞残留。部分病人的真皮黑色素细胞中存在雌激素、孕激素、雄激素受体,与青春期太田痣的发生和加重有关。

二、临床表现

约50%病人在出生时即发病,另一发病高峰在青春期。多数单侧发病,皮损发于一侧面部,特别是三叉神经第一、二支分布区域,表现为眼周、颞部、颧部、前额及鼻部的蓝灰色、灰褐色斑点或斑片,边界不清,呈网状或弥漫性(图19-7)。皮损颜色随年龄增长而加深、扩大。同侧巩膜色素斑常见,偶见鼻、口腔和颅内色素斑。少数呈双侧发病,也可与鲜红斑痣及伊藤痣伴发。本病持久存在,无自愈倾向,极少发生恶变。

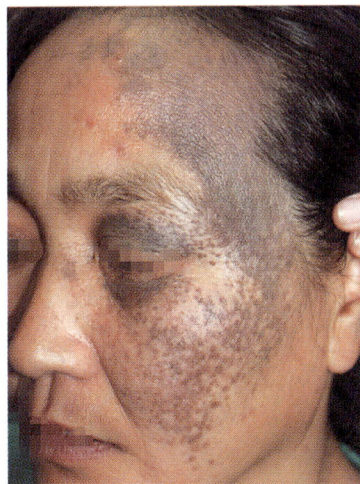

图 19-7 太田痣

三、辅助检查

1. **组织病理检查** 真皮乳头和网状层上部可见梭形或树突状黑色素细胞聚集,含大量色素颗粒。依据黑色素细胞的分布可分为浅在型(色素细胞位于真皮浅层)、深在型(色素细胞位于真皮深层)和弥漫型(色素细胞位于真皮全层)。

2. **皮肤影像学检查** RCM检查,表皮、表皮-真皮交界处色素颗粒增加,部分病人真皮浅、中层有散在条索状或团块状色素颗粒沉积。

四、诊断与鉴别诊断

根据损害的发生部位及典型色素改变即可诊断。需与颧部褐青色痣、蓝痣及咖啡斑等鉴别。

五、预防与治疗

太田痣严重影响病人的容貌及心理健康,应积极治疗。既往的液氮冷冻、磨削等方法因治疗效果差、不良反应多而被淘汰。目前,常用的治疗方法包括Q开关波长为694nm的红宝石激光、Q开关波长755nm的翠绿宝石激光及Q开关波长1 064nm的Nd:YAG激光、皮秒激光,可达到较好治疗效果,不良反应少。

> **思考题**

1. 白癜风如何治疗?
2. 黄褐斑如何治疗?
3. 简述雀斑的临床表现。

ER 19-3

(李 丽)

练习题

第二十章 | 皮肤附属器疾病

教学课件

思维导图

学习目标

1. 掌握:寻常痤疮、脂溢性皮炎、玫瑰痤疮的临床表现、诊断和治疗。
2. 熟悉:寻常痤疮、脂溢性皮炎、玫瑰痤疮的病因与发病机制。
3. 了解:雄激素性秃发、斑秃的病因、临床表现和治疗。
4. 能指导病人正确使用外用药,能开展皮肤附属器疾病的防治工作。
5. 养成良好的卫生、生活习惯。

第一节 寻常痤疮

病例导学

病人,男,25岁,面部"粉刺"3个月。皮肤科检查:前额、两颊可见较多粟粒到绿豆大小炎性丘疹,有黑头粉刺和小脓疱(图20-1)。

问题:

1. 本病最可能的诊断是什么?
2. 本病应与哪些疾病进行鉴别?
3. 本病的治疗原则是什么?

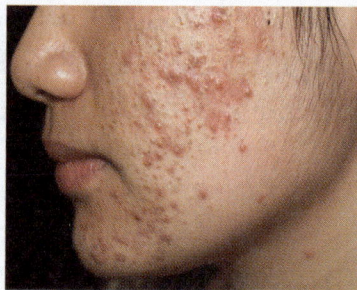
图20-1 病人的面部(局部)

寻常痤疮(acne vulgaris)是一种主要发生在青春期的毛囊皮脂腺的慢性炎症性疾病,表现为粉刺、丘疹、脓疱、结节、囊肿及瘢痕等,好发于面、背、胸等皮脂溢出部位。

一、病因与发病机制

病因与雄激素、痤疮丙酸杆菌、遗传等因素有关。化妆品使用不当造成毛囊口堵塞、内分泌紊乱、烟酒及辛辣食物的刺激以及食用过多的糖、脂肪等,均可成为寻常痤疮的诱发或加重因素。

皮脂腺的发育和皮脂的分泌主要受雄激素调控。青春期雄激素分泌增多,使皮脂腺增大,皮脂分泌增加。皮脂淤积在毛囊内,使毛囊皮脂腺开口处上皮过度角化而致毛囊口狭窄、闭塞。同时,皮脂使寄生在毛囊内的痤疮丙酸杆菌增殖,痤疮丙酸杆菌能分解皮脂中的甘油三酯,产生游离脂肪酸和一些低分子多肽。游离脂肪酸刺激毛囊引起炎症,同时刺激毛囊皮脂腺开口处上皮增生、过度角化,使毛囊口更加狭窄。皮脂和脱落的上皮细胞堆积在毛囊内形成粉刺。

游离脂肪酸和低分子多肽吸引中性粒细胞聚集于皮脂腺并产生水解酶,使毛囊壁通透性增加甚至破裂,毛囊内容物进入真皮,引起、加重炎症。

二、临床表现

多发于 15~30 岁的青年男女,好发于面部、前额、颊部、胸部、背部及肩部等皮脂溢出部位。皮损初期为与毛囊一致的丘疹,是皮脂和脱落的上皮细胞堆积在毛囊内形成,称为粉刺。粉刺分黑头粉刺和白头粉刺。黑头粉刺亦称开放性粉刺,表面因皮脂氧化而呈黑色,易挤出白色脂栓;白头粉刺亦称闭合性粉刺,白色或淡红色,不易挤出白色脂栓(图 20-2)。病情加重时可形成炎性丘疹、丘脓疱疹、脓疱、结节、囊肿、窦道、瘢痕、色素沉着斑等,皮损多对称分布(图 20-3、图 20-4)。

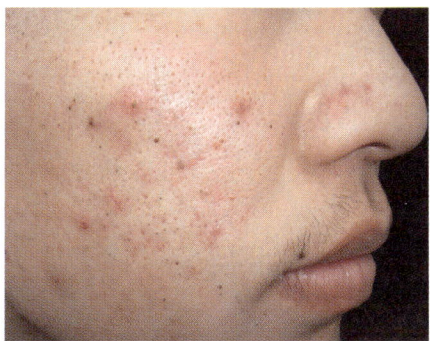

图 20-2　寻常痤疮(丘疹性)　　　图 20-3　寻常痤疮(丘疹脓疱性)　　　图 20-4　寻常痤疮(聚合性)

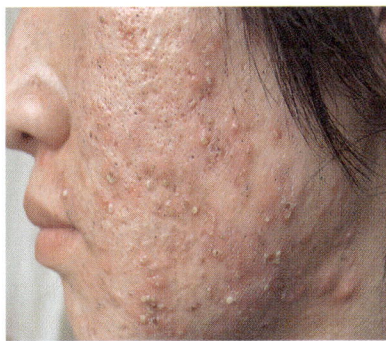

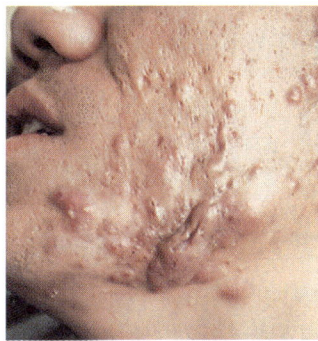

根据 Pillsbury 分类法,寻常痤疮可分为轻度(Ⅰ级),仅有粉刺;中度(Ⅱ级),除有粉刺外还有炎性丘疹;重度(Ⅲ级),除有粉刺、炎性丘疹外还有脓疱;重度-集簇性(Ⅳ级),除有粉刺、炎性丘疹、脓疱外,还有结节、囊肿或瘢痕。

根据皮损特点,寻常痤疮可分为丘疹性痤疮、脓疱性痤疮、囊肿性痤疮、聚合性痤疮,以丘疹性痤疮多见,聚合性痤疮是最严重的一种,表现为结节、囊肿、窦道、瘢痕,可长期不愈。

寻常痤疮病程慢性,时轻时重,青春期后缓解而愈。一般无症状,可有轻度瘙痒,炎症明显时可有疼痛及压痛。

三、诊断与鉴别诊断

根据多为青年男女,好发于面部、前额、颊部、胸部、背部及肩部等皮脂溢出部位,皮损表现为粉刺、炎性丘疹、丘脓疱疹、脓疱、结节、囊肿等,可以诊断。应注意与玫瑰痤疮、颜面播散性粟粒性狼疮等鉴别。

四、预防与治疗

常用温水清洗患处,使用含硫黄的肥皂效果较好。少吃辛辣刺激性食物,多吃新鲜蔬菜、水果及富含维生素类食物,控制脂肪和糖类食物。避免挤压、搔抓等刺激。不用含油脂及粉质过多的化妆品及糖皮质激素制剂。治疗原则是减少皮脂分泌、去脂、溶解角质、杀菌及消炎。

1. 外用药物治疗　轻者以外用药物治疗即可,可选用 0.025%~0.05% 维 A 酸霜或凝胶、0.1% 阿达帕林凝胶、0.1% 他扎罗汀凝胶、2.5%~10% 过氧苯甲酰霜或凝胶、1% 林可霉素制剂、2% 氯霉素水杨酸酊、5% 硫黄洗剂、15%~20% 壬二酸霜等。

2. 内用药物治疗

(1)**抗生素**:首选四环素、米诺环素,亦可用大环内酯类药物如红霉素、阿奇霉素等。

(2)**异维 A 酸**:可减少皮脂分泌、调节毛囊皮脂腺导管角化、抑制痤疮丙酸杆菌、抗炎,对结节性、囊肿性及聚合性痤疮效果好。异维 A 酸 0.25~0.5mg/(kg·d),3~4 个月为 1 疗程,应密切注意不良反应。

（3）**抗雄激素药物**：一般不作为常规用药，适用于有外周雄激素增多症表现或高雄激素血症的女性痤疮病人。常用药物有避孕药和螺内酯。

（4）**糖皮质激素**：主要用于聚合性痤疮、暴发性痤疮，常用小剂量泼尼松 15~30mg/d 联合异维 A 酸治疗。严重的结节性、囊肿性痤疮可于皮损内糖皮质激素注射。

3.物理疗法　可用特制的粉刺挤压器将粉刺内容物挤出，亦可采用药物面膜，萎缩性瘢痕可在痤疮得到控制后行激光磨削术。联合应用红蓝光照射对轻、中度痤疮有效，5-氨基酮戊酸-光动力疗法、甲氨基酮戊酸-光动力疗法治疗中、重度痤疮效果较好，主要不良反应有疼痛、红斑、结痂、色素沉着。

第二节　脂溢性皮炎

脂溢性皮炎（seborrheic dermatitis）是一种发生在皮脂溢出部位的慢性炎症性皮肤病，表现为暗红或黄红色斑片上覆以鳞屑、痂，常发生于头、面、胸、背等部位。

一、病因与发病机制

病因与发病机制尚未完全明确，可能与在皮脂溢出的基础上继发卵圆形马拉色菌、痤疮丙酸杆菌等病原微生物感染产生炎症有关。精神、饮食、嗜酒、B 族维生素缺乏等因素可能影响本病的发生和发展。

二、临床表现

好发于皮脂溢出部位，头、面、胸、背部多见。开始为毛囊性丘疹，渐融合扩大成暗红或黄红色斑丘疹，覆以油腻鳞屑或痂，可出现糜烂，重者可扩展至全身，发展成红皮病（图 20-5）。有不同程度的瘙痒，病程慢性，可反复发作。面部受累时常与痤疮伴发，发生在腋窝、腹股沟皱襞处常可糜烂而类似湿疹。发生于新生儿，头部、眉、耳后有灰黄色鳞屑或痂，称婴儿脂溢性皮炎，常在 1 个月内痊愈。

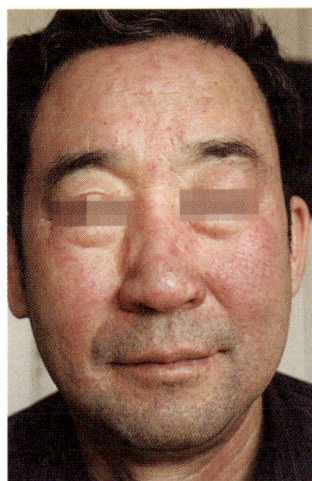

图 20-5　脂溢性皮炎

三、诊断与鉴别诊断

根据好发于皮脂丰富部位、典型皮损、慢性病程等不难诊断，需与银屑病、玫瑰糠疹、湿疹、体癣鉴别。

四、预防与治疗

生活要有规律，睡眠充足，少吃辛辣刺激性食物，多吃新鲜蔬菜、水果及富含维生素类食物，控制脂肪和糖类食物，避免各种机械性刺激，忌用刺激强的肥皂洗涤，洗头不宜太勤。

1.外用药物治疗　原则是去脂、消炎、杀菌、止痒。常用含抗真菌药的复方制剂，如复方咪康唑霜、复方益康唑霜；头部用含酮康唑、二硫化硒的制剂洗头，每周 2 次；腋窝、腹股沟等处皮肤有糜烂、渗出者，可用 1∶8 000 高锰酸钾溶液冷湿敷，直至渗出停止。

2.内用药物治疗　可口服 B 族维生素和锌制剂，炎症明显时可用四环素或红霉素，瘙痒明显时可用抗组胺药，泛发性皮损伴真菌感染可选抗真菌药。皮损范围大、炎症显著，甚至有红皮病倾向时可短期应用糖皮质激素。

第三节　玫瑰痤疮

玫瑰痤疮（rosacea）是一种发生于鼻、面中部，以皮肤潮红、毛细血管扩张及丘疹、脓疱为主要表现的慢性疾病。病变进行性发展，晚期形成鼻赘。

一、病因与发病机制

病因与发病机制尚未完全明确，可能与精神因素、嗜酒、食辛辣食物、高温及寒冷刺激、胃肠功能紊乱、内分泌失调、毛囊蠕形螨感染等有关。可能是在皮脂溢出的基础上，由于感染和冷、热刺激等造成额面部血管运动神经功能失调，毛细血管长期持续扩张而发病。

二、临床表现

多见于中年人，女性较多，病情严重者多为男性。病程慢性，可分为3期，但3期无明显界限。常并发寻常痤疮及脂溢性皮炎，无明显症状。

1. **红斑期** 先为鼻部，然后在额部、颊部对称发生红斑，摄入辛辣食物、热饮、外界环境温度突然变化及精神兴奋时更明显，以后出现浅表毛细血管逐渐扩张、毛囊扩大、皮脂溢出等（图20-6），持续数月至数年后逐渐加重。有灼热感。

2. **丘疹脓疱期** 在红斑期基础上出现红色丘疹、脓疱、结节，毛细血管扩张更为明显，毛囊口明显扩大（图20-7）。病情时轻时重，此伏彼起，可持续数年或更久。

3. **鼻赘期** 主要发生在鼻部，颊部也较易发生。鼻部、颊部皮脂腺及结缔组织增生，形成紫红色突起结节，皮肤凹凸不平，毛细血管显著扩张，致使鼻尖、鼻翼肥大，形成鼻赘（图20-8）。从红斑期发展至鼻赘期需要数十年，仅见于少数病人，几乎均为40岁以上男性。

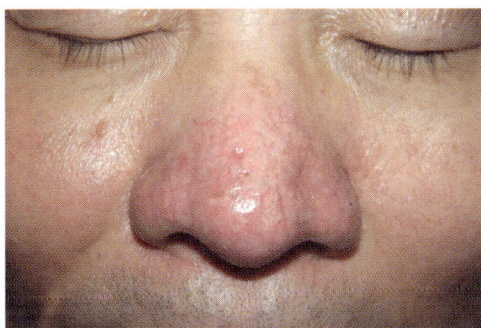

图 20-6 玫瑰痤疮（红斑期）   图 20-7 玫瑰痤疮（丘疹脓疱期）   图 20-8 玫瑰痤疮（鼻赘期）

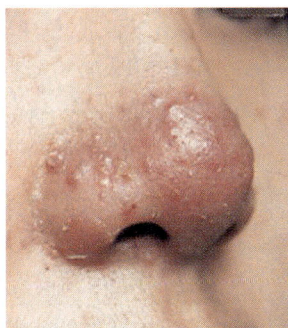

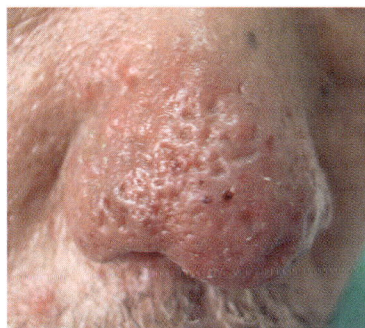

三、诊断与鉴别诊断

根据发生于颜面中部的红斑、丘疹、毛细血管扩张、脓疱等皮损，多见于中年人，慢性病程，可以诊断。应与寻常痤疮、脂溢性皮炎、口周皮炎、糖皮质激素依赖性皮炎等疾病鉴别。

四、预防与治疗

生活应有规律，注意劳逸结合，纠正胃肠功能障碍和内分泌失调，避免过热、过冷的刺激及精神紧张，忌食辛辣刺激性食物及饮酒。

1. **外用药物治疗** 1%甲硝唑霜、1%~3%甲硝唑硫黄洗剂、复方硫黄洗剂、2.5%~10%过氧苯甲酰制剂、1%林可霉素制剂、2%氯霉素水杨酸酊等。避免使用糖皮质激素制剂。

2. **内用药物治疗** 甲硝唑200mg，口服，3次/d，持续数周。炎症明显者，可口服四环素250mg，4次/d，连服2周后改为500mg/d，共1~3个月；也可用红霉素、米诺环素、克拉霉素。面部潮红、血管扩张者，可口服氯喹250mg，2次/d，2周后减为250mg/d，持续1~2个月，也可用羟氯喹100~200mg，2次/d。

3. 物理及外科治疗　多功能电离子手术治疗机、强脉冲光及脉冲染料激光可以去除毛细血管扩张,毛细血管扩张期及鼻赘期可用切割术,鼻赘期也可采用外科手术切除整形。

第四节　斑　秃

斑秃(alopecia areata)为突然发生的非炎症性、非瘢痕性的片状脱发性皮肤病,一般无症状。常发生于头皮、眉毛、睫毛区和胡须,亦可发生于全身其他长毛的部位。

一、病因与发病机制

病因与发病机制尚不完全明了,可能与遗传、情绪、应激、内分泌失调、自身免疫等因素有关。遗传因素是一个重要因素,可能属于多基因疾病,25% 的病人有家族史。

二、临床表现

可发生于任何年龄,以 5~40 岁多见,按病程可分为进展期、静止期及恢复期。皮损为突然发生的圆形或椭圆形脱发斑,常在无意中发现,大小不一,直径 1~10cm,数目不等,境界清楚,脱发区皮肤光滑,无炎症、鳞屑、瘢痕(图 20-9)。进展期脱发区边缘处头发松动,容易拔出,放大镜下观察脱发区边缘处头发可见毛发下段逐渐变细,如"惊叹号"。静止期,脱发斑边缘的头发牢固,不再松动,不易拔出。大多数病人在发病 3~4 个月后进入恢复期,有新毛发长出,最初出现细软色浅的绒毛,逐渐增粗、变黑,恢复正常。

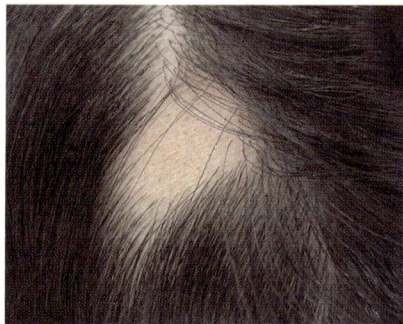

图 20-9　斑秃(皮损单发)

通常无症状,偶有轻微瘙痒、刺痛或触压痛。斑秃绝大多数可自愈,早年发病、范围广、病程长者预后差。头发全部脱落称全秃(alopecia totalis)(图 20-10),全身毛发均脱落称普秃(alopecia universalis)。

三、诊断与鉴别诊断

根据圆形或椭圆形脱发、头皮正常、无症状可诊断,应与假性斑秃鉴别。假性斑秃是一种炎症性瘢痕性脱发,常继发于头皮红斑狼疮、扁平苔藓等炎症性皮肤病,秃发部位皮肤萎缩变薄,毛囊口消失,秃发区境界清楚,但边缘不甚规则且脱发为不可逆性。

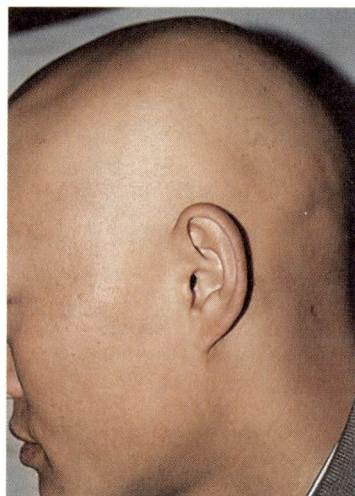

图 20-10　斑秃(全秃)

四、预防与治疗

祛除诱发因素,注意劳逸结合,向病人解释,绝大多数斑秃在半年至 1 年内可自然痊愈。对秃发范围广或全秃、普秃病人,宜戴假发以减轻心理负担。

1. 外用药物治疗　使用能刺激血管扩张、改善局部血液循环、促进毛发生长的药物,如 2%~5% 米诺地尔酊剂、盐酸氮芥溶液、10% 辣椒酊等。皮损范围较小者,可用曲安西龙混悬液或泼尼松龙混悬液等长效糖皮质激素局部注射,每次注射数点,每点间隔 1cm,每点注射 0.05~0.1ml,每次总量不超过 3ml,3~4 周 1 次,连续 3~4 次。亦可外涂中、强效糖皮质激素制剂。

2. 内用药物治疗　对精神紧张、焦虑、失眠的病人可给予地西泮、谷维素等镇静药,胱氨酸、泛酸钙、维生素 B_6 等有助于生发。全秃、普秃病人可口服泼尼松 15~30mg/d,1~2 个月后逐渐减量维持。中药首乌片、养血生发胶囊等有一定疗效。

3. 光疗和光化学疗法 甲氧沙林外搽配合长波紫外线照射的光化学疗法,连续使用 10 周有一定的效果。氦-氖激光治疗每日 1 次,6 次为一个疗程,休息 1d,然后视情况决定是否增加一个疗程。

第五节 雄激素性秃发

雄激素性秃发(androgenetic alopecia)是一种雄激素依赖的、头发从粗长毛渐变为毳毛、头发进行性减少的慢性疾病。

一、病因与发病机制

本病有家族史,可能为常染色体显性遗传,其遗传特性需在雄激素作用下才表现出来。在头皮秃发区,5α-还原酶的活性比非秃发区明显增高,在 5α-还原酶的作用下,睾酮转变成活性更强的二氢睾酮,二氢睾酮使毛囊萎缩、缩小或消失,毛发生长期缩短导致生长期毛发减少,终毛数量减少,毳毛数量增加,毛发进行性稀疏。

二、临床表现

男女均可患病,多见于男性,常在 20~30 岁发病。开始常表现为前额两侧头发先变细、脱落、稀疏,逐渐向额上部和头顶延伸,而枕部及两颞部仍保留正常的头发;也可从头顶开始脱落,或前额与头顶同时脱落,融合成片,最终形成"秃顶"。脱发处皮肤光滑、毛孔缩小或遗留少量毳毛(图 20-11)。此过程多需要数年至数十年,缓慢发展。少数病人可从头顶部开始脱发,女性发病较晚,表现为头顶部头发稀疏,但前额部的发际线并不后移(图 20-11)。一般无症状或有微痒。

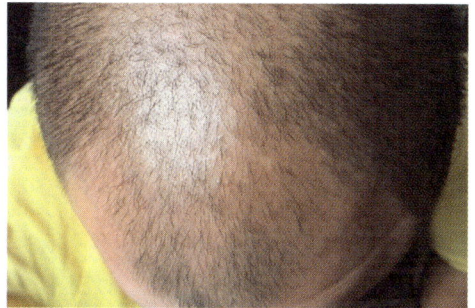

图 20-11　雄激素性秃发

三、诊断与鉴别诊断

根据家族史、临床表现可诊断,应与其他原因导致的秃发鉴别,如药物、内分泌疾病(甲状腺功能减退或亢进、甲状旁腺或垂体功能低下)、缺铁性贫血等。女性较为严重的雄激素性秃发,特别是伴有痤疮、多毛症、男性化或停经,应注意与内分泌功能紊乱或内分泌系统疾病引起的脱发鉴别。

四、预防与治疗

目前尚无满意疗法。注意洗头不宜过于频繁,不要用碱性过强的洗发液洗头,生活规律,饮食要清淡,多吃新鲜蔬菜和水果。

1. 外用药物治疗 2%~5% 米诺地尔酊,配合按摩,促进吸收,可以刺激局部血液循环,促进毛发生长。

2. 内用药物治疗 可口服非那雄胺片,阻止头发脱落,促进头发生长。非那雄胺和睾酮竞争性地与Ⅱ型 5α-还原酶结合,抑制睾酮转变为二氢睾酮。剂量为 1mg/d,连续服药 1 年以上。不良反应有性欲减退,发生率约为 1.8%,停药后可恢复正常。女性病人应以抗雄激素治疗为主,可选用氟他胺、醋酸环丙孕酮。

3. 毛发移植 将枕部对二氢睾酮不敏感的毛发移植到脱发区。移植后,经过一个休止期(3~4 个月)后,毛发可以正常地生长和新陈代谢,且不受局部高二氢睾酮影响。

1. 寻常痤疮有哪些皮损？
2. 脂溢性皮炎如何治疗？
3. 玫瑰痤疮如何治疗？
4. 斑秃进展期临床特点有哪些？

ER 20-3

练习题

（刘建华）

第二十一章 | 皮肤肿瘤

教学课件

思维导图

学习目标

1. 掌握:常见恶性皮肤肿瘤的临床表现、诊断和治疗。
2. 熟悉:常见良性皮肤肿瘤的临床表现、诊断和治疗。
3. 了解:常见良恶性皮肤肿瘤的病因、病理变化。
4. 能诊断常见良恶性皮肤肿瘤,提出正确的治疗方法。
5. 具有爱心、同情心,细心地对待工作。

第一节 良性皮肤肿瘤

一、痣细胞痣

痣细胞痣(nevocellular nevus)又称色素痣(pigmented nevus)或黑色素细胞痣,是黑色素细胞起源的人类最常见的良性皮肤肿瘤。

(一)临床表现

痣细胞痣可分为先天性和后天性,可发生于体表的任何部位。先天性痣细胞痣在出生时就已存在,其上若附有黑色粗毛,称为兽皮痣。后天性痣细胞痣大多发生于 2 岁以后,青春期达高峰。皮损为斑疹、丘疹、斑丘疹,也可呈乳头状、疣状或有蒂,数目不定,大小不等,边缘整齐、清楚,颜色通常为黄褐色或黑色,也可呈蓝色、紫色或正常肤色(图 21-1)。常发展缓慢,多无症状。

根据痣细胞的位置,痣细胞痣可分为交界痣、混合痣和皮内痣。交界痣出生时即可出现,多发生于 2 岁以后,表面光滑无毛,多为斑疹,扁平或稍高出皮面,掌跖及生殖器部位多见。混合痣多见于儿童和少年,外观似交界痣,但可比交界痣更高出皮肤,表面可有毛发。皮内痣多见于成年人,好发于头、面、颈部,多为半球形丘疹,也可呈现乳头样或有蒂,表面可有粗毛。皮肤镜检查,交界痣可见网格状色素,皮内痣可见境界清晰的鹅卵石样结构。

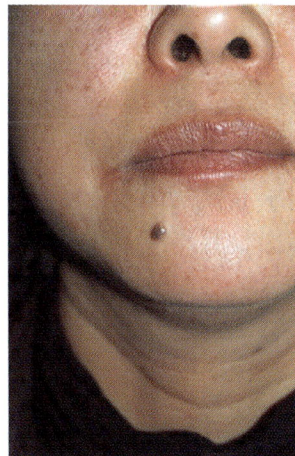
图 21-1 痣细胞痣

(二)组织病理检查

痣细胞倾向于巢状排列,大致分为以下 4 种。①透明痣细胞:类似正常黑色素细胞,但稍大,一般位于表皮-真皮交界处。②上皮样痣细胞:一般位于真皮上部,可含少量色素。③淋巴细胞样痣细胞:一般位于真皮中部,较小,浅表处痣细胞可含色素;④纤维样痣细胞:位于真皮下部,呈长梭形,一般含有黑色素。交界痣痣细胞位于表皮-真皮交界处,皮内痣痣细胞位于真皮内,复合痣痣细胞位于表皮内和真皮内。

（三）诊断

根据临床表现,结合组织病理检查可诊断。

（四）治疗

一般无须治疗,必要时可切除。发生于掌跖、腰围、腋窝、腹股沟等易摩擦部位的痣细胞痣,应考虑手术切除。痣细胞痣出现恶变征兆应尽早手术切除,并进行组织病理检查。

二、血管瘤与脉管畸形

血管瘤(vascular tumor)和脉管畸形(vascular malformation)以往统称为血管瘤,两者本质区别是血管瘤有血管内皮细胞异常增殖,而脉管畸形为血管管腔扩张。

（一）临床表现

1. 血管瘤 根据瘤体性质、组织学特点、发生消退特征等分为婴儿血管瘤、先天性血管瘤、血管内皮瘤等。婴儿血管瘤是以胚胎期血管内皮细胞异常增生为特点,发生在皮肤和软组织的良性肿瘤。

婴儿血管瘤最初皮损为充血性、擦伤样或毛细血管扩张性斑片。出生后 3 个月为早期增殖期,瘤体迅速增殖,明显隆起皮肤表面,形成草莓样斑块或肿块(图 21-2),少数可达体表面积的 80%。之后增殖变缓,6~9 个月为晚期增殖期,少数增殖期可持续至 1 岁以后。瘤体在数年后逐渐消退,瘤体累及越深,消退时间越晚。未经治疗的瘤体消退后可残存皮肤及皮下组织退行性改变,包括瘢痕、萎缩、色素减退、毛细血管扩张和皮肤松弛等。

2. 脉管畸形 脉管系统的发育畸形,血管内皮细胞无异常增殖,而非真性肿瘤,不能发生自发性退化,分为毛细血管畸形、静脉畸形、动脉畸形、动静脉瘘、动静脉畸形、淋巴管畸形及相关的综合征等。

（1）**毛细血管畸形**：又称鲜红斑痣或葡萄酒色斑,常在出生时出现,好发于头、面、颈部,也可累及四肢和躯干。表现为边缘清楚而不规则的红斑,压之褪色或不完全褪色(图 21-3)。红斑颜色常随气温、情绪等因素变化。随着年龄增长,病灶颜色逐渐加深、增厚,并出现结节样增生。可伴有其他畸形,如 Sturge-Weber 综合征、Klippel-Trenaunay 综合征(骨肥大静脉曲张综合征)。

（2）**静脉畸形**：旧称海绵状血管瘤,是一种位于真皮深部和皮下组织的静脉畸形,常在出生时或出生后数周内发生,好发于头、面、颈部,可累及口腔或咽部黏膜。皮损为单个或多个柔软的皮下肿物,挤压后缩小,压力去除后迅速充盈,呈圆形、不规则形结节、斑块或肿块,鲜红色、暗红色或紫蓝色,边界不清楚(图 21-4)。瘤体逐渐增大,1 年以后可停止发展,少数可自然消退,大多数持续存在

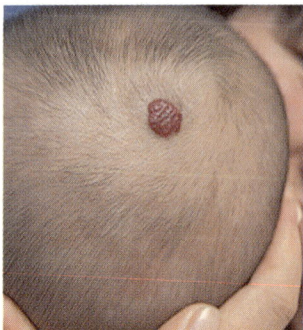

图 21-2 婴儿血管瘤   图 21-3 毛细血管畸形   图 21-4 静脉畸形

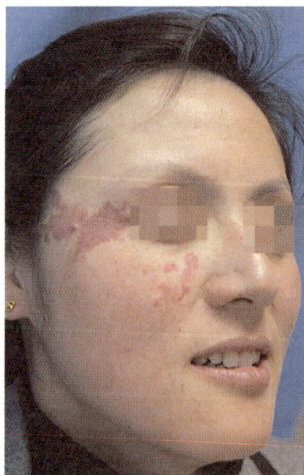

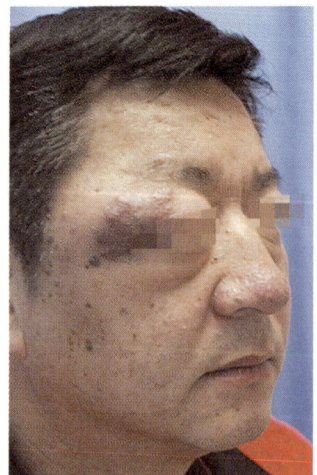

和增大,可发生破溃,继发感染。

(二)组织病理检查

血管瘤生长期可见增生的毛细血管,血管内皮细胞增生显著,聚集成实性团块或囊索,管腔小而少,分化成熟的损害可见真皮乳头中毛细血管明显扩张,退变期毛细血管变性,逐渐纤维化。毛细血管畸形的真皮乳头层和网状层浅部的毛细血管扩张,腔内充满红细胞,无内皮细胞增生。静脉畸形的真皮深部和皮下组织内可见大而不规则腔隙,充满红细胞及纤维蛋白样物质,腔内壁衬以单层内皮细胞,外围为厚薄不一的纤维组织,有的腔壁较厚,有外膜细胞增生。

(三)诊断

根据临床表现,结合组织病理检查可诊断。

(四)治疗

婴幼儿血管瘤以外用药如 β 受体阻滞剂类和系统用药如口服普萘洛尔为主,辅以激光或局部注射等。毛细血管畸形用激光、光动力、非相干光治疗,对非手术治疗无效的可以采取手术清除病灶,或改善外观畸形。静脉畸形治疗包括血管内硬化、激光、铜针留置术、电化学及患肢压迫治疗等,若硬化治疗反应差可以手术治疗。

三、汗管瘤

汗管瘤(syringoma)是一种外泌汗腺末端导管腺瘤,可能与内分泌有关,部分有家族史。

(一)临床表现

好发于女性,青春期可加重,常对称分布于下眼睑,亦可见于前额、两颊、颈部、腹部和女阴,偶见单侧分布,严重者可泛发。皮损为肤色、淡黄色或黄褐色半球形或扁平丘疹,直径 1~3mm,皮损密集而不融合(图 21-5)。常无症状,发生于女阴者可有剧痒。病程慢性,很少自行消退。

(二)组织病理检查

真皮内可见较多小导管、小囊腔,腔内含无定形物质,管壁由两层皮细胞构成。近表皮处可见囊样导管腔,管腔内充满角蛋白,囊壁衬以含透明角质颗粒的细胞。

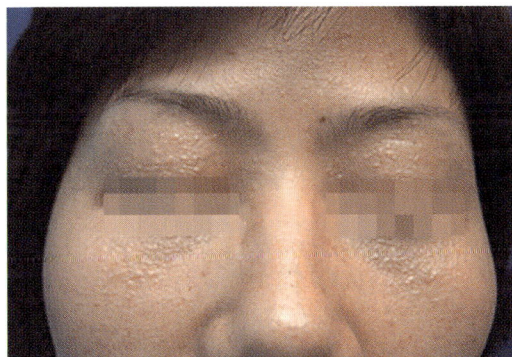

图 21-5 汗管瘤

(三)诊断与鉴别诊断

根据临床表现可诊断本病,必要时进行组织病理检查明确,应与扁平疣、毛发上皮瘤等疾病鉴别。

(四)治疗

一般无须治疗,必要时可用电灼、激光或冷冻治疗,应注意避免形成明显瘢痕。

四、皮脂腺痣

皮脂腺痣(sebaceous nevus)是一种以皮脂腺增生为主的表皮发育异常性疾病。

(一)临床表现

常发生于新生儿期或幼儿期,好发于头面部和颈部。皮损为淡黄或黄褐色的圆形、卵圆形或带状斑块,边缘清楚、不整齐,常为单个,偶见多发(图 21-6、图 21-7)。头皮皮损处可部分或完全秃发。儿童期皮损表面光滑或呈颗粒状,有蜡样光泽,缓慢增大。青春期皮损呈疣状、结节状或分瓣状。老年期皮损多呈疣状,质地坚实。一般无症状,可并发其他皮肤附属器肿瘤。

（二）组织病理检查

儿童期表现为不完全分化的毛囊结构,常见似胚胎期毛囊的未分化细胞索,皮脂腺发育不良,大小和数目减少。青春期则可见大量成熟或接近成熟的皮脂腺,表皮呈乳头瘤样增生。老年期表皮呈乳头状瘤样增长,有时可见皮脂腺呈肿瘤样增生。

（三）诊断与鉴别诊断

根据发病年龄、好发部位及皮损特点,结合组织病理检查可诊断,有时需与幼年黄色肉芽肿、黄瘤病和幼年恶性黑色素瘤等相鉴别。

图 21-6　皮脂腺痣(头部)　　图 21-7　皮脂腺痣(耳前)

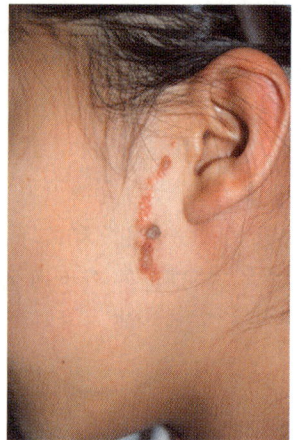

（四）治疗

一般在青春期前进行治疗。皮损较小者可冷冻、电烧灼、激光等治疗,较大者可手术切除。治疗需彻底,否则可复发。

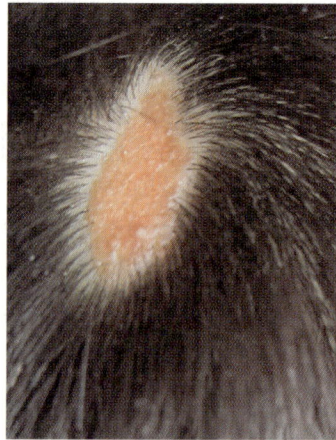

五、脂溢性角化病

脂溢性角化病(seborrheic keratosis)又称老年疣、基底细胞乳头瘤,是因角质形成细胞成熟迟缓所致的一种良性表皮内肿瘤,可能与遗传、年龄、日晒、乳头瘤病毒感染、细胞凋亡等有关。

（一）临床表现

多见于老年人,可发生在掌跖以外的任何部位,常见于头面、颈项、胸背、手背等处。表现为一个或多个淡黄或浅褐色的扁平丘疹,呈圆形、椭圆形或不规则形,表面呈颗粒状,界限清楚,增大后可呈黑色疣状丘疹或斑块,表面常覆有油腻性鳞屑,鳞屑下方呈乳头样,可见毛囊角栓。随病程的发展,皮损缓慢增大增厚、数目增多、颜色变深(图 21-8、图 21-9)。皮肤镜可见脑回样结构、粉刺样开口和粟丘疹,具有确诊价值。一般无症状,通常难以自行消退,呈良性经过,恶变者极少。

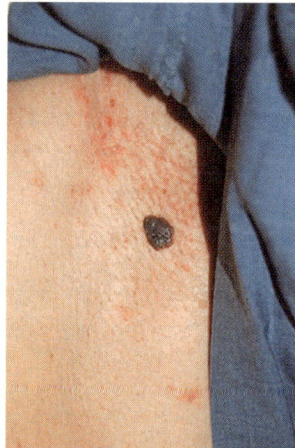

图 21-8　脂溢性角化病(背部)　　图 21-9　脂溢性角化病(面部)

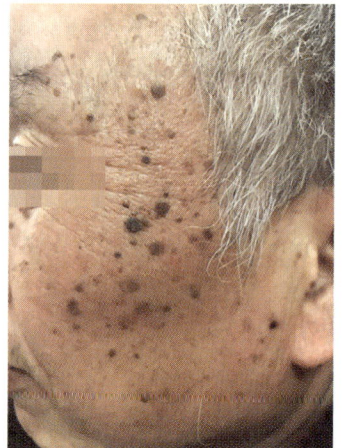

（二）组织病理检查

表现为角化过度、棘层肥厚和乳头瘤样增生,增生的瘤组织由鳞状细胞和基底样细胞组成。肿瘤边界平坦,基底与两侧正常表皮位于同一平面上。

（三）诊断与鉴别诊断

根据好发年龄、皮损特点,必要时结合组织病理检查可诊断。应与扁平疣、日光性角化病、痣细胞痣、基底细胞癌、鳞状细胞癌、恶性黑色素瘤等疾病鉴别。

（四）治疗

一般无须治疗,必要时可用冷冻、激光或电灼治疗,或外用 2.5%~5% 氟尿嘧啶软膏。诊断可疑时,可手术切除并做组织病理检查。

六、瘢痕疙瘩

病人,女,21岁,右耳垂出现瘢痕伴痒、痛3年。右侧耳垂3年前打耳洞,1个月后出现逐渐增大的瘢痕偶伴瘙痒或刺痛,多次给予醋酸曲安奈德注射液联合盐酸利多卡因局部皮损内注射,治疗后,偶有消退,后再复发,皮损较前增大。体查:右耳垂前方及后方分别可见一直径为0.6cm及1cm的淡红色、半球形瘢痕,高出皮面,质硬,边界清楚(图21-10)。

问题:
1. 本病的诊断是什么?
2. 本病应与哪些皮肤病鉴别?
3. 本病如何治疗?

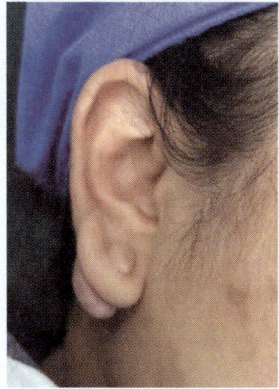

图21-10 病人的右侧耳部

瘢痕疙瘩(keloid)是为皮肤损伤后,纤维结缔组织过度增生并呈玻璃样变性而形成的一种良性皮肤肿瘤。病人多有瘢痕体质及遗传倾向。

(一)临床表现

多见于成年人,好发于胸骨区,也可见于肩背部、颈部、耳部和四肢。初起为小而坚硬的红色丘疹,缓慢增大,出现圆形、椭圆形或不规则形结节、斑块,隆出皮面,呈蟹足状向外伸展,表面光滑发亮(图21-11)。早期进行性皮损为色红有触痛,橡皮样硬,表面可有毛细血管扩张。静止期皮损,颜色变淡,质地坚硬,多无症状。皮损常多发,大小不等,继发于烧伤、烫伤者,可形成大面积皮损,多可影响肢体功能。本病良性经过,持久存在,不易消退。

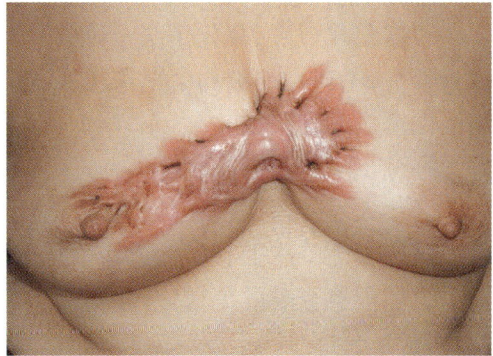

图21-11 瘢痕疙瘩

(二)组织病理检查

真皮内成纤维细胞呈结节状增生,胶原纤维致密增生,纤维束增粗,可呈玻璃样变性,胶原纤维束平行或交织排列。真皮乳头因受压而变平,弹力纤维稀少。邻近附属器萎缩或消失,被推向外周。

(三)诊断与鉴别诊断

根据临床表现及组织病理检查,易于诊断,应与肥厚性瘢痕鉴别。

(四)治疗

1.药物治疗 泼尼松龙或曲安西龙混悬液加等量利多卡因溶液皮损内注射,每隔1~2周1次,或复方倍他米松注射液(7mg/2ml)加等量利多卡因溶液,每月1次,直至皮损全部变薄、变软和萎缩。外用糖皮质激素、维A酸类药物有一定疗效,每日2次,连续3个月。

2.放射治疗 6个月以内的皮损,X线2Gy(200rad)照射,2~3周1次,总量10~15Gy(1 000~1 500rad)。

3.手术切除 必要时手术切除,拆线后局部照射X线5Gy(500rad),每5d1次,共4次。禁忌单纯切除。

第二节　恶性皮肤肿瘤

一、鲍恩病（Bowen 病）

鲍恩病（Bowen disease，BD）又称原位鳞状细胞癌，是一种表皮内鳞状细胞癌，以持久性、稍隆起的暗红色鳞屑性斑块为特征，侵袭性生长潜能较小。主要与日光曝晒和长期接触砷剂有关，还可能与病毒感染、遗传和外伤有一定的关系。

（一）临床表现

多发于中老年人，全身各部位均可发生，好发于头、面、颈及四肢远端，亦可累及口腔、女阴、鼻、咽等处黏膜。皮损通常为暗红色斑片或斑块，界限清楚，呈圆形或不规则形，大小为数毫米至 10 余厘米，缓慢增大，表面常有鳞屑、结痂和渗出。除去鳞屑和痂后露出暗红色颗粒状或肉芽状湿润面，很少出血（图 21-12）。随病变进展，皮损处可出现自发性瘢痕或结节性浸润性损害，形成溃疡，约 5% 的病人可演变为鳞状细胞癌。多数为单发，亦可多发，散在、密集或互相融合，无明显症状，偶有瘙痒或疼痛感。

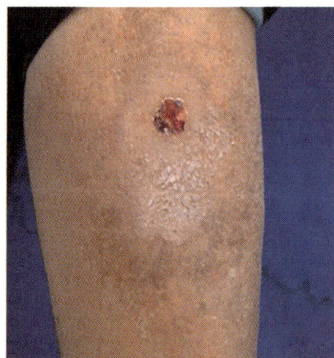

图 21-12　鲍恩病

（二）组织病理检查

表皮角化过度，角化不全，棘层肥厚，表皮突延长增宽，表皮细胞排列紊乱，不典型细胞和个别角化不良细胞可见于表皮全层，真表皮分界清楚，基底膜完整，真皮上部慢性炎症细胞浸润。

（三）诊断与鉴别诊断

老年人发生持久性、边界清楚、稍隆起的暗红色鳞屑性斑片或斑块，应高度怀疑本病，确诊依靠组织病理学。临床上易误诊为钱币状湿疹、浅表型基底细胞癌、脂溢性角化病、乳房外佩吉特病等，但组织病理检查多可鉴别。

（四）治疗

最有效的治疗为手术切除，较大的皮损光动力治疗有一定疗效，较小皮损可采用激光、电烧灼或冷冻治疗，亦可外用氟尿嘧啶。

二、佩吉特病

佩吉特病（Paget disease）又称湿疹样癌，分为乳房佩吉特病和乳房外佩吉特病，是一种表现为湿疹样皮损、表皮内有单个或成巢的异常细胞（Paget 细胞）为特点的特殊类型癌。可能为起源于乳腺导管及顶泌汗腺导管开口部位的原位癌，向上扩展到表皮内而形成佩吉特病皮损，也可向下发展到结缔组织。

（一）临床表现

发生于乳头、乳晕部位者称乳房佩吉特病，发生于乳房外富含顶泌汗腺部位者称乳房外佩吉特病。

1. **乳房佩吉特病**　多见于中老年妇女，平均年龄为 55 岁，男性少见。好发于单侧乳房，表现为乳头、乳晕区湿疹样改变，先形成鳞屑性红斑或斑块，然后发生糜烂、渗出、结痂或皲裂，逐渐向周围浸润扩大，边缘稍隆起，中央可形成溃疡和乳头回缩（图 21-13）。半数病人伴发乳腺癌，可有腋窝淋巴结转移。

2. **乳房外佩吉特病**　男性多于女性，常发生于 50 岁以上。好

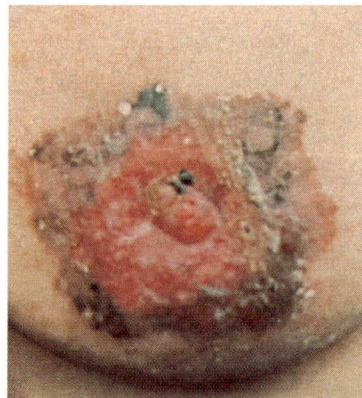

图 21-13　乳房佩吉特病

发于顶泌汗腺分布部位,如阴囊、阴茎、大小阴唇和阴道,少数见于会阴、肛周或腋窝。常为单发,皮损类似乳房佩吉特病,呈界限清楚的红色斑片或斑块,然后出现糜烂、渗出或结痂,呈湿疹样,有时呈结节状或乳头状,有不同程度瘙痒,少数有疼痛(图21-14、图21-15)。乳房外佩吉特病一般较乳房佩吉特病预后好,如果是由直肠腺癌或宫颈癌扩展到肛周、外阴部者,为继发性乳房外佩吉特病,预后不良。

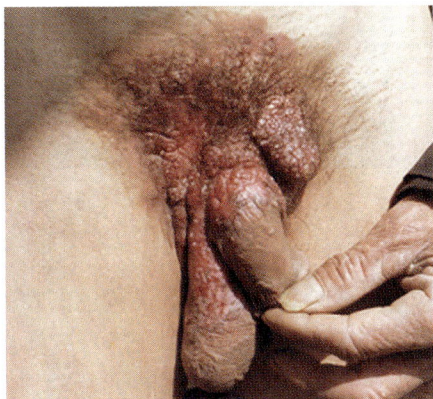

图 21-14　乳房外佩吉特病(外阴)　　图 21-15　乳房外佩吉特病(肛周)

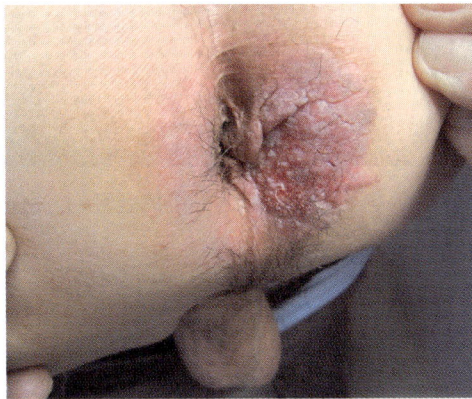

(二)组织病理检查

表皮内特别是棘层下部可见单个或巢状聚集的 Paget 细胞。Paget 细胞体积较大,圆形或椭圆形,无棘突和桥粒。胞质丰富而淡染,如空泡状。核大,深染,圆形或卵圆形,核膜清晰。Paget 细胞 PAS 反应阳性。Paget 细胞增多时可将周围表皮细胞挤压成网状,特别是将表皮基底细胞挤压成细带状。真皮内可见慢性炎症细胞浸润。

(三)诊断与鉴别诊断

中老年人单侧乳房及富含顶泌汗腺部位长期存在的湿疹样斑片,境界清楚,基底浸润,无明显症状,按湿疹治疗无效者应尽早进行组织病理检查,见到典型 Paget 细胞则可确诊。应与湿疹相鉴别。

(四)治疗

乳房佩吉特病应进行乳房次全切除术,若伴发乳房内肿块,应进行乳房根治术。乳房外佩吉特病应进行广泛深切除,以免复发。对于不能耐受手术者,可采用放射治疗或化疗。

三、基底细胞癌

基底细胞癌(basal cell carcinoma,BCC)又称基底细胞上皮瘤,是一种起源于表皮及其附属器基底细胞的低度恶性肿瘤。主要由间质依赖性多潜能基底样细胞组成,生长缓慢,极少转移。可能与长期日晒、大剂量 X 线照射、烧伤、瘢痕等有关。

(一)临床表现

本病多见于 50 岁以上的老年人,好发于曝光部位,特别是面部。临床分为以下类型:

1. 结节型　最常见,好发于颜面,特别是颊部、鼻旁沟、前额等处。初起为黄豆大小的灰白色或蜡样结节、质较硬,缓慢增大中央凹陷,形成溃疡,绕以珍珠状向内卷曲的隆起边缘,称侵蚀性溃疡(图21-16、图21-17)。偶见皮损呈侵袭性扩大或向深部生长,破坏眼、鼻,甚至穿通颅骨,侵及硬脑膜,造成死亡。

2. 表浅型　常发生于躯干部等非暴露部位,特别是背部和胸部,皮损为一个或数个轻度浸润性红色鳞屑性斑片,常绕以细线状珍珠状边缘,境界清楚,可向周围缓慢扩大,表面可见小片表浅性溃疡和痂,愈后留有光滑萎缩性瘢痕。

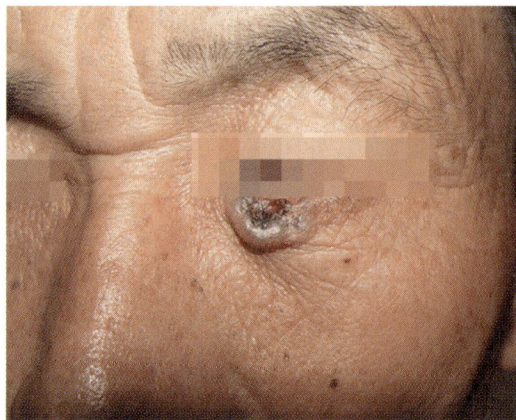

图 21-16 基底细胞癌(结节)

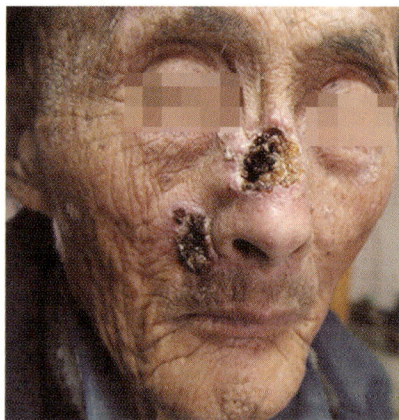

图 21-17 基底细胞癌(侵蚀性溃疡)

3.硬斑病样型 罕见,多见于年轻人,好发于头面部,表现为灰白色至淡黄色的蜡样硬化小斑块,边界不清,表面扁平或稍凹陷,无溃疡及痂,无隆起性边缘,类似局限性硬皮病,皮损发展缓慢。

4.色素型 罕见,与结节型相似,但皮损呈褐色或深黑色,边缘部分色较深,易误诊为恶性黑色素瘤。

5.纤维上皮瘤型 罕见,好发于背部。为一个或数个高起的结节,略带蒂,触之中等硬度,表面光滑,轻度发红,类似纤维瘤。

(二)组织病理检查

肿瘤细胞为起源于表皮或皮肤附属器的基底样细胞,可向不同的方向分化。基底细胞瘤的共同特点:在真皮内有类似表皮基底细胞的瘤细胞团块,与表皮相连;瘤细胞核大、椭圆形或长形,胞质少,无间变,细胞境界不清,无细胞间桥;瘤细胞团周围结缔组织增生,并可见黏蛋白变性及收缩裂隙。

(三)诊断与鉴别诊断

根据临床表现及组织病理检查可诊断,应与鳞状细胞癌、鲍恩病、佩吉特病、老年皮脂腺增生、恶性黑色素瘤、局限性硬皮病、脂溢性角化病及毛发上皮瘤等相鉴别。

(四)治疗

根据年龄、皮损大小和部位选择适当的治疗方法,理想的方法是手术切除或切除植皮,建议应用 Mohs 外科切除技术。不能耐受手术的病人可应用光动力疗法、放射疗法、电灼、激光、冷冻等治疗。外用维 A 酸、咪喹莫特、1%~5% 氟尿嘧啶等有一定疗效。

四、鳞状细胞癌

病例导学

病人,女,63 岁,头皮结节伴溃疡坏死 4 年。4 年前顶部头皮起小结节,伴有鳞屑,损害迅速增大,呈乳头状,中央破溃形成溃疡,易出血,溃疡表面有脓性分泌物和坏死组织及痂皮。体查:头皮顶部可见直径约 7cm 隆起结节,表面有溃疡及坏死,周围有鳞屑,耳后淋巴结肿大(图 21-18)。

问题:

1.该病如何确诊?

2.该病如何治疗?

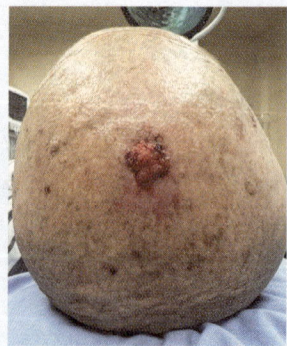

图 21-18 病人的头顶部

鳞状细胞癌（squamous cell carcinoma,SCC）简称鳞癌,是起源于表皮或附属器角质形成细胞的一种恶性肿瘤。

（一）病因

病因尚不清楚,可能与多种因素有关。①长期紫外线照射,放射线、热辐射损伤。②长期接触化学致癌物,如砷、多环芳香族碳氢化合物、煤焦油、石蜡、烟草焦油、铬酸盐等。③病毒感染,特别是人乳头瘤病毒16、18、30、33型感染。④某些癌前期皮肤病,如日光角化病、黏膜白斑、砷角化病。⑤瘢痕、外伤和某些慢性病,如慢性溃疡、慢性骨髓炎、红斑狼疮、萎缩硬化性苔藓等。⑥遗传因素,某些遗传性皮肤病如色素性干皮病、白化病等发病率较高。⑦免疫抑制使用,如器官移植使用免疫抑制剂。

（二）临床表现

本病主要发生于老年人,50~60岁为高峰,男性多于女性。好发于头皮、面、颈和手背等暴露部位。早期皮损常呈小而硬的红色结节,边界不清,易发展为疣状、乳头状或菜花状,表面可有鳞屑,中央易破溃成溃疡,溃疡面呈颗粒状,易坏死、出血,溃疡边缘高起,质地坚硬,可有伴恶臭的脓性分泌物和坏死组织。肿瘤向周围组织浸润,包括肌肉和骨骼,引起剧痛。鳞癌的转移率为2%~3%,主要是淋巴道转移,晚期可发生血行转移。发生于口唇、阴茎、女阴和肛门处,易发生转移(图21-19)。

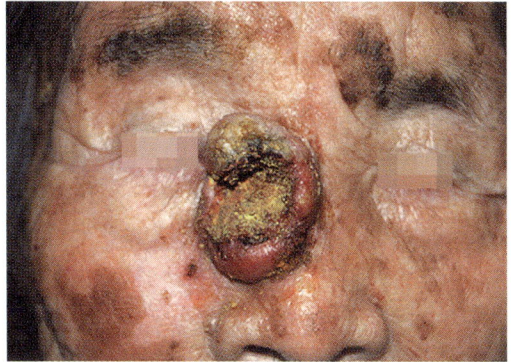

图21-19 鳞状细胞癌

（三）组织病理检查

不同比例的非典型(间变)鳞状细胞和正常鳞状细胞构成癌巢,侵入真皮网状层或更深。非典型鳞状细胞大小、形状不一,核染色质增多,有异常的核分裂。由于癌细胞倾向角化方向分化,可见出现角化不良细胞和角珠形成。

（四）诊断与鉴别诊断

根据临床表现,结合组织病理检查诊断,确诊依靠组织病理检查。对于经久不愈甚至不断扩大的丘疹、结节或溃疡,特别是位于曝光部位的皮损,应及时进行活检,便于确诊。应与角化棘皮瘤、基底细胞癌及其他恶性皮肤肿瘤鉴别。

（五）治疗

首选手术切除,建议应用Mohs外科切除术,切除标本应做病理检查。有淋巴结转移者,则需做淋巴结清扫。年老体弱、有手术禁忌证病人、头面部鳞癌可行放射治疗。瘤体较小,分化良好者亦可采用激光或冷冻治疗。

五、恶性黑色素瘤

恶性黑色素瘤(melanoma)又称黑色素瘤,是起源于黑色素细胞和痣细胞的高度恶性肿瘤,占皮肤恶性肿瘤的6.8%~20%,近年来发病率呈上升趋势。

（一）病因

与种族和遗传有关,约3%的病人有家族史。与长期日光照射密切相关。良性黑色素细胞肿瘤可发生恶变。可能与外伤、刺激、病毒感染、机体免疫功能低下等有关。

（二）临床表现

按照其生长模式,可分为4种类型。

1.**肢端雀斑样痣型黑色素瘤** 约占8%,为我国常见类型。好发生于掌跖、甲及甲周区,表现为色素不均匀、边界不规则的斑,若位于甲母质,甲板及甲床可呈纵行带状色素条纹(图21-20、图

21-21）。此型进展快,常在短期内出现丘疹、结节,发生溃疡和转移。5年存活率仅11%~15%。

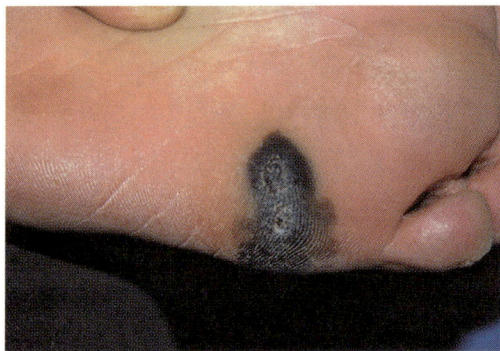

图 21-20　恶性黑色素瘤（跖）

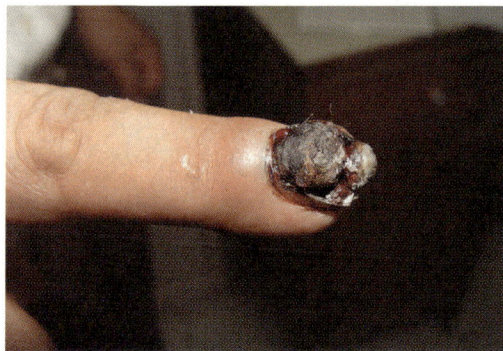

图 21-21　恶性黑色素瘤（指甲下）

2. 恶性雀斑样痣型黑色素瘤　约占5%,好发于老年人曝光部位,尤以面部常见,皮损初为淡褐色或褐色不均匀的斑片,其中可有暗褐色或黑色小斑点,边缘不规则,逐渐向周围扩大。约1/3的皮损经过5~20年发展为侵袭性恶性黑色素瘤,在原有皮损上出现结节或原有皮损隆起变硬。此型生长慢,转移晚,最初仅局限于局部淋巴结转移,5年存活率为80%~90%。

3. 结节型黑色素瘤　约占15%,好发于头颈、躯干、足底、外阴、下肢等处,初起为蓝黑或暗褐色隆起性结节,沿水平和垂直方向迅速增大呈乳头状、蕈样,可形成溃疡。转移发生较早,转移前治疗,5年存活率为50%~60%。

4. 浅表播散型黑色素瘤　最常见,约占70%,以中青年为多,多见于非暴露部位,好发于躯干和四肢。皮损初为不规则斑片,部分呈弓形,直径很少超过2.5cm,呈棕黄色、褐色或黑色,亦可呈淡红色、蓝色和灰色(图21-22)。1~2年内发展为侵袭性恶性黑色素瘤,可出现丘疹、结节、硬化、溃疡,提示预后不良。5年存活率约70%。

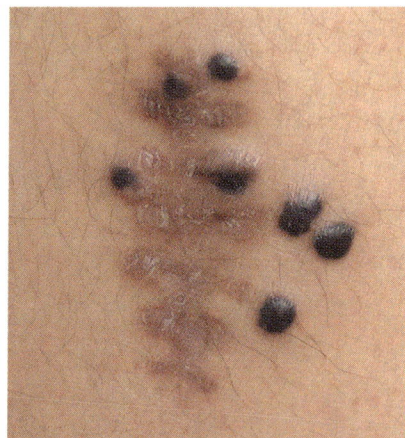

图 21-22　恶性黑色素瘤（躯干）

（三）组织病理检查

表皮和真皮可见较多分散或巢状分布的恶性黑色素瘤细胞,沿水平和垂直方向扩展,深达真皮和皮下。恶性黑色素瘤细胞大小、形态不一,细胞核大,可见核分裂,核仁明显,胞质内可含有色素或无色素。

（四）诊断与鉴别诊断

根据临床表现和组织病理检查可诊断,早期诊断对治疗和预后影响很大。应与交界痣、混合痣、基底细胞癌、脂溢性角化病、化脓性肉芽肿、卡波西（Kaposi）肉瘤和甲下外伤性出血等鉴别。

（五）治疗

手术切除为原发性恶性黑色素瘤的理想疗法,可采用术中淋巴结定位或区域选择性淋巴结切除。已转移病人可采用化疗或联合化疗,肢端恶性黑色素瘤可采用局部灌注化疗。放射治疗对缓解内脏及中枢神经系统转移灶的压迫症状有一定疗效,亦可缓解骨转移所致的疼痛。近年来,非特异性免疫治疗、特异性免疫治疗及靶向药物治疗也取得一定的进展。

六、原发性皮肤T细胞淋巴瘤

原发性皮肤T细胞淋巴瘤（cutaneous T-cell lymphoma,CTCL）曾称为蕈样肉芽肿,是一种低度恶性的T细胞淋巴瘤。原发于皮肤,中老年人多见,呈慢性进行性经过。遗传、病毒感染和环境因素可能与本病发生发展有关。

（一）临床表现

原发性皮肤 T 细胞淋巴瘤一般分为红斑期、斑块期和肿瘤期，三期皮损可部分重叠。

1. 红斑期　可有前驱症状如发热、关节痛等。瘙痒常为皮肤早期症状或唯一症状，常难以忍受，一般各种治疗不能缓解，且可持续 10 余年。早期皮损多分布于躯干和四肢屈侧，多少、大小不等，可为非萎缩性或萎缩性斑片。非萎缩性斑片为淡红色扁平鳞屑性斑片，类似银屑病或湿疹，进展较快，可在数月或数年进入斑块期，甚至出现内脏病变。萎缩性斑片表面萎缩、光亮或出现皱纹，伴有毛细血管扩张，色素增多或减少，皮损可长期存在，仅少数发展进入斑块期。皮损较明显时，同一病人可同时有多形性损害，如红斑、丘疹、苔藓化、鱼鳞病样或皮肤异色病样损害。有些皮损泛发全身，表现为皮肤弥漫性潮红、毛发稀疏、甲营养不良、掌跖角化，可伴泛发性色素沉着。

2. 斑块期　可由红斑期发展而来，或在正常皮肤上发生，表现为不规则形浸润性斑块，呈环形、半环形、马蹄形、弧形或匐行性，表面紧张、光滑或高低不平，坚实而有弹性，呈黄褐色、棕色或暗红色（图 21-23、图 21-24）。通常瘙痒明显，少数皮损可自行消退，一般浸润损害常持续存在甚至增生如疣状。

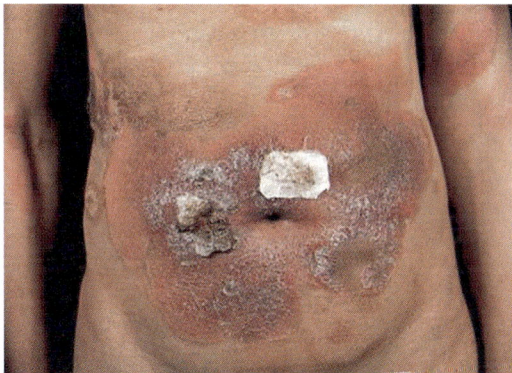

图 21-23　原发性皮肤 T 细胞淋巴瘤（斑块期）

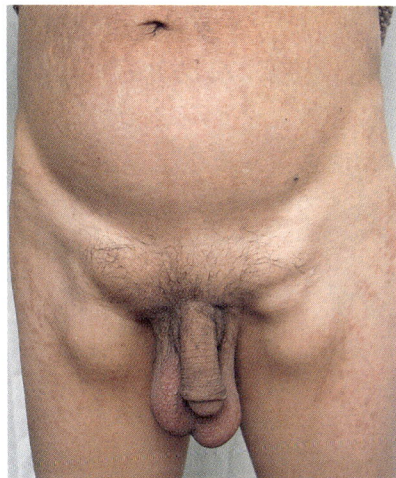

图 21-24　原发性皮肤 T 细胞淋巴瘤（淋巴结肿大）

3. 肿瘤期　可在浸润损害上或外观正常皮肤上发生，表现为隆起的红褐色半球形结节，质坚实柔软，早期易破溃，形成深在性卵圆形溃疡。溃疡基底被覆坏死组织或黑痂，边缘内卷。肿瘤大小、数量不一，常发生于面、背和四肢近端，病人常在数年内死亡。偶见开始即为肿瘤而无红斑期或斑块期皮损者，称暴发型原发性皮肤 T 细胞淋巴瘤，预后差（图 21-25）。

本病病程较长，除皮肤外，淋巴结亦常受累，淋巴结受累后，内脏器官往往同时受累，病情常急剧恶化，晚期常因恶病质或继发感染而死亡。

（二）组织病理检查

红斑期在真皮乳头及乳头下层仅见单纯性炎症浸润，浸润主要是淋巴细胞，也可含组织细胞，常可见亲表皮现象。斑块期可出现亲表皮现象及 Pautrier 微脓

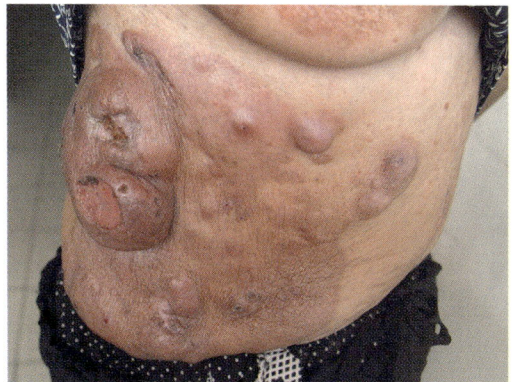

图 21-25　原发性皮肤 T 细胞淋巴瘤（肿瘤期）

肿,真皮浸润呈带状或斑片状,出现相当多的肿瘤细胞。肿瘤期亲表皮现象不明显,真皮内有团块状或弥漫性浸润,常累及皮下组织。浸润可压迫并破坏表皮,形成溃疡,浸润细胞为肿瘤细胞和炎症细胞。

(三) 诊断

红斑期皮损及组织病理均无特异性,难以诊断。对形态和色泽特殊,皮损泛发,瘙痒剧烈,病情慢性进行性加重,对一般治疗抵抗,难以用一种皮肤病和性病来解释者,应考虑本病。及时做组织病理检查,有时需多次、多部位取材,并做连续切片观察,才能诊断。斑块期及肿瘤期需根据临床表现,结合组织病理变化可作出诊断。

(四) 治疗

按照分期选择治疗措施。早、中期病人一般是对症治疗,主要是增强机体免疫力,采用局部治疗。肿瘤期特别是淋巴结受累时,以化疗为主。局部可外用糖皮质激素、维 A 酸类药物、细胞毒性药物(氮芥类)治疗,也可用光疗和放射疗法。全身化疗主要用于肿瘤期,以联合化疗为主,可合并糖皮质激素治疗。免疫疗法可选用干扰素、白细胞介素-2、胸腺因子、转移因子等。

思考题

1. 交界痣、混合痣和皮内痣的皮损有何特点?
2. 简述血管瘤及脉管畸形的临床表现。
3. 鳞状细胞癌如何治疗?
4. 简述恶性黑色素瘤的临床表现。

ER 21-3

练习题

(冯文娟)

第二十二章 | 性传播疾病

学习目标

1. 掌握：梅毒、淋病、尖锐湿疣、生殖器疱疹的病因、传播途径、临床表现、诊断和治疗。
2. 熟悉：非淋菌性尿道炎的病因、传播途径、临床表现、诊断和治疗；艾滋病的病因、传播途径和预防。
3. 了解：艾滋病的发病机制、临床表现、诊断和治疗。
4. 具备对常见性病进行辅助检查、治疗的能力，能对性传播疾病进行管理和预防。
5. 尊重病人，保护病人隐私，不歧视性病病人。

性传播疾病（sexually transmitted disease，STD）是指主要通过性行为传播的传染病，简称性病，主要发生在泌尿生殖器部位，也可通过淋巴系统侵犯泌尿生殖器官所属的淋巴结，甚至通过血行播散侵犯全身各重要组织和器官。性传播疾病损害病人身心健康，也常常涉及公共卫生问题。

性传播疾病病原体种类繁多，包括螺旋体、细菌、衣原体、病毒、真菌和寄生虫，导致梅毒、淋病、非淋菌性尿道炎、尖锐湿疣、生殖器疱疹、艾滋病、软下疳、性病性淋巴肉芽肿、腹股沟肉芽肿、生殖器念珠菌病、阴道毛滴虫病、细菌性阴道病和阴虱等 20 多种疾病。

性传播疾病传播途径主要是性行为直接接触，异性或同性性交是最主要传播方式，其他途径包括非性行为直接接触、间接接触物品用具、血液及其制品、胎盘、产道、母乳等。

第一节　梅　毒

病例导学

病人，男，28 岁，躯干、四肢出现红斑 10d，不痛不痒。2 个月前有不安全性生活史，1 个月前在龟头上出现一小指甲大小的溃疡，并有一侧腹股沟淋巴结肿大，未治疗自愈。体查：躯干、肩及四肢屈侧可见多数圆形或椭圆形玫瑰色红斑（图 22-1），直径 1~2cm，不融合，表面无鳞屑，外生殖器其他部位未见异常。

问题：
1. 本病最可能的诊断是什么？
2. 本病应做哪项检查确诊？本病如何治疗？

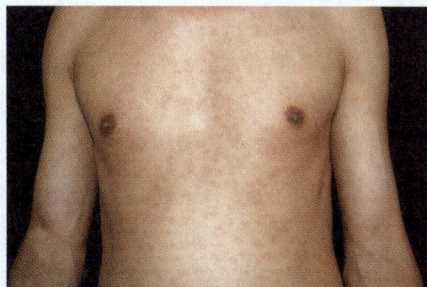

图 22-1　病人的胸部

梅毒（syphilis）是由苍白螺旋体（Treponema pallidum）引起的一种慢性性传播疾病，几乎侵犯全身各器官，产生多种多样的症状和体征，也可能很多年无症状而呈潜伏状态。早期主要侵犯皮肤黏膜,晚期侵犯心血管和中枢神经系统,危害极大。主要通过性行为传播,也可以通过血液及其制品、胎盘等途径传播。

一、病因

病原体为梅毒螺旋体,又称苍白螺旋体,是一种纤细的螺旋状微生物,长 4~14μm,宽 0.2μm,透明,不易染色。梅毒螺旋体螺旋整齐,固定不变,折光性强,较其他螺旋体亮,行动缓慢而有规律。梅毒螺旋体系厌氧微生物,离开人体不易生存,煮沸、干燥、肥皂水以及一般消毒剂很容易将其杀死,在 41℃环境中可存活 2h,在冰点可存活 1~2d,在-78℃可存活数年。

二、传播途径

梅毒病人是唯一的传染源,病人的皮损、血液、精液、白带、乳汁和唾液中均有梅毒螺旋体存在。性行为是主要传播途径,也可经过胎盘、产道、血液及其制品、非性行为直接接触病变和分泌物、间接接触有传染性的衣物、毛巾、剃刀、餐具等日常用品传播。未经治疗的梅毒病人在感染后 1~2 年内具有强传染性,随着时间的延长,传染性越来越小,感染后 2 年,通过性行为一般无传染性,感染后 4 年以上基本无传染性。

三、分类与分期

根据传播途径梅毒分为获得性(后天)梅毒与胎传(先天)梅毒,根据病程分为早期梅毒和晚期梅毒。

(一)获得性梅毒

1. 早期梅毒 病程在 2 年以内,传染性强,分一期、二期和早期潜伏梅毒。

2. 晚期梅毒 病程在 2 年以上,分三期及晚期潜伏梅毒。

(二)胎传梅毒

1. 早期胎传梅毒 2 岁以内发病。

2. 晚期胎传梅毒 2 岁以后发病。

四、临床表现

(一)获得性梅毒

1. 一期梅毒 梅毒螺旋体侵入人体后,经过 2~4 周的潜伏期,在侵入部位出现红色丘疹、斑丘疹,数日后形成硬结节,结节逐渐坏死,形成溃疡。溃疡圆形或椭圆形,直径 1~2cm,境界清楚,稍高出皮面,上有含大量梅毒螺旋体的少量渗出物,软骨样

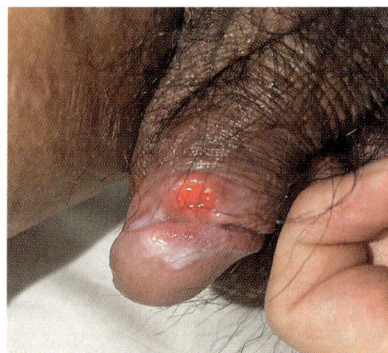

图 22-2　一期梅毒(硬下疳)

硬度,无疼痛,通常为一个。这就是比较典型的硬下疳(chancre)(图 22-2)。硬下疳大多数发生于生殖器部位,男性多在阴茎包皮、冠状沟、系带及龟头,女性多在大小阴唇或子宫颈,不经治疗可在 3~8 周内自然消退,不留瘢痕或遗留暗红色浅表性瘢痕、色素沉着斑。

硬下疳出现 1~2 周后,可出现一侧腹股沟或患处附近淋巴结肿大。肿大的淋巴结较硬,散在不融合,无疼痛及压痛,表面无红热,穿刺液中含有梅毒螺旋体,在硬下疳消退 1~2 个月后自行愈合。

2. 二期梅毒 一期梅毒未经治疗或治疗不彻底,梅毒螺旋体由局部经淋巴系统进入血液,在人体内大量播散后出现全身损害,一般发生在感染后 7~10 周或硬下疳消退后 3~4 周,以皮肤黏膜损害为主,亦可见骨骼、感觉器官及神经的损害。

(1)皮肤黏膜损害:皮损可有斑疹、丘疹、斑丘疹、脓疱、溃疡等,无症状。斑疹是二期梅毒最早

发生的皮肤损害,分布于躯干、肩及四肢屈侧,圆形或椭圆形,玫瑰色或褐红色,直径1~2cm,不融合,一般在2~3周内消退。丘疹也是二期梅毒常见并具有特征性的皮损,呈铜红色,大小不一,表面光滑或有鳞屑,广泛分布于躯干、上下肢、掌跖及面部。斑丘疹常发生于感染后2~4个月,分布全身,下肢比上肢少。掌跖部的斑疹、斑丘疹有领圈样脱屑,具有特征性(图22-3~图22-5)。扁平湿疣好发于肛周、外生殖器等皮肤互相摩擦和潮湿的部位,由表面湿润的扁平丘疹融合而成,稍高出皮面,界限清楚,表面糜烂,内含大量梅毒螺旋体(图22-6)。梅毒性秃发发生较晚,常在6个月后,有很多小而分散的斑片状脱发,呈虫蚀状,主要发生于颞部及头后部,有时可发生弥漫性秃发,外1/3眉毛及体毛也可脱落;脱发为非永久性,及时治疗可再生(图22-7)。

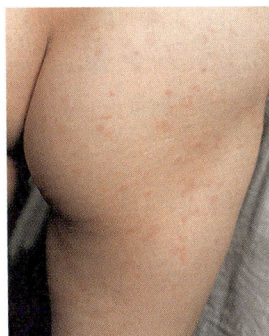

图22-3　二期梅毒(下肢梅毒疹)　　图22-4　二期梅毒(掌梅毒疹)　　图22-5　二期梅毒(跖梅毒疹)

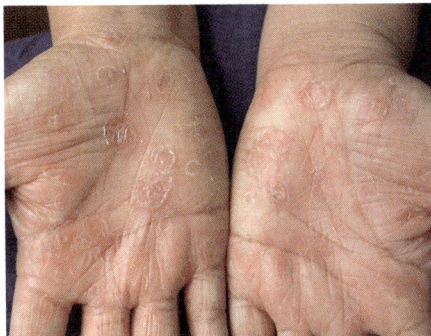

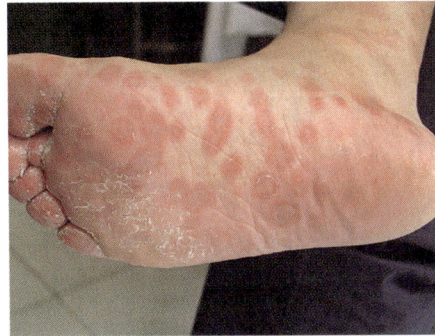

约1/3的二期梅毒病人可发生黏膜损害,典型的损害称为黏膜斑。主要分布于口腔,表现为黏膜红肿,有浅表糜烂,表面扁平,上覆灰白色渗出物,边缘有一暗红色晕。一般无疼痛,有高度传染性。

(2)**骨关节损害**:可发生骨膜炎、关节炎、骨炎、骨髓炎、滑膜炎及腱鞘炎,以前两者为常见。多发生于四肢的长骨和大关节。通常无发热、白细胞增多等全身表现。

(3)**眼损害**:可有虹膜睫状体炎、脉络膜炎、视网膜炎、视神经炎、角膜炎、结膜炎等,以虹膜炎最常见。

图22-6　二期梅毒(肛周扁平湿疣)　　图22-7　二期梅毒(脱发)

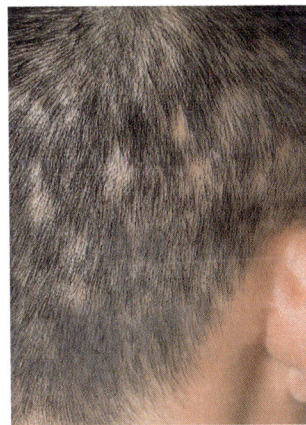

(4)**神经损害**:主要有无症状神经梅毒,但脑脊液有异常变化。也可有梅毒性脑膜炎、脑血管梅毒等。

(5)**多发性硬化性淋巴结炎**:为全身无痛性淋巴结肿大,质硬,孤立,不与皮肤粘连,不破溃。

(6)**内脏梅毒**:少见,可有肝炎、胆管周围炎、肾及胃肠道病变等。

未经治疗或治疗不当的二期梅毒,经过2~3个月后可自行消退。若在1~2年内又重新出现损害,称为二期复发梅毒。常见皮肤黏膜损害,与二期梅毒疹相似,但皮损较大、数目较少、破坏性大。

3. 三期梅毒　早期梅毒(一、二期梅毒)未经治疗或治疗不彻底,病程在2年以上,最长的20年,约40%发生三期梅毒。三期梅毒可侵犯皮肤、软组织、骨骼、内脏等,最主要的是心血管及中枢神

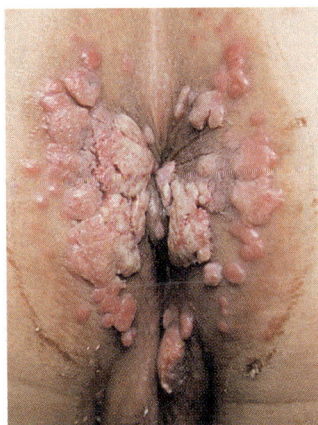

经系统等重要器官的损害,可造成功能障碍和死亡。

（1）**皮肤黏膜损害**：主要有结节性梅毒疹和梅毒性树胶肿,数目少、分布不对称。①结节性梅毒疹:为多数皮下小结节,呈古铜色,分布局限,常见于前额、臀、面、肩部及肩胛间、四肢等处,排列呈环形、蛇形或肾形,有的自然消失或发生浅溃疡,愈后遗留萎缩瘢痕,边缘又可发生新的小结节,症状轻。②梅毒性树胶肿:三期梅毒的标志性皮损,主要发生四肢伸侧、前额、头面部、胸部、小腿、臀部,初起为皮下结节,暗红色,逐渐增大,中心软化坏死,形成特异的肾形或马蹄形溃疡,境界清楚,边缘锐利,基底紫红,有黏稠树胶状分泌物（图 22-8）。可侵犯口腔、鼻黏膜,引起树胶肿舌炎、上腭和鼻中隔穿孔及马鞍鼻。

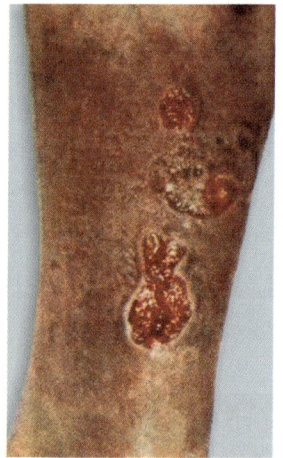

图 22-8　三期梅毒（树胶肿）

（2）**骨损害**：骨膜炎、骨髓炎、骨树胶肿、骨关节炎等。以骨膜炎最常见,常侵犯长骨,其次是骨树胶肿性骨炎,常见于扁骨,可形成死骨及皮肤溃疡。

（3）**眼损害**：间质性角膜炎、虹膜睫状体炎、视网膜炎、脉络炎、视神经炎、视神经萎缩等。

（4）**心血管损害**：见于 10% 未经治疗的病人,多发生在感染后 10~30 年,约 25% 合并神经梅毒,有主动脉炎、主动脉瓣闭锁不全、主动脉瘤、冠状动脉狭窄等。

（5）**神经系统损害**：发生率约 10%,多在感染 3~20 年后发病,主要为脊髓痨及麻痹性痴呆。

（二）胎传梅毒

胎传梅毒是胎儿在母体内通过血行感染所致,不发生硬下疳,常有较严重的内脏损害,对胎儿的健康影响很大,病死率高。

1. **早期胎传梅毒**　病儿常早产,多数发育不良。出生时消瘦、皮肤干燥松弛,似老人貌,有烦躁、声音嘶哑等症状。2 岁以内发病,多数在出生后 3~8 周出现症状,出生时即有梅毒表现,常较严重,预后差。有如下表现。①皮肤黏膜损害:与获得性二期梅毒相似（图 22-9、图 22-10）,有扁平湿疣,口角与肛周放射性皲裂或瘢痕,可有脱发,睫毛及眉毛也可脱落,具有特征性,口腔内有黏膜斑。②梅毒性鼻炎:分泌物呈水样,之后呈黏稠、脓性或血性,哺乳困难,严重时鼻中隔穿孔、鼻背塌陷形成鞍鼻。③骨损害:骨软骨炎、骨膜炎,四肢不能活动,发生梅毒性假瘫。④全身淋巴结、肝、脾常肿大。

2. **晚期胎传梅毒**　2 岁以后发病,损害大致与晚期获得性梅毒相似,绝大部分为无症状感染,不具有传染性。常见眼、骨、神经系统损害及营养不良等,一般不发生心血管梅毒。皮肤黏膜损害

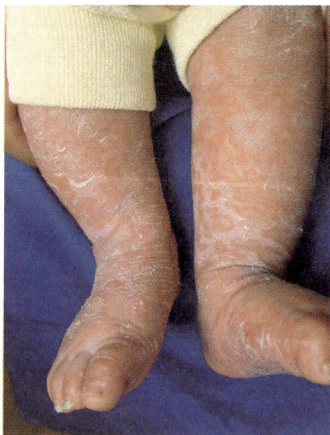

图 22-9　胎传梅毒（下肢皮疹）

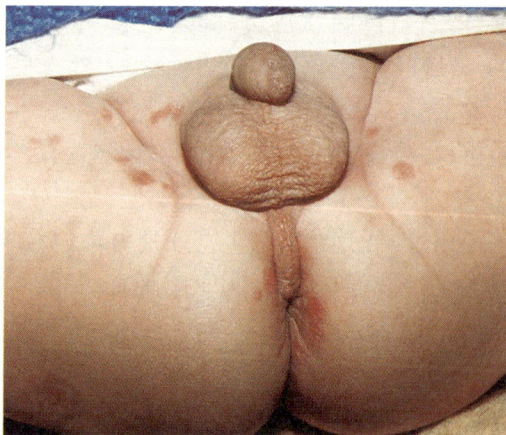

图 22-10　胎传梅毒（会阴皮疹）

以树胶肿为主,可引起上腭、鼻中隔穿孔,形成鞍鼻。眼损害有间质性角膜炎、视网膜炎、脉络膜炎、虹膜炎、视神经萎缩等。骨损害有骨膜炎、骨性树胶肿等。神经系统损害有幼年麻痹性痴呆、幼年型脊髓结核及神经性耳聋等。标志性损害:①哈钦森牙,指门齿游离缘呈半月状缺损,表面宽、基底窄,齿列不齐,间距稀疏。②桑葚齿,指第一臼齿较小,牙尖较低向中偏斜,形如桑葚。③胸锁关节增厚征,指胸骨与锁骨连接处发生骨疣所致。④间质性角膜炎。⑤神经性耳聋,指哈钦森牙、神经性耳聋和间质性角膜炎合称哈钦森三联症。

(三)潜伏梅毒

有梅毒感染史、无症状、梅毒血清反应阳性、脑脊液检查正常者称为潜伏梅毒,分为早期潜伏梅毒和晚期潜伏梅毒。

五、辅助检查

1.**梅毒螺旋体检查**　诊断早期梅毒的重要手段,适用于早期梅毒皮肤黏膜损害如硬下疳、扁平湿疣等皮损内的梅毒螺旋体检查,包括暗视野显微镜检查、镀银染色镜检和核酸检测。

2.**梅毒血清学试验**

(1)**非梅毒螺旋体抗原血清试验**:适于常规实验及大量人群的筛查试验,可做定量试验,用于观察疗效、复发及再感染,包括性病研究实验室试验(VDRL)、血清不加热反应素试验(USR)、快速血浆反应素环状卡片试验(RPR)、甲苯胺红不需加热血清试验(TRUST)等方法。一般效价≥4倍有临床意义。临床可见临床治愈但是效价持续阳性的血清固定现象。

(2)**梅毒螺旋体抗原血清试验**:也称确诊试验,即使病人梅毒已治愈,血清反应仍持续阳性,因此不用于临床观察疗效、复发和再感染,包括荧光螺旋体抗体吸收试验(FTA-ABS)、梅毒螺旋体血凝试验(TPHA)、梅毒螺旋体被动颗粒凝集试验(TPPA)等。

以上两种血清学试验在妊娠和风湿免疫病等情况均可出现假阳性。

知识拓展

前带现象和后带现象

抗原和抗体能发生特异性结合,产生可见的复合物,但是抗原抗体比例合适,才能看见这个现象。如果抗体量远远大于抗原,就看不见复合物,称前带现象。如果抗原量远远大于抗体,也看不见复合物,称后带现象。

3.**脑脊液检查**　用于诊断神经梅毒,包括细胞计数、蛋白定量、VDRL。脑脊液VDRL是神经梅毒的可靠诊断依据,脑脊液白细胞计数是判断疗效的敏感指标。

4.**组织病理检查**　基本变化为血管内皮细胞肿胀、增生的血管内膜炎以及以淋巴细胞、大量浆细胞浸润为主的血管周围炎,晚期梅毒可见上皮样细胞和多核巨细胞浸润形成的肉芽肿。

X线摄片、彩超、CT、MRI检查,用于骨关节梅毒、心血管梅毒和神经梅毒的辅助诊断。

六、诊断与鉴别诊断

梅毒的病程长,表现复杂,可与很多疾病表现相似。因此,必须结合详细病史、典型临床表现及辅助检查进行综合分析,作出诊断。必要时,还需要进行追踪观察、家属调查和试验治疗等辅助方法。

1.**一期梅毒的诊断**　主要根据不洁性交史、2~4周的潜伏期、硬下疳,梅毒螺旋体或梅毒血清试验阳性进行诊断。需与软下疳、固定性药疹等疾病鉴别。

2. 二期梅毒的诊断 主要根据不洁性交史或硬下疳史,病程在2年以内;特征性皮肤黏膜损害;梅毒螺旋体或梅毒血清试验阳性进行诊断。需与玫瑰糠疹、银屑病、多形红斑、尖锐湿疣、药疹、扁平苔藓、毛囊炎等疾病鉴别。

3. 晚期梅毒的诊断 主要根据既往有一期或二期梅毒病史,病程在2年以上;三期梅毒皮肤黏膜损害及晚期心血管梅毒、神经梅毒临床表现;梅毒血清学试验阳性;三期梅毒典型的病理变化;神经梅毒脑脊液检查,淋巴细胞计数$\geq 10 \times 10^6$/L、蛋白量>50mg/dl、VDRL阳性进行诊断。需与皮肤结核、慢性皮肤溃疡、麻风、硬结性红斑、皮肤肿瘤等鉴别。

七、治疗

治疗越早效果越好,剂量必须足够,疗程必须规则,治疗后要追踪观察。梅毒病人的所有性伴都应做相应的检查和治疗。

1. 早期梅毒 ①普鲁卡因青霉素80万 U/d,肌内注射,连续10~15d。②苄星青霉素240万 U,1次/周,分两侧臀部肌内注射,共1~3次。青霉素过敏者可用四环素或红霉素500mg,口服,4次/d,共15d;或多西环素100mg,2次/d,共15d。随访2年,第一年每3个月复查1次,以后每半年复查1次。

2. 晚期梅毒及二期复发梅毒 ①普鲁卡因青霉素80万 U/d,肌内注射,连续20d。②苄星青霉素240万 U,1次/周,两侧臀部肌内注射,共3次。青霉素过敏者可用四环素或红霉素500mg,口服,4次/d,共30d;或多西环素100mg,2次/d,共30d。随访3年,第一年每3个月复查1次,以后半年1次。

3. 心血管梅毒 若有心功能不全,应先治疗,待心功能代偿时,从小剂量开始,以免发生吉-海反应(Jarisch-Herxheimer reaction)。不用苄星青霉素,先用水剂青霉素治疗3d,第1日10万 U,1次肌内注射,第2日10万 U,肌内注射,2次/d,第3日20万 U,肌内注射,2次/d,第4日起普鲁卡因青霉素80万 U/d,肌内注射,15d为1个疗程,共2个疗程,疗程间停药2周。青霉素过敏者可用四环素或红霉素500mg,口服,4次/d,共30d。随访3年,第一年每3个月复查1次,以后半年1次。

4. 神经梅毒 ①水剂青霉素1200万~2400万 U/d,分4~6次静脉滴注,连续10d,继以苄星青霉素240万 U/周,分两侧臀部肌内注射,共3次。②普鲁卡因青霉素240万 U/d,肌内注射,同时口服丙磺舒每次500mg,4次/d,共10~14d,继以苄星青霉素,240万 U/周,肌内注射,共3次。青霉素过敏者可用四环素 次500mg,口服,4次/d,共30d。随访3年,第一年每3个月复查1次,以后半年1次。

5. 妊娠梅毒 普鲁卡因青霉素80万 U/d,肌内注射,共10d,妊娠初3个月及末3个月各1个疗程。青霉素过敏者红霉素剂量与同期非妊娠病人相同,禁用四环素,所生婴儿应该用青霉素补治。随访3年,第一年每3个月复查1次,以后半年1次。

6. 胎传梅毒 早期胎传梅毒,脑脊液异常者:①水剂青霉素10万~15万 U/(kg·d),分2~3次静脉滴注,连续10~14d。②普鲁卡因青霉素5万 U/(kg·d),肌内注射,连续10~14d。脑脊液正常者:苄星青霉素5万 U/(kg·d),肌内注射。晚期胎传梅毒:①水剂青霉素20万~30万 U/(kg·d),分4~6次静脉滴注,连续10~14d。②普鲁卡因青霉素5万 U/(kg·d),肌内注射,连续10~14d。较大儿童的青霉素用量不超过同期成年病人用量。青霉素过敏者可用红霉素10~15mg/(kg·d),分4次口服,共30d,儿童禁用四环素。随访3年,第一年每3个月复查1次,以后半年1次。

吉-海反应

吉-海反应是梅毒病人接受高效抗梅毒螺旋体药物治疗后,梅毒螺旋体被迅速杀死,释放大量异种蛋白,引起的急性变态反应。多在首次用药 24h 内发生,表现为寒战、高热、头痛、呼吸加快、肌肉及骨骼疼痛、皮肤潮红、恶心、心悸、多汗等及原有梅毒加重,严重梅毒病人甚至发生主动脉破裂。泼尼松可预防吉-海反应,通常在驱梅治疗前 1d 开始应用,0.5mg/(kg·d),口服 3d。心血管梅毒的治疗应从小剂量青霉素开始,逐渐增加剂量,直到第 4 天按正常剂量治疗,治疗过程中发生胸痛、心力衰竭加剧或心电图 ST-T 段变化较治疗前明显,应暂停治疗。

八、治愈标准

1. 临床治愈　一期梅毒、二期梅毒及三期梅毒:皮损消退,症状消失。以下情况不影响临床治愈判断:①继发或遗留功能障碍(视力减退等)。②遗留瘢痕或组织缺损(鞍鼻、牙齿发育不良等)。③梅毒皮损愈合或消退,梅毒血清学反应仍阳性。

2. 血清治愈　治疗后 2 年内梅毒血清学反应(非梅毒螺旋体抗原试验)由阳性转变为阴性,脑脊液检查阴性。一期梅毒(硬下疳)初期,血清反应为阴性时已接受足量驱梅治疗,可以不出现阳性反应,这种情况不存在血清治愈的问题。

第二节　淋　病

淋病(gonorrhea)由淋病奈瑟球菌(Neisseria gonorrhoeae)引起的主要发生在泌尿生殖系统的化脓性炎症性性传播疾病,主要通过性行为传播,也可有眼、咽、直肠甚至播散性感染。淋病潜伏期短,传染性强,可导致多种并发症。

一、病因

病原菌为淋病奈瑟球菌(简称淋球菌),属革兰氏阴性双球菌,一般存在于多形核白细胞内,呈卵圆形或肾形,成对排列,直径 0.6~0.8μm,侵袭生殖、泌尿系统黏膜的柱状上皮细胞,在细胞内繁殖而发病(图 22-11)。淋球菌喜潮湿,怕干燥,不耐热,适宜生长温度为 37~38℃,离体后在完全干燥环境下 1~2h 死亡,55℃时 5min 立即死亡,在微湿衣裤、毛巾、被褥中可生存 10~17h,在马桶座垫可存活 18h。一般消毒剂或肥皂液均能使其迅速死亡。

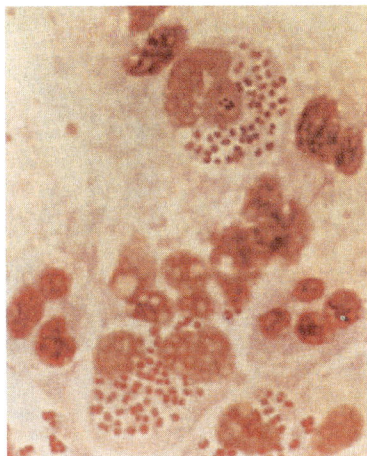

图 22-11　淋病奈瑟球菌

二、传播途径

人是淋球菌的唯一天然宿主,轻症病人或无症状的淋球菌携带者是重要的传染源。淋病主要通过性行为,特别是性交传播,也可因接触含淋球菌的分泌物及其污染的衣裤、床上用品、毛巾、浴盆、马桶等日常用品传播,患淋病孕妇分娩时通过产道传播。

三、临床表现

淋病可发生于任何年龄,以中青年多见,潜伏期一般为 2~10d,平均 3~5d。

1. 男性淋病 最常见,初期为尿道口红肿,瘙痒,轻微刺痛,有少量稀薄透明黏液流出。24h后症状、体征迅速加剧,出现典型化脓性尿道炎症状,即尿痛、尿急、尿频,少数可有全身不适如发热、食欲减退、头痛等症状,尿道口红肿、有深黄色或黄绿色黏稠脓性分泌物(图22-12)。若不治疗,随着时间推移,症状逐渐减轻或消失,也可继发其他并发症。约20%的病人可无表现,成为带菌者。

淋菌性尿道炎反复发作形成瘢痕,引起尿道狭窄。感染蔓延可引起前列腺炎、精囊炎、输精管炎和附睾炎,输精管阻塞可导致不育。①淋菌性前列腺炎:主要为急性前列腺炎,出现发热、寒战、会阴坠胀、疼痛不适,前列腺肿胀、压痛及排尿困难;慢性者一般无明显症状,起床后第一次排尿时可见尿道口被分泌物痂膜封盖。②淋菌性精囊炎:急性时有发热、尿频、尿痛,终末尿浑浊并带血,直肠指检可触及肿大的精囊,有剧痛;慢性者无症状,直肠指检可触及发硬精囊。③淋菌性附睾炎:多为单侧,主要表现为发热、阴囊发红、附睾疼痛和肿胀,同侧腹股沟和下腹部有放射性抽痛,尿液常浑浊。

2. 女性淋病 60%的病人无症状或症状较轻,好发于宫颈、尿道。淋菌性宫颈炎病人有阴道分泌物异常或增多,外阴和阴道内刺痒及烧灼感,偶有下腹部坠痛、隐痛及腰痛;宫颈不同程度红肿、糜烂、触痛和大量黏稠黄绿色脓性分泌物。淋菌性尿道炎、尿道旁腺炎表现为尿频、尿急、尿痛及烧灼感,尿道口红肿、排出脓性分泌物,症状通常比男性淋菌性尿道炎轻。前庭大腺炎表现腺体开口处红肿、疼痛,严重者形成脓肿。

如果感染未及时控制,淋球菌上行可并发盆腔炎、子宫内膜炎、输卵管炎、盆腔腹膜炎及肝周炎等,表现为发热、下腹疼痛、性交痛、不正常子宫出血、双侧附件压痛及子宫颈黏液脓性分泌物增多等。病人因炎症后输卵管阻塞可继发不孕或宫外孕。

由于阴道上皮发育不全等原因,幼女更易被淋球菌感染。幼女淋病表现为弥漫性外阴阴道炎,可有阴道、尿道、外阴的红肿、糜烂、溃疡、疼痛,尿痛,阴道有脓性分泌物(图22-13),部分可累及肛门、直肠。多数为接触患病父母的分泌物或受污染物感染。

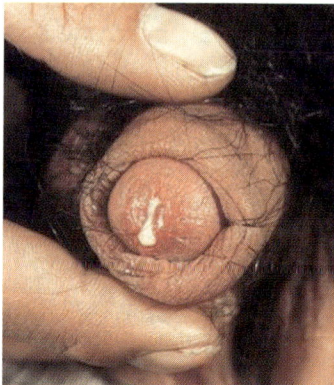

图 22-12 淋菌性尿道炎

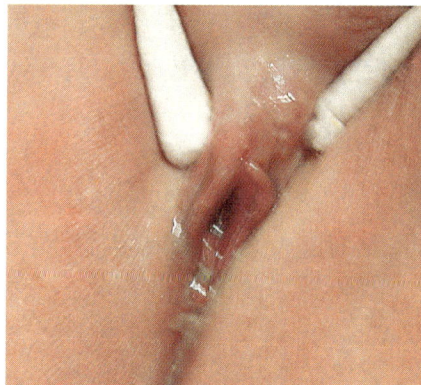

图 22-13 幼女淋病

3. 淋菌性肛门直肠炎 主要见于男性同性恋有肛交史者。多数无临床表现,可有肛门瘙痒、灼热感、黏液样脓性分泌物或少量出血。重者可有里急后重、黏液脓血便、局部疼痛,检查可见局部红肿、糜烂,有黏液、脓性或血性分泌物。

4. 淋菌性咽炎 主要见于口交者,多无临床表现,少数表现为急性咽炎、急性扁桃体炎,见咽干、咽痛。检查可见咽部黏膜充血,扁桃体红肿,有脓性分泌物附于咽壁,颈部淋巴结可肿大。

5. 淋菌性结膜炎 多见于新生儿,淋病产妇分娩时通过产道传染引起。多在出生后2~5d发病,一般为双侧。表现为眼睑红肿、结膜充血,有大量黄白色黏稠脓性分泌物自眼睑溢出,若治疗不及时,可致角膜浑浊、溃疡,甚至穿孔、失明(图22-14)。成人淋菌性结膜炎多因自我接种、接触分泌物污染的物品引起,多见于男性,与病人排尿后不洗手等不良卫生习惯有关(图 22-15)。

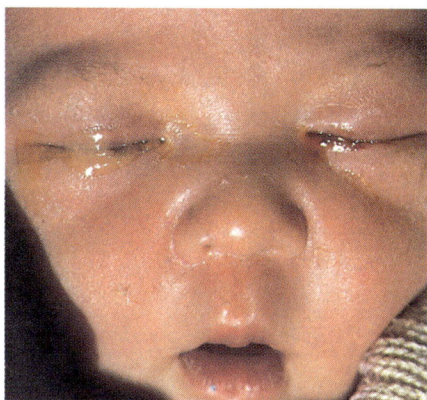

图 22-14　新生儿淋菌性眼炎　　　　图 22-15　成人淋菌性眼炎

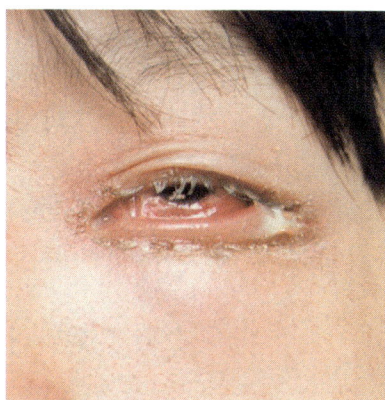

6.播散性淋病　很少见,多数发生在月经期或妊娠中后期妇女,淋球菌通过血行播散发生菌血症、败血症,多脏器受累,产生化脓性炎症,可出现相应的局部症状及较严重的全身症状。表现有高热、寒战、关节痛、皮损等。主要引起关节炎、腱鞘炎、脑膜炎、心内膜炎、心包炎、胸膜炎、肺炎、肝炎等,严重时可以致命。

四、实验室检查

1.淋球菌直接镜检　多形核细胞内见革兰氏阴性双球菌为阳性,适用于男性无并发症淋病的诊断,不适用于咽、直肠、宫颈的诊断。

2.淋球菌培养　为淋病的确诊试验。

3.核酸检测　敏感性高于培养,适用于各种类型临床标本的检测。

五、诊断与鉴别诊断

根据病史、临床表现和实验室检查可诊断,需与非淋菌性尿道炎、念珠菌性尿道炎及滴虫性尿道炎进行鉴别(表 22-1)。

表 22-1　淋菌性尿道炎的鉴别诊断

	淋菌性尿道炎	非淋菌性尿道炎	念珠菌性尿道炎	滴虫性尿道炎
潜伏期	3~5d	1~3 周	不定	不定
尿道刺激症状	多见	轻或无	无	无
全身症状	偶见	无	无	无
尿道分泌物	量多呈脓性	量少或无,多为浆液性稀薄黏液	量大、黏稠、黄色,或乳酪样	量大、脓性、黄色,稀薄泡沫状
病原体	淋球菌	沙眼衣原体	白念珠菌	阴道毛滴虫

六、治疗

应遵循及时、足量、规则的用药原则,根据不同的病情采用相应的治疗方案。在症状发作前或确诊前 2 个月内与病人有性接触的所有性伴侣,都应做淋球菌和沙眼衣原体感染的相关检查和治疗。治疗后应进行随访。

1.无并发症淋病　头孢曲松 1g,肌内注射或静脉给药,单次给药;或大观霉素 2g(宫颈炎 4g),

肌内注射,单次给药。如果沙眼衣原体感染不能排除,加上抗沙眼衣原体感染药物。

2.有并发症淋病 头孢曲松 1g,肌内注射或静脉给药,每日 1 次,共 10d;或大观霉素 2g,肌内注射,每日 1 次,共 10d。

3.其他淋病 淋菌性咽炎和直肠炎,可用头孢曲松 250~500mg,一次肌内注射。淋菌性结膜炎,成人采用头孢曲松 1g,肌内注射,1 次/d,共 3d;新生儿采用头孢曲松 25~50mg/(kg·d)(一次不超过 125mg)肌内注射,局部用盐水冲洗。

治愈标准:治疗结束后 2 周内,在无性行为情况下符合以下标准为治愈:症状和体征全部消失,在治疗结束后 4~7d 淋球菌涂片和培养均阴性。

第三节 非淋菌性尿道炎

非淋菌性尿道炎(non-gonococcal urethritis,NGU)是指淋病奈瑟球菌以外的病原体感染引起的尿道炎症性性传播疾病,是常见的性传播疾病之一。

一、病因与传播途径

病原体主要为沙眼衣原体(chlamydia trachomatis,CT),部分非淋菌性尿道炎尚不能明确病原体。沙眼衣原体是一类在细胞内寄生的微生物,大小 250~450nm,不耐热,在室温下迅速丧失其传染性,加温至 50℃,30min 即可将其杀死。但是耐寒,−70℃下能存活数年。沙眼衣原体致病机制尚不明朗,可能涉及衣原体热休克蛋白作为致敏原引起的宿主自身免疫应答、衣原体复制的组织损害和炎症反应以及宿主细胞破坏的坏死产物等产生的综合影响。

非淋菌性尿道炎主要经性行为,特别是性交直接接触传播,也可经非性行为直接接触、间接接触日常用品传播。

二、临床表现

潜伏期数日至数月,平均 1~3 周。

1.男性尿道炎 与淋菌性尿道炎相似,但较轻。常见有尿道不适、刺痒、灼痛或灼热感,少数有尿频、尿痛、尿道口轻度红肿。尿道有浆液或黏液脓性分泌物,稀薄,量少,自行流出者很少,可挤出少量脓液,晨起时尿道口常有少量分泌物或痂膜(图 22-16)。约 1/3 病人可无症状,易被忽视或误诊。

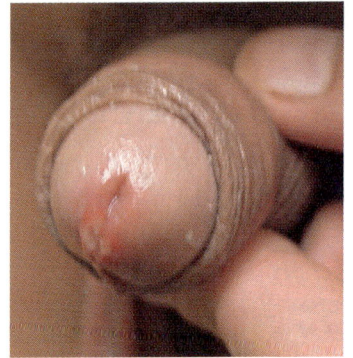

图 22-16 非淋菌性尿道炎

未经治疗或治疗不当的非淋菌性尿道炎常引起并发症,常见的有 3 点。①附睾炎:多为急性、单侧性,阴囊发红、肿胀、热、疼痛,附睾肿胀、有明显触痛。②前列腺炎:较为隐匿,起病慢,尿道、会阴部不适、坠胀或钝痛感。③莱特尔(Reiter)综合征:表现为尿道炎、结膜炎、关节炎三联征。

2.女性泌尿生殖道炎 主要累及子宫颈,主要表现为白带增多、色黄,有时有腥味,子宫颈红肿、糜烂,有接触性出血,多数病人无临床表现或表现轻微。少数病人出现尿道炎,症状不明显,可有尿道灼热、尿频、排尿困难、轻度尿痛,尿道口轻度红、肿,有少量分泌物。并发症有盆腔炎、前庭大腺炎、输卵管炎、子宫内膜炎、宫外孕、不育症等,甚至肛周炎。

非淋菌性尿道炎病人可通过肛交引起直肠炎,口交引起咽部感染,分娩引起新生儿结膜炎、肺炎。

三、实验室检查

1.分泌物涂片 取男性尿道分泌物或女性宫颈分泌物涂片,革兰氏染色,淋球菌阴性,可见多形核白细胞。油镜下,男性平均每个视野多形核白细胞>5个,女性平均每个视野多形核白细胞>10个有诊断意义。

2. 尿沉渣涂片 取晨尿或排尿间隔 3~4h 的尿沉渣涂片,在高倍镜下平均每个视野多形核白细胞>15个有诊断意义。

3. 病原体检测 衣原体细胞培养、抗原检测、核酸检测。

四、诊断与鉴别诊断

根据病史、临床表现、分泌物检查可见多形核白细胞及病原体检测阳性,淋球菌阴性可明确诊断。需与淋球菌尿道炎、生殖器念珠菌病、阴道毛滴虫病、生殖器疱疹等鉴别。

五、治疗

早期治疗,用药足量、足疗程。选择喹诺酮类、四环素类、大环内酯类抗生素,孕妇禁用四环素类及喹诺酮类,可用红霉素、阿奇霉素。病人出现症状或确诊前 2 个月内的所有性伴均需要检查和治疗。病人及其性伴在完成疗程前应避免性行为。

多西环素 100mg,口服,2 次/d,连服 10~14d;阿奇霉素第一日 1g,一次顿服,以后 0.5g/d,共3d;红霉素 500mg,口服,4 次/d,连服 10~14d;氧氟沙星 300mg,口服,2 次/d,连服 10d;米诺环素100mg,口服,2 次/d,连服 10~14d。

治愈标准:症状消失,无尿道分泌物,尿沉渣无白细胞,分泌物涂片检测沙眼衣原体阴性,一般不做病原体培养。

第四节 尖锐湿疣

尖锐湿疣(condyloma acuminatum,CA)是由人乳头瘤病毒(human papilloma virus,HPV)引起的性传播疾病,又称生殖器疣,主要发生在生殖器、会阴和肛门部位,主要通过性行为传播,也可通过接触被污染的日常用品如内衣裤、毛巾、浴盆和坐便器等间接接触传播。

一、病因与发病机制

病原体为人乳头瘤病毒,是一种小 DNA 病毒,能引起人体皮肤和黏膜的鳞状上皮增殖。现已分离出 100 型以上的 HPV,其中侵犯泌尿生殖系统的有 20 个型以上,引起尖锐湿疣的主要是HPV-6、11 型。HPV 可感染免疫功能正常和免疫功能受抑制者的皮肤和黏膜,尤其易侵犯免疫功能低下者。HPV 易在潮湿温热环境下生存繁殖,对冷冻、干燥和乙醚耐受性强。

二、临床表现

潜伏期一般 1~8 个月,平均为 3 个月。好发于外生殖器部位皮肤黏膜交界处,男性多见于冠状沟、包皮系带、龟头、尿道口、阴茎、肛门和直肠远端等部位,女性多见于大小阴唇、阴道口、阴道、宫颈、尿道等部位,偶见发生于肛门生殖器以外部位如口腔、腋窝、脐窝、乳房和趾间。皮损初起为柔软疣状淡红色小丘疹,以后逐渐增大,数量增多,表面凸凹不平。若继续增大,融合形成乳头状、鸡冠状、菜花状增生物,呈灰白色或粉红色,可因摩擦或浸渍而发生糜烂、溃疡,有渗出、出血或感染,少数过度增生形成巨大尖锐湿疣(图 22-17~图 22-19)。妊娠期尖锐湿疣生长快,治疗后易复发,可能与雌激素有关。一般无症状,少数出现瘙痒、灼痛、异物感等。

临床上有一部分肉眼不能辨认的尖锐湿疣称 HPV 亚临床感染,表现为弥漫性上皮增生灶,用醋酸白试验可证实。

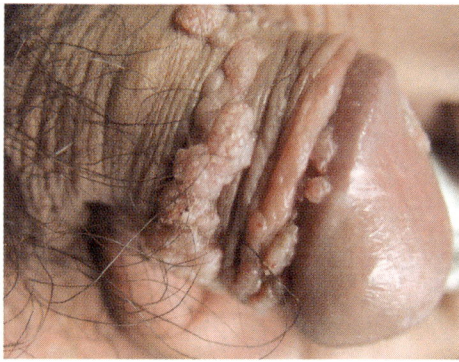

图 22-17 尖锐湿疣(冠状沟)　　图 22-18 尖锐湿疣(阴道口)　　图 22-19 巨大尖锐湿疣

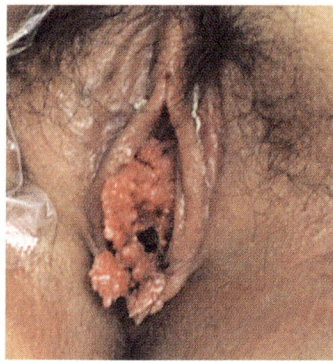

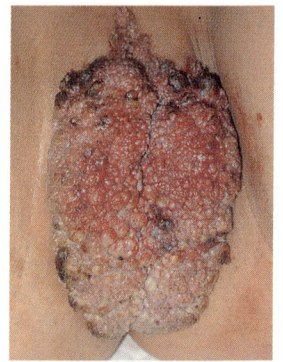

三、辅助检查

1.**醋酸白试验**　3%~5% 的醋酸溶液涂在皮损上,3~5min 内见均匀一致的变白区域为阳性反应,常有假阴性和假阳性。

2.**组织病理检查**　出现凹空细胞为特征。

3.**核酸扩增试验**　可检测可疑标本中的 HPV 并进行型别鉴定。

四、诊断与鉴别诊断

根据病史、临床表现,结合醋酸白试验、病理检查可诊断。应与扁平湿疣、假性湿疣、阴茎珍珠状丘疹、阴茎系带旁腺增生、皮脂腺异位症、生殖鳞状细胞癌等鉴别。

扁平湿疣为二期梅毒的特征性皮损,发生在生殖器的暗红色浸润性扁平丘疹,表面糜烂渗液,含有大量梅毒螺旋体,梅毒血清反应强阳性。假性湿疣主要发生在青年女性小阴唇内侧,对称分布不融合,绒毛状小丘疹,触之柔软,表面光滑,淡褐色或淡红色,醋酸白试验阴性。阴茎珍珠状丘疹多见于青壮年,表现为沿冠状沟排列成一行或数行、互不融合的珍珠样小丘疹,无症状,醋酸白试验阴性。阴茎系带旁腺增生为系带旁白色或淡红色小丘疹,光滑,醋酸白试验阴性。

五、治疗

治疗目的是根除尖锐湿疣,消除症状,防止感染进一步扩散。一般近期疗效显著,复发率很高,多数病人需要长时间、多次治疗才可达到理想目标,应拟定详尽治疗计划并尽量增强病人的依从性。

1.**物理治疗**　包括激光、冷冻、电灼、微波等可酌情使用,妊娠病人接受物理治疗可能诱发流产。

2.**光动力治疗**　外敷光敏剂后再以半导体或氦氖激光照射疣体,每 1~2 周治疗一次。

3.**外用药物治疗**　可选用鬼臼毒素、咪喹莫特和水杨酸,前两者孕妇忌用。

巨大疣体可手术切除,内用药物治疗可选用胸腺素、转移因子等。

第五节　生殖器疱疹

生殖器疱疹(genital herpes)是由单纯疱疹病毒(herpes simplex virus,HSV)引起的一种常见的慢性复发性性传播疾病,大多数通过性行为传播,新生儿可通过产道传染。

一、病因与发病机制

单纯疱疹病毒可分为 HSV-Ⅰ 和 HSV-Ⅱ 两个亚型,人是疱疹病毒的自然宿主。HSV-Ⅰ 主要引起口唇疱疹、咽炎、角膜结膜炎和散发性脑炎;HSV-II主要引起生殖器疱疹,是生殖器疱疹的主要病原体(占90%)。HSV感染人体后首先在表皮角质形成细胞内复制,引起表皮局灶性炎症和坏死,出现原发感染或亚临床感染;由于HSV病毒具有嗜神经性,可沿感觉或自主神经末梢由轴索移行至神经节或神经根内的神经元中,形成潜伏感染。HSV-II多潜伏在腰骶神经节,当人体抵抗力降低或某些诱发因素作用可使潜伏病毒激活而复发。

二、临床表现

好发于15~45岁男女,主要发生在生殖器及会阴部,男性多见于包皮、龟头、冠状沟和阴茎等处,女性多见于大小阴唇、阴阜、阴蒂、子宫等处,少见部位为肛周、腹股沟、股臀部及阴囊;男性同性恋者常见肛门、直肠受累。可分为原发性、复发性和亚临床型三种类型。

1. **原发性生殖器疱疹** 潜伏期3~14d,平均6d,皮损表现为成簇或散在的丘疹、丘疱疹、水疱,2~4d后破溃形成糜烂或浅溃疡,后结痂自愈(图22-20、图22-21)。有疼痛、瘙痒、烧灼感,常伴腹股沟淋巴结肿痛、发热、头痛、乏力等全身症状。病程一般为2~3周。

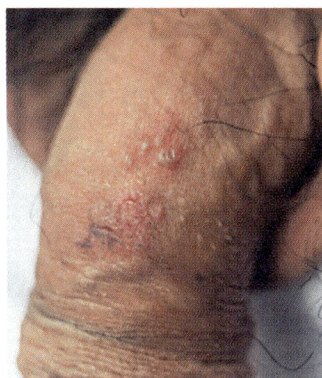

图 22-20　男性生殖器疱疹　　图 22-21　女性生殖器疱疹

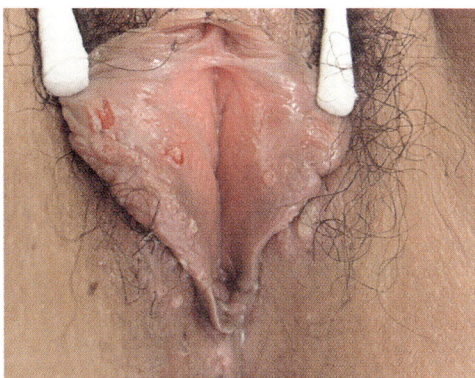

2. **复发性生殖器疱疹** 在原发性生殖器疱疹皮损消退后的1~4个月内发生,多发生在原发部位。皮损类似原发性生殖器疱疹,但病情较轻,病程较短,发生前常有前驱症状,如局部烧灼感、针刺感或感觉异常等,病程一般为7~10d,可间隔2~3周或月余复发多次。男性同性恋者可累及肛门、直肠,有局部疼痛、便秘、里急后重、肛周溃疡等,乙状结肠镜检可见直肠下段黏膜充血、出血和溃疡。

3. **亚临床型生殖器疱疹** 50%的HSV-I感染者和70%~80%的HSV-II感染者缺乏典型临床表现,是生殖器疱疹主要传染源,不典型皮损可表现为生殖器部位的微小裂隙、溃疡等,易被忽略。

妊娠期生殖器疱疹可造成胎儿宫内发育迟缓、流产、早产,甚至死产,产道分娩也可引起胎儿感染。

三、实验室检查

1. **细胞培养** 可采用细胞培养法分离并鉴定HSV。
2. **抗原检测** 包括酶联免疫吸附试验或免疫荧光试验检测HSV抗原。
3. **核酸检测** 多采用HSV实时荧光PCR法。
4. **血清学试验** 检测IgM和IgG抗体。由于不同试剂的敏感度和特异度相差较大,血清抗体检测结果目前不能作为生殖器疱疹确诊的依据。

四、诊断与鉴别诊断

根据病史和临床表现可诊断,有条件和必要时通过实验室检查确诊。需与一期梅毒、软下疳、带状疱疹、固定性药疹、白塞病、接触性皮炎等疾病鉴别。

五、治疗

治疗与单纯疱疹相似。

1. 内用药物治疗 ①原发性生殖器疱疹:阿昔洛韦 200mg,口服,5 次/d,连服 7~10d;伐昔洛韦 1 000mg,口服,3 次/d,连服 7d。②复发性生殖器疱疹:最好在出现前驱症状或损害出现 24h 内开始治疗,阿昔洛韦 200mg,口服,5 次/d,连服 5d;伐昔洛韦 1 000mg,口服,1 次/d,连服 5d。频繁复发(一年至少 6 次以上)者,阿昔洛韦 400mg,口服,2 次/d;伐昔洛韦 300mg,口服,1 次/d,一般服用 4~12 个月。继发细菌感染时应加用抗生素。

2. 外用药物治疗 可用 3% 阿昔洛韦软膏、1% 喷昔洛韦乳膏、酞丁胺霜等。保持患处清洁、干燥。

第六节 艾 滋 病

艾滋病是获得性免疫缺陷综合征(acquired immunodeficiency syndrome,AIDS)的简称,是由人类免疫缺陷病毒(human immunodeficiency virus,HIV)引起的以严重免疫缺陷为主要特征的性传播疾病,主要通过性行为传播,血液及其制品、胎盘也是重要传播途径。HIV 主要侵犯和破坏辅助性 T 淋巴细胞(CD4$^+$ T 淋巴细胞),使机体细胞免疫功能受损,最后发生严重的机会性感染和肿瘤。

一、病因

病原体是人类免疫缺陷病毒。HIV 是一种单链 RNA 病毒,属反转录病毒科、慢病毒亚科,目前已知有 HIV-1 和 HIV-2 两个血清型,均可引起艾滋病。HIV-1 分布于世界各地,HIV-2 主要分布于西非。HIV 呈球形或卵形,直径 90~120nm,外层为类脂包膜,表面有齿样突起,内有圆柱状核心,由两条完全相同的病毒 RNA 链、RNA 反转录酶、DNA 聚合酶和结构蛋白组成。病毒包膜含糖蛋白 gp120 和 gp41,gp120 为外膜蛋白,gp41 为透膜蛋白,均起协助 HIV 进入宿主细胞的作用,核衣壳蛋白由 p17、p24、p6 和 p7 构成(图 22-22)。

HIV 对外界抵抗力较弱,对热敏感,56℃ 30min 能被灭活,常用的漂白粉、2% 戊二醛、4% 甲醛、0.2% 次氯酸钠、50% 乙醚、0.5% 甲酚皂溶液等均可使 HIV 迅速灭活,但 HIV 对紫外线及 γ 射线不敏感。

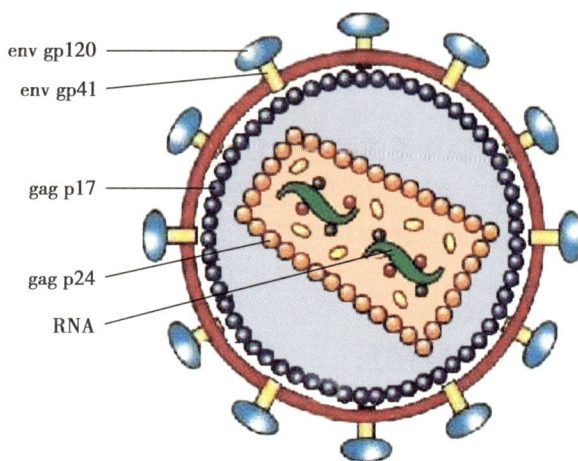

图 22-22 人类免疫缺陷病毒结构模式图

二、发病机制

HIV 既有嗜淋巴细胞性又有嗜神经性,主要感染 CD4$^+$ T 淋巴细胞,也能感染单核巨噬细胞、B 淋巴细胞、小胶质细胞和骨髓干细胞等。在 HIV 直接和间接作用下,CD4$^+$ T 细胞功能受损和大量破坏,导致细胞免疫缺陷,其他免疫细胞也有不同程度受损,因而容易并发严重的机会性感染和肿瘤。

HIV 感染导致 CD4⁺T 淋巴细胞下降的主要原因:①HIV 引起 CD4⁺T 淋巴细胞凋亡或焦亡。②HIV 复制所造成的直接杀伤作用,包括病毒出芽时引起细胞膜完整性改变等。③HIV 复制所造成的间接杀伤作用,包括炎症因子的释放或免疫系统的杀伤作用。④HIV 感染导致胸腺组织的萎缩和胸腺细胞的死亡等。HIV 引起的免疫异常除了 CD4⁺T 淋巴细胞数量减少,还包括 CD4⁺T 淋巴细胞、B 淋巴细胞、单核巨噬细胞、NK 细胞和树突状细胞的功能障碍和异常免疫激活。

三、传染源和传播途径

传染源为 HIV 感染者和艾滋病病人。HIV 主要存在于传染源的血液、精液、阴道分泌物、胸腔积液、腹水、脑脊液、羊水和乳汁等体液中。高风险人群主要有男男同性性行为者、静脉注射毒品者与 HIV/艾滋病病人有性行为者、多性伴人群。

传播途径主要是性行为,还可通过含 HIV 的血液及其制品、胎盘、产道、乳汁、HIV 携带者的组织器官、人工授精、HIV 污染的针头和刀具等。

四、临床表现

潜伏期较长,一般 2~10 年,根据临床经过可分为 3 个阶段。

1. **急性 HIV 感染** 原发 HIV 感染后 1~3 周可出现发热、全身不适、头痛、咽痛、厌食、恶心、肌痛、关节痛、皮损和淋巴结肿大等表现,症状轻微,一般持续 2~3 周自然消失。在血清中可检出 HIV 及 p24 抗原。CD8⁺T 淋巴细胞增多导致 CD4⁺/CD8⁺比例倒置,可有血小板减少。从病人感染 HIV 到形成血清抗体所需时间称为"窗口期",一般在 3 周左右。

2. **无症状 HIV 感染** 可由原发 HIV 感染或急性感染症状消失后延伸而来,临床上无任何症状,少数有持续全身淋巴结肿大,血清中能检出 HIV 以及 HIV 核心蛋白和包膜蛋白的抗体,具有传染性。此期可持续 2~10 年或更久。

3. **艾滋病期** 临床表现复杂,血清抗 HIV 抗体阳性,CD4⁺T 淋巴细胞数下降至($0.2~0.4$)×10^9/L 以下。

(1)**全身性表现**:发热、乏力、盗汗、厌食、体重下降、慢性腹泻及易感冒等,除全身浅表淋巴结肿大外,并可有肝脾大,也称艾滋病相关综合征(图 22-23)。

(2)**呼吸系统表现**:70%~80% 的艾滋病病人可经历一次或多次肺孢子菌肺炎,主要表现为慢性咳嗽、短期发热、呼吸急促、发绀和动脉氧分压降低。胸部 X 线检查示间质性肺炎。在机会性感染死亡病例中,约一半死于肺孢子菌肺炎。此外

图 22-23 艾滋病(颈部淋巴结肿大)

巨细胞病毒、疱疹病毒、鸟型分枝杆菌、军团菌、念珠菌、隐球菌、弓形虫等均可引起肺部感染。卡波西肉瘤也常侵犯肺部。

(3)**消化系统表现**:口腔、食管的念珠菌及疱疹病毒和巨细胞病毒感染较常见,表现为口腔、食管的炎症和溃疡,常有吞咽痛和胸骨后烧灼感(图 22-24)。胃肠黏膜常受疱疹病毒、隐孢子虫、鸟分枝杆菌和卡波西肉瘤侵犯,表现为腹泻和体重减轻。同性恋病人常有肛周疱疹病毒感染和疱疹性直肠炎。肝脏也常因鸟分枝杆菌、隐孢子虫和巨细胞病毒感染而出现肝大和血清转氨酶水平升高。

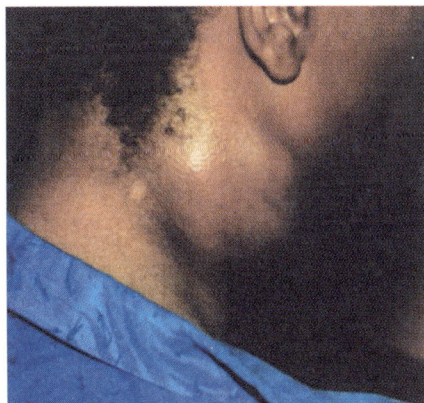

（4）**神经系统表现**：30%~70% 病人有神经系统症状。①机会性感染,如隐球菌脑膜炎、脑弓形虫病、进行性多灶性脑白质炎、巨细胞病毒脑炎及吉兰-巴雷综合征等。②肿瘤,如原发中枢淋巴瘤和转移性淋巴瘤等。③原发 HIV 感染,如艾滋病痴呆综合征、无菌性脑膜炎等,表现为头晕、头痛、幻觉、癫痫、进行性痴呆、痉挛性共济失调及肢体瘫痪等。

（5）**皮肤黏膜损害**：超过 90% 的 HIV 感染者可出现皮肤黏膜损害,皮损可发生于病程中的任何阶段,许多艾滋病病人可以皮肤损害为首发表现,且较一般病人重,治疗难以起效。①非感染性皮损:皮损多形性,可有类似脂溢性皮炎、鱼鳞病、银屑病、玫瑰糠疹、毛发红糠疹、荨麻疹、斑秃、多形红斑、毛细血管扩张症等疾病的皮损。②感染性皮损:有带状疱疹、单纯疱疹、疣、巨细胞病毒感染等病毒感染性皮肤病和性病皮损,隐球菌病、口腔念珠菌病、浅部真菌感染等真菌感染性皮肤病和性病皮损,严重毛囊炎、疖、脓疱疮、分枝杆菌感染等细菌感染性皮肤病和性病皮损。③肿瘤:有卡波西肉瘤、淋巴瘤、鳞状细胞癌、鲍温样丘疹病、基底细胞癌、恶性黑色素瘤等。卡波西肉瘤常侵犯下肢皮肤和口腔黏膜,而出现紫红色或紫蓝色浸润斑或结节,表面常出现溃疡(图 22-25)。

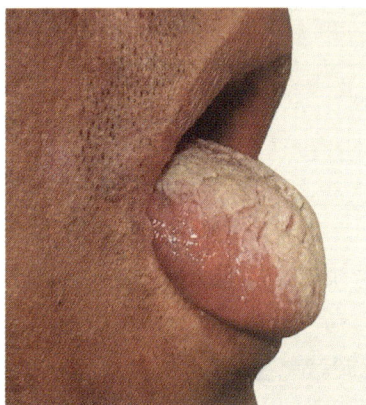

图 22-24　艾滋病(毛状黏膜白斑)　　图 22-25　艾滋病(卡波西肉瘤)

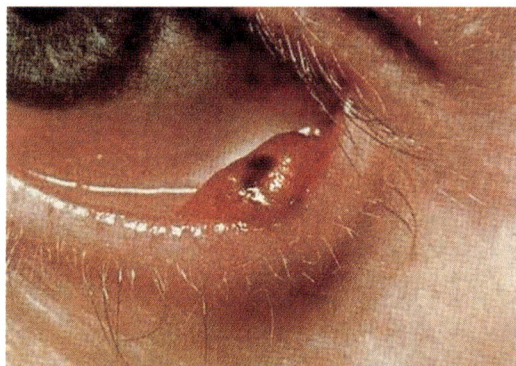

此外,眼部受累亦较常见,有巨细胞病毒性视网膜炎、弓形虫视网膜脉络膜炎和眼部卡波西肉瘤等。血液系统常见有贫血、粒细胞及血小板减少、非霍奇金淋巴瘤等。心血管系统可有心肌炎、心内膜炎、心包炎及动脉瘤形成等。20%~50% 的艾滋病病人发生肾损害,机会性感染是引起肾损害的主要因素,HIV 本身也可引起肾损害,导致 HIV 相关肾病,临床上有蛋白尿、氮质血症等表现。

五、实验室检查

1. **HIV 病毒相关检测**　HIV 抗体检测、HIV 核酸定性和定量检测、CD4$^+$ T 淋巴细胞计数、HIV 耐药检测等。HIV-1/2 抗体检测是 HIV 感染诊断的金标准,HIV 核酸检测(定性和定量)也用于 HIV 感染诊断。HIV 抗体检测包括筛查试验和补充试验,HIV 补充试验包括抗体补充试验(抗体确证试验)和核酸补充试验(核酸定性和定量检测)。HIV 核酸定量和 CD4$^+$ T 淋巴细胞计数是判断疾病进展、临床用药、疗效和预后的两项重要指标。HIV 耐药检测可为治疗方案的选择和更换提供指导。

2. **免疫缺陷检测**　外周血淋巴细胞计数$<1 \times 10^9$/L,CD4$^+$ T 淋巴细胞计数$<0.2 \times 10^9$/L,CD4$^+$/CD8$^+$比值<1。

六、诊断

HIV/AIDS 的诊断需结合流行病学史、临床表现和实验室检查等进行综合分析，慎重作出诊断。实验室检查符合下列一项即可诊断：①HIV 抗体筛查试验和补充试验阳性（抗体补充试验阳性或核酸定性检测阳性或核酸定量>5 000copies/ml）；②分离出 HIV。

1. 急性 HIV 感染　近期有流行病学史和临床表现，结合实验室检查，HIV 抗体由阴性转阳性即可诊断；或仅根据实验室检查，HIV 抗体由阴性转为阳性即可诊断。

2. 无症状 HIV 感染　有流行病学史，结合 HIV 抗体阳性即可诊断；或仅实验室检查 HIV 抗体阳性即可诊断。

3. 艾滋病　有流行病学史，实验室检查 HIV 抗体阳性，加下述任何一项，即可诊断。或者 HIV 抗体阳性，CD4$^+$T 淋巴细胞数<200 个/μL，也可诊断为艾滋病。①原因不明持续不规则发热 38℃，>1 个月。②腹泻（排便次数多于 3 次/d），超过 1 个月。③6 个月内体重下降 10% 以上。④反复发作的口腔真菌感染。⑤反复发作的单纯疱疹或带状疱疹病毒感染。⑥肺孢子菌肺炎。⑦反复发作的细菌性肺炎。⑧活动性肺结核或非结核分枝杆菌病。⑨深部真菌感染。⑩中枢神经占位性病变。⑪中青年人出现痴呆。⑫活动性巨细胞病毒感染。⑬弓形虫脑病。⑭马尔尼菲青霉病。⑮反复发作的败血症。⑯皮肤黏膜或内脏的卡波西肉瘤、淋巴瘤。

七、治疗

艾滋病尚无特效的治疗方法，可采取综合治疗，即抗病毒、控制机会性感染和抗肿瘤治疗等。

（一）抗病毒药物

目前有六大类 30 多种药物，分别为核苷类反转录酶抑制剂、非核苷类反转录酶抑制剂、蛋白酶抑制剂、整合酶抑制剂、融合抑制剂及 CCR5 抑制剂。

核苷类反转录酶抑制剂主要有齐多夫定、拉米夫定、替诺福韦、恩曲他滨。非核苷类反转录酶抑制剂主要有奈韦拉平、依非韦伦。蛋白酶抑制剂主要有沙奎那韦、利托那韦。整合酶抑制剂主要有多替拉维、拉替拉维。融合抑制剂如恩福韦肽。CCR5 抑制剂如马拉维罗。

初治推荐方案为 2 种核苷类反转录酶抑制剂类骨干药物联合第三类药物治疗。第三类药物可为非核苷类反转录酶抑制剂、增强型蛋白酶抑制剂，或者整合酶抑制剂。

（二）并发症的治疗

1. 肺孢子菌肺炎　首选复方磺胺甲噁唑（SMZ-TMP），轻-中度病人口服 TMP 15~20mg/（kg·d），SMZ 75~100mg/（kg·d），分 3~4 次用，疗程 21d，必要时可延长疗程。重症病人采取静脉用药，剂量同口服。

2. 弓形虫病　首选乙胺嘧啶（负荷量 100mg，口服，2 次/d，此后 50~75mg/d 维持）+磺胺嘧啶（1~1.5g，口服，4 次/d）。

3. 真菌感染　新型隐球菌、念珠菌等真菌感染可选用酮康唑、氟康唑或两性霉素 B 等抗真菌药治疗。

4. 病毒感染　巨细胞病毒、单纯疱疹病毒和水痘-带状疱疹病毒感染时，可选用阿昔洛韦、更昔洛韦、泛昔洛韦或膦甲酸钠等药物治疗。

5. 卡波西肉瘤　可用多柔比星、长春新碱、博来霉素等药物治疗。

八、预防

正确使用安全套，采取安全的性行为；不吸毒，不共用针具；推行无偿献血，对献血人群进行 HIV 筛查；加强医院感染控制管理，严格执行消毒制度，控制医院交叉感染，预防职业暴露与感染；

控制母婴传播。对 HIV/AIDS 病人的配偶和性伴、与 HIV/AIDS 病人共用注射器的静脉药物依赖者以及 HIV/AIDS 病人所生的子女,进行 HIV 相关检测,并提供相应的咨询服务。对于感染 HIV 高风险人群,在知情同意以及高依从性前提下提供抗病毒药物来进行相应的暴露前预防和暴露后预防。

思考题

1. 获得性早期梅毒如何治疗?
2. 简述男性急性淋病的临床表现。
3. 怎样治疗尖锐湿疣?
4. 简述原发性生殖器疱疹的临床表现。

ER 22-3

练习题

(胡铁中)

［1］魏志平,胡晓军.皮肤性病学［M］.8版.北京:人民卫生出版社,2018.

［2］张学军,郑捷.皮肤性病学［M］.9版.北京:人民卫生出版社,2018.

［3］胡晓军,魏双平.皮肤性病学［M］.北京:人民卫生出版社,2019.

［4］赵辨.中国临床皮肤病学［M］.2版.南京:江苏科学技术出版社,2017.

［5］张学军,涂平.皮肤性病学［M］.北京:人民卫生出版社,2015.

［6］王千秋,刘全忠.性传播疾病临床诊疗与防治指南［M］.2版.上海:上海科学技术出版社,2020.

［7］杨斌,王刚.美容皮肤技术与实践［M］.北京:科学出版社,2023.

［8］JAMES W D,BERGER T G,ELSTION D M.安德鲁斯临床皮肤病学［M］.12版.雷铁池,译.北京:科学出版社,2019.

［9］崔勇,高兴华.皮肤性病学［M］.10版.北京:人民卫生出版社,2024.

疖　furuncle　49
接触传染性脓疱疮　impetigo contagiosa　46
接触性皮炎　contact dermatitis　70
结节　nodule　12
结节性红斑　erythema nodosum　125
结节性黄瘤　xanthoma tuberous　118
疥疮　scabies　64
浸渍　maceration　12

K

抗组胺药物　antihistamines　19
颗粒层　stratum granulosum　3
溃疡　ulcer　13

L

朗格汉斯细胞　Langerhans cell　3
冷冻治疗　cryotherapy　28
裂隙　fissure　13
淋病　gonorrhea　169
鳞屑　scale　12
鳞状细胞癌　squamous cell carcinoma，SCC　158
落叶型天疱疮　pemphigus foliaceus　107

M

麻风　leprosy　51
马拉色菌毛囊炎　Malassezia folliculitis　61
脉管畸形　vascular malformation　152
慢性单纯性苔藓　lichen simplex chronicus　93
毛虫皮炎　caterpillar dermatitis　66
毛发　hair　4
毛囊　hair follicles　4
毛囊炎　folliculitis　48
毛周角化病　keratosis pilaris　111
玫瑰痤疮　rosacea　146
玫瑰糠疹　pityriasis rosea　101
梅毒　syphilis　163
梅克尔细胞　Merkel cell　3
糜烂　erosion　13
免疫调节剂　immunomodulator　24
免疫抑制剂　immunosuppressant　24

N

囊肿　cyst　12
念珠菌病　candidiasis　61
脓疱　pustule　11
脓疱疮　impetigo　46
脓疱型银屑病　pustular psoriasis　99
脓癣　kerion　55

P

盘状红斑狼疮　discoid lupus erythematosus，DLE　129
佩吉特病　Paget disease　156
皮肤　skin　1
皮肤附属器　cutaneous appendages　4
皮肤划痕试验　dermatographic test　15
皮肤型红斑狼疮　cutaneous lupus erythematosus，CLE　128
皮肌炎　dermatomyositis　132
皮下组织　subcutaneous tissue　4
皮脂腺　sebaceous gland　5
皮脂腺痣　sebaceous nevus　153
胼胝　callus　90
葡萄球菌性烫伤样皮肤综合征　staphylococcal scalded skin syndrome，SSSS　47

Q

丘疹　papule　11
雀斑　freckle　142

R

日光性皮炎　solar dermatitis　86
日晒伤　sunburn　86

S

瘙痒症　pruritus　92
色素性紫癜性皮肤病　pigmentary purpuric dermatosis　125
色素痣　pigmented nevus　151
深脓疱疮　ecthyma　47
生殖器疱疹　genital herpes　174
虱病　pediculosis　67
湿疹　eczema　72
手癣　tinea manus　57
手足皲裂　rhagadia manus et pedis　91
手足口病　hand-foot-mouth disease　44
水痘　varicella　38
水疱　vesicle　11

T

苔藓样变　lichenification　13
苔藓样淀粉样变　lichen amyloidosis　120
太田痣　nevus of Ota　142
糖皮质激素　glucocorticoid　20
特应性皮炎　atopic dermatitis，AD　75
体虱病　pediculosis corporis　68
体癣　tinea corporis　56
体征　sign　10
天疱疮　pemphigus　106
头虱病　pediculosis capitis　68